围麻醉期护理手册

PERI-ANAESTHESIA NURSING MANUAL

主　　编　王翠云　鲁显福　吕　毅
副主编　刘　娜　韩雪敏　王　玲
　　　　　王　恒　胡啸玲　周　芳
学术秘书　张海艳　沈　媛

电子工业出版社
Publishing House of Electronics Industry
北京·BEIJING

未经许可，不得以任何方式复制或抄袭本书之部分或全部内容。
版权所有，侵权必究。

图书在版编目（CIP）数据

围麻醉期护理手册 / 王翠云，鲁显福，吕毅主编 . —北京：电子工业出版社，2024.1
ISBN 978-7-121-46985-5

Ⅰ . ①围… Ⅱ . ①王… ②鲁… ③吕… Ⅲ . ①麻醉 – 护理学 – 手册 Ⅳ . ①R473.6-62

中国国家版本馆CIP数据核字（2023）第247408号

责任编辑：王梦华　　　　　　文字编辑：刘　甜
印　　刷：北京利丰雅高长城印刷有限公司
装　　订：北京利丰雅高长城印刷有限公司
出版发行：电子工业出版社
　　　　　北京市海淀区万寿路173信箱　　　邮编：100036
开　　本：787×1092　　1/16　　印张：17　　字数：316千字
版　　次：2024年1月第1版
印　　次：2024年1月第1次印刷
定　　价：158.00元

凡所购买电子工业出版社图书有缺损问题，请向购买书店调换。若书店售缺，请与本社发行部联系，联系及邮购电话：（010）88254888，88258888。
质量投诉请发邮件至zlts@phei.com.cn，盗版侵权举报请发邮件到dbqq@phei.com.cn。
本书咨询联系方式：QQ 375096420。

编者名单

主　　编　王翠云　鲁显福　吕　毅
副 主 编　刘　娜　韩雪敏　王　玲　王　恒　胡啸玲　周　芳
学术秘书　张海艳　沈　媛
编　　者　（以姓氏拼音排序）

　　　　　　曹梦媛　安徽医科大学第一附属医院
　　　　　　常　静　安徽医科大学第一附属医院
　　　　　　董林剑　安徽医科大学第一附属医院
　　　　　　冯笑笑　安徽医科大学第一附属医院
　　　　　　谷一梅　安徽医科大学第一附属医院
　　　　　　郭兰兰　安徽医科大学第一附属医院
　　　　　　韩雪敏　蚌埠医学院直属淮北人民医院
　　　　　　胡啸玲　南华大学附属第一医院
　　　　　　孔　燕　安徽医科大学第一附属医院
　　　　　　李　骅　昆明医科大学第一附属医院
　　　　　　李鹏飞　安徽医科大学第一附属医院
　　　　　　李元海　安徽医科大学第一附属医院
　　　　　　刘　娜　青岛市妇女儿童医院
　　　　　　刘小虎　安徽省祁门县中医医院
　　　　　　刘宜婷　安徽医科大学第一附属医院
　　　　　　鲁显福　安徽医科大学第一附属医院
　　　　　　　　　　安徽医科大学附属安庆第一人民医院
　　　　　　吕　毅　安徽医科大学第一附属医院

马赵为	安徽医科大学第一附属医院
邵庆波	复旦大学附属闵行医院
申小侠	安徽医科大学第一附属医院
沈　媛	安徽医科大学第一附属医院
孙星峰	复旦大学附属妇产科医院
唐加华	默沙东中国医学事务部
汪　燕	安徽医科大学第一附属医院
王翠云	安徽医科大学第一附属医院
王　飞	安徽医科大学第一附属医院
王　恒	安徽医科大学第一附属医院
王宏霞	安徽医科大学第一附属医院
王　玲	安徽医科大学附属安庆第一人民医院
王以财	云南省禄丰市人民医院
卫晓庆	安徽医科大学第一附属医院
尹盼盼	安徽医科大学第一附属医院
张　健	安徽医科大学第一附属医院
张海艳	安徽医科大学第一附属医院
张芮芮	安徽医科大学第一附属医院
张宗阳	安徽医科大学第一附属医院
赵桂龙	安徽医科大学第一附属医院
郑　强	安徽医科大学第一附属医院
查婷婷	安徽医科大学第一附属医院
周　芳	徐州医科大学护理学院
周　磊	安徽医科大学第一附属医院

序 一

现代麻醉学是一门研究临床麻醉、生理功能调控、重症监护治疗、舒适化医疗和麻醉诊疗的科学，是临床医学中的二级学科，也是医院中重要的一级临床诊疗科目。医院麻醉科不仅是外科等手术科室建设与发展的重要支撑学科，还是无痛与舒适化医疗的主导学科，更是医院高质量运行的枢纽性学科。2017年国家卫生和计划生育委员会办公厅发布的国卫办医函[2017]1191号文件《关于医疗机构麻醉科门诊和护理单元设置管理工作的通知》中指出，应努力组建麻醉科护理单元，统筹麻醉护理学与手术护理学。为此，规范麻醉科护理单元的设置，明确麻醉科医生与护士的具体执业范围和工作职责，规范麻醉科的护理行为，制订与实践麻醉学护理的培训计划，在行政管理层面使麻醉科成为一个医疗护理协调发展的统一体，是摆在麻醉学科面前的一项历史重任。在这一历史进程中，我们不仅要认真吸取国际麻醉科护理工作的经验与教训，还要走中国自己的路，这对于我国麻醉学科的建设和健康中国战略的实施，有深远的历史意义。

护士从事手术麻醉工作源远流长，在美国可追溯到19世纪后期；在我国则可追溯到上世纪中期。纵观国内外麻醉护理学的发展之路，是非常曲折的，既有经验、又有教训。目前全世界护士从事麻醉科工作的属性可分为两大系列，一是以美国为代表，属医师系列（physician's），称注册护士麻醉师（certified registered nurse anesthetists,CRNAs）；二是以欧洲、日本等为代表，属非医师系列（non-physician's）。历史实践证明，将护士归属于医师系列，实施"护士麻醉师"，将对麻醉学科的建设与发展造成严重不良后果；在我国，更与现行的《执业医师法》及《护士条例》等法律、法规理念背道而驰。因此，探索麻醉护理学的中国方案不仅是我国的当务之急，也将为世界麻醉护理学的建设做出应有的贡献。

我国麻醉护理学长期属于外科护理学范畴，作为一门独立的学科起步很晚。由于历史原因，在我国麻醉学科发展的早期，麻醉科的护理工作基本上处于两种畸形的状态：一是由麻醉科医师替代做了大量护士、甚至护工应做的工作，因此，麻醉科医师长期处于"亦医、亦护、亦工"的状态；二是由"护士麻醉师"取代医师进行麻醉的操作与管理。随着我国医疗法律、法规的不断完善，学科建设的长足进步，无执业医师证者已不能实施麻醉医疗工作。因此，所有医院的麻醉科由护士改行而未取得执业医师证的"麻醉师"已淡出历史舞台。与此同时，由于麻醉科中的护士未能得到有效的补充，造成麻醉学科人才队伍结构严重畸形。因此，上述第一种情况目前仍普遍存在，这对于保障患者的围手术期安全及医疗质量的提高存在不利的影响与隐患。因此，麻醉科配备麻醉护士，并在麻醉科主任领导下建立规范的麻醉护理单元，设立麻醉科护士长，积极探索专业化的麻醉科护士工作范畴和麻醉护士诊疗常规，并不断适应麻醉学新执业诊疗目录的持续拓展，拟定相应的更为标准化的现代麻醉护理操作流程势在必行。

本书编者鲁显福是我的学生。他在徐州医科大学读书期间，与同门师生时常积极探讨麻醉护理学教育的理论与实践。他毕业后在麻醉学教育基础较好的安徽医科大学附属第一医院工作，勇于探索并努力从事麻醉后监测治疗室（PACU）和麻醉重症监护病房（AICU）的建设与管理工作，特别关注探索麻醉科护理人才的培养。十年来，他已为地区培养了一批专业化的麻醉科护理学人才。本书另一位主编王翠云，是由重症医学科主管护师转岗到麻醉科担任护士长的，她领导麻醉科护士从事临床麻醉、PACU、急救复苏、AICU、舒适化医疗、分娩镇痛以及日间手术中心等多领域的麻醉科护理工作，具有丰富的护理工作实践经验。编者们在麻醉科护理工作中积累的实践与管理经验，为本书的撰写奠定了坚实的基础。相信本书的出版，对我国各地区仍处在起步阶段的麻醉护理单元规范开展临床麻醉护理工作，能起到重要的借鉴作用。这本书的出版正当其时，希望能对全国麻醉同道们积极探索麻醉护理学的建设起到积极的推进作用。愿以此作序，以励作者，以飨读者。

徐州医科大学终身教授

曾因明

2023 年 12 月 11 日于徐州

序 二

我国正在从麻醉大国迈向麻醉强国。随着"无痛医院""舒适医疗""健康中国"等新理念的逐步深入人心，麻醉和镇痛的医护工作已触及到医院的各个角落。近年来麻醉护士队伍更是不断壮大，这为改变既往麻醉医生"亦医亦护"的工作状态做出了重要贡献。然而我国麻醉专科护士队伍的建设起步较晚，从业人员大多年轻，无论是基础理论、技术操作，还是专业管理都急需相应的执业规范指导。

基于此，本书作者从麻醉科护理管理、PACU 护理管理核心制度、AICU 护理管理核心制度、麻醉科护理教学培训管理、麻醉科护理及辅助人员岗位职责、麻醉科护理工作流程、PACU/AICU 并发症预防与护理、PACU/AICU 术后护理常规到 PACU/AICU 情境式护理应急预案，乃至 PACU/AICU 专科操作评分标准等，将他们在麻醉科重症监护病房、术中麻醉监护和术后麻醉科恢复室的一线工作和管理经验全面、系统地和盘托出，以清新简明、易于操作的模式奉献给读者。这本书不仅阐述了围手术期护理的基本理论、基本知识和基本技能，更重要的是还精准地介绍了日常实战的宝贵经验，为相关护士和管理人员提供了一本不可多得的参考书。

"医乃仁术"。"人命之重，有贵千金"。规范实践是医护安全的前提。本书既是一群年轻的临床麻醉和护理学工作者率先实践规范的结晶，更是"不讲废话、拿来就用、易于操作"的规范参照。

祝，作者为奉献而自豪，读者为收获而满足。

徐州医科大学麻醉学院国家级教学团队首席专家，
二级教授，博士生导师　张励才　谨识
2023 年 11 月

前　言

《围麻醉期护理手册》一书是围麻醉期管理系列参考书之一，在姊妹篇《围麻醉期操作决策与管理规范》的基础上，秉承"围麻醉期"的学科建设与管理理念，从麻醉护理管理制度、标准操作流程和护理常规等方面，对麻醉恢复室的临床麻醉护理、手麻药房的麻醉科用药科学配给与麻醉科收费管理、麻醉科仪器设备维护与保养等临床麻醉护理工作中的琐碎事务进行了详细阐述，力求从临床应用的角度全面介绍麻醉护理的基础性问题与日常实战经验。

我国麻醉医生和麻醉护士的缺口都非常大。麻醉学作为高风险行业临床医学中的高风险专业，麻醉前准备、麻醉术中监护管理和麻醉后恢复期护理等三个围麻醉期的护理环节，都离不开麻醉护士对相关围麻醉期风险环节的把控。而我国麻醉护理学的亚专业起步较晚、队伍年轻，急需相应的麻醉亚专科理论资料来指导麻醉科护士的执业规范与科学管理。本书编者对麻醉科重症监护病房、术中麻醉监控和术后麻醉恢复室的一线工作经验及护理管理经验进行了认真的整理、归纳，编写了这本《围麻醉期护理手册》，供相关护士及护理管理人员参考使用。

难能可贵的是，书中包含了安徽医科大学第一附属医院高新院区麻醉科按手术室与麻醉恢复室床位数1∶1配比创科的第一手完整的麻醉护理管理流程，这对于许多刚刚成为麻醉科的护理人员及新兴院区拟建麻醉恢复室的护理管理者来说，都具有重要的借鉴意义。

需要说明的是，麻醉后监测治疗室或称麻醉恢复室（postanesthesia care unit，PACU）和麻醉重症监护病房（anesthesia intensive care unit，AICU），作为专业术语在本书正文中均采用缩写表示。

本书可以作为麻醉科青年医生的成长轮训及麻醉护士诊疗的参考用书，对提升麻醉护理团队的规范管理、增强执业依从性和安全性具有很高的参考价值。本书在编写过程中得到了徐州医科大学麻醉学院张励才教授的亲切指导，徐州医科大学麻醉护理学院周芳博士对本书进行了认真的审校修正，对此一并致谢！同时，在出版前编者还花了一年时间，在多家三甲医学中心麻醉科恢复室进行了护理实践验证，还特别遴选了我省两家市级单位和一家分布在西部相对偏远地区（云南）的市级医院及经济发展水平相对较为发达的地区（青岛）的一家专科医院分别进行了实践验证，并收到上述医院麻醉科医护人员提出的许多宝贵的修订意见，在此表达诚挚的谢意！

限于我国麻醉护理工作起步较晚，本书内容仅基于单中心的麻醉护理管理的初步实践。虽经多次审校，但因时间紧、学识有限，难免存在错误和纰漏之处，敬请读者批评指正！

王翠云　鲁显福　吕　毅

2023 年 10 月

目　录

第 1 章　麻醉科护理管理 …………………………………………………………… 1
 第 1 节　麻醉科护士工作制度 ……………………………………………… 1
 第 2 节　麻醉科护士人力资源调配制度 …………………………………… 2
 第 3 节　麻醉科药品管理 …………………………………………………… 2
 第 4 节　麻醉科仪器设备管理 ……………………………………………… 4
 第 5 节　麻醉科感染管理 …………………………………………………… 7
 第 6 节　麻醉科抢救车及备用药车管理 ………………………………… 12
 第 7 节　麻醉科耗材管理制度 …………………………………………… 13

第 2 章　PACU 护理管理核心制度 ……………………………………………… 14
 第 1 节　PACU 抢救工作制度 …………………………………………… 14
 第 2 节　PACU 患者安全转运制度 ……………………………………… 14
 第 3 节　PACU 患者保护性约束制度 …………………………………… 15
 第 4 节　PACU 患者交接班身份识别制度 ……………………………… 16
 第 5 节　PACU 安全输血制度 …………………………………………… 16
 第 6 节　PACU 患者出入室管理制度 …………………………………… 17

第 3 章　AICU 护理管理核心制度 ……………………………………………… 23
 第 1 节　AICU 安全输血制度 …………………………………………… 23
 第 2 节　AICU 护理值班交接班制度 …………………………………… 24
 第 3 节　AICU 患者出入室管理制度 …………………………………… 25

第 4 章　麻醉科护理教学培训管理 ……………………………………………… 29
 第 1 节　麻醉科护理教学组组长准入方案 ……………………………… 29
 第 2 节　麻醉科护理教学组组员准入方案 ……………………………… 30
 第 3 节　麻醉科护理教学组组长职责 …………………………………… 31
 第 4 节　麻醉科护理教学组组员职责 …………………………………… 32
 第 5 节　麻醉科护理教学培训与考核 …………………………………… 33
 第 6 节　麻醉科护理教学质量控制与评价标准 ………………………… 46

第 5 章　麻醉科护理及辅助人员岗位职责 ……………………………………… 63

第 1 节	PACU/AICU 护士长职责	63
第 2 节	PACU/AICU 护士职责	64
第 3 节	麻醉科护理质量控制护士职责	64
第 4 节	麻醉科安全督导护士职责	65
第 5 节	麻醉科感染管理监控护士职责	65
第 6 节	AICU 呼吸治疗师职责	66
第 7 节	麻醉科耗材库房管理护士职责	67
第 8 节	麻醉科药耗补充护士职责	67
第 9 节	麻醉科物价员职责	68
第 10 节	麻醉科 APS 护士职责	68
第 11 节	麻醉科周末值班护士职责	69
第 12 节	术前准备 – 麻醉诱导间护士职责	69
第 13 节	手术间麻醉护士职责	70
第 14 节	分娩镇痛麻醉护士职责	71
第 15 节	消化内镜中心麻醉护士职责	72
第 16 节	生殖中心无痛取卵麻醉护士职责	72
第 17 节	麻醉科保洁人员职责	73

第 6 章 麻醉科护理工作流程 …… 74

第 1 节	PACU 各班次护理工作流程	74
第 2 节	AICU 各班次护理工作流程	75
第 3 节	术前准备 – 麻醉诱导室麻醉护士工作流程	78

第 7 章 PACU/AICU 并发症预防与护理 …… 80

第 1 节	呼吸系统相关并发症预防与处理	80
第 2 节	循环相关并发症的预防与处理	87
第 3 节	体温异常预防与处理	96
第 4 节	胃肠道相关并发症预防与处理	98
第 5 节	水、电解质紊乱的预防与处理	101
第 6 节	神经系统相关并发症预防与处理	108
第 7 节	术后急性疼痛的预防与处理	111

第 8 章 PACU/AICU 术后护理常规 …… 112

第 1 节	PACU/AICU 术后一般护理常规	112
第 2 节	全身麻醉术后护理常规	113
第 3 节	椎管内麻醉术后护理常规	113
第 4 节	小儿术后护理常规	114
第 5 节	老年患者术后护理常规	115

第 6 节	机械通气患者的护理常规	115
第 7 节	中心静脉压监测的护理常规	116
第 8 节	有创动脉压监测的护理常规	117
第 9 节	气管插管的护理常规	117
第 10 节	喉罩的护理常规	118
第 11 节	双腔气管插管的护理常规	119
第 12 节	气管切开的护理常规	120
第 13 节	口咽通气道的护理常规	121
第 14 节	头颈部术后护理常规	121
第 15 节	神经外科术后护理常规	124
第 16 节	腹部手术后护理常规	125
第 17 节	胸外科术后护理常规	125
第 18 节	泌尿外科术后护理常规	126
第 19 节	骨科术后护理常规	127
第 20 节	乳腺术后护理常规	128
第 21 节	妇科术后护理常规	128
第 22 节	产科术后护理常规	129
第 23 节	腹腔镜术后护理常规	129
第 24 节	无痛胃肠镜麻醉后护理常规	130

第 9 章 PACU/AICU 情境式护理应急预案 ... 134

第 1 节	发生火灾的应急预案	134
第 2 节	停水和突然停水的应急预案	135
第 3 节	突然停电的应急预案	136
第 4 节	中心供氧发生故障的应急预案	137
第 5 节	心电监护仪使用过程中突发故障的应急预案	139
第 6 节	呼吸机使用过程中发生故障的应急预案	141
第 7 节	输血、输液相关的应急预案	143
第 8 节	局麻药中毒的应急预案	147
第 9 节	使用呼吸机患者意外拔管的应急预案	148
第 10 节	拔除气管插管后发生呼吸抑制的应急预案	150
第 11 节	拔除气管插管后发生舌后坠并发低氧血症的应急预案	152
第 12 节	气道痉挛的应急预案	154
第 13 节	术后出血的应急预案	156
第 14 节	呕吐、误吸的应急预案	159
第 15 节	寒战的应急预案	161

  第 16 节 躁动、坠床的应急预案 …………………………………………………… 163

第 10 章 PACU/AICU 专科操作评分标准 …………………………………… 165
  第 1 节 心电监护操作评分标准 ………………………………………………… 165
  第 2 节 有创呼吸机操作评分标准 ……………………………………………… 169
  第 3 节 麻醉机操作评分标准 …………………………………………………… 172
  第 4 节 麻醉蒸发器加药操作评分标准 ………………………………………… 176
  第 5 节 升温仪（MD775）操作评分标准 ……………………………………… 178
  第 6 节 血气分析仪 (GEM 4000) 操作评分标准 ……………………………… 181
  第 7 节 自体血回输机（费森尤斯）操作评分标准 …………………………… 183
  第 8 节 一次性镇痛泵加药操作评分标准 ……………………………………… 186
  第 9 节 输液泵操作评分标准 …………………………………………………… 188
  第 10 节 微量注射泵操作评分标准 ……………………………………………… 191
  第 11 节 非同步电除颤操作评分标准 …………………………………………… 194
  第 12 节 简易呼吸囊操作评分标准 ……………………………………………… 197
  第 13 节 成人单人心肺复苏操作评分标准 ……………………………………… 200
  第 14 节 简易呼吸囊辅助下双人心肺复苏操作评分标准（成人） …………… 203
  第 15 节 中心静脉压（CVP）监测操作评分标准 …………………………… 206
  第 16 节 有创动脉压监测操作评分标准 ………………………………………… 209
  第 17 节 动脉血气分析标本采集操作评分标准 ………………………………… 212
  第 18 节 旁流呼气末二氧化碳监测操作评分标准 ……………………………… 215
  第 19 节 血糖监测操作评分标准（以罗氏卓越型血糖仪为例） ……………… 218
  第 20 节 口咽通气道置入操作评分标准 ………………………………………… 221
  第 21 节 喉罩置入全身麻醉护理配合评分标准 ………………………………… 224
  第 22 节 喉罩拔除术操作评分标准 ……………………………………………… 228
  第 23 节 经口气管插管全身麻醉护理配合评分标准 …………………………… 231
  第 24 节 气管插管拔除术操作评分标准 ………………………………………… 236
  第 25 节 经人工气道吸痰操作评分标准 ………………………………………… 239
  第 26 节 经人工气道密闭式吸痰操作评分标准 ………………………………… 242
  第 27 节 椎管内麻醉的护理配合评分标准 ……………………………………… 245
  第 28 节 神经阻滞麻醉的护理配合评分标准 …………………………………… 249
  第 29 节 患者安全转运操作评分标准 …………………………………………… 253

参考文献 ……………………………………………………………………………………… 257

第1章

麻醉科护理管理

第1节 麻醉科护士工作制度

1. 非本科室人员无工作需要禁止入内。参观麻醉科需经医务处及护理部批准，经批准后提前与麻醉科护士长联系。未经允许不得私自带人参观。

2. 进入麻醉科的人员需严格遵守麻醉手术中心的各项规章制度，按规定着装，头发不得外露于手术帽外，口鼻不得外露于口罩外；工作期间外出，必须按规定着外出衣、穿外出鞋。

3. 工作态度端正严肃，严格遵守医院及科室的各项规章制度及操作规程，防止医疗（护理）不良事件发生。

4. 坚守岗位，不得迟到早退，不得擅自离岗，因事必须外出应告知监护组长。

5. 工作期间，原则上不得会客及看非医学书报杂志等，保持室内整洁、安静，不得大声喧哗，严禁吸烟。

6. 监护期间严密观察患者的病情变化，结合病情正确分析监测资料，发现异常及时做出相应应急措施，并准确记录。

7. 熟练掌握各种常用仪器的操作规程及注意事项、常见故障和故障排除方法；各种仪器使用后及时清洁消毒，归还原处；发现故障及时悬挂故障标识并上报。

8. 按规范查对出入室患者，进行物品、药品、影像资料、病情等详细交接，并准确记录。

9. 严格执行消毒隔离制度，患者转出后对床单位进行终末消毒。

10. 麻醉科存放的药品、耗材与仪器设备，未经允许不得更改基数及存放位置。

11. 存放药品的医用冰箱不得存放医护人员的私人物品和食品等。

第2节　麻醉科护士人力资源调配制度

1. 护士长排班时应该保证各班次人员能级对应。
2. 护士长手机应24h开机，保证能在紧急情况下负责指挥、实施、协调相应工作。
3. 科内备有所有护理人员的联络信息；护士备班期间须24h保持手机畅通，且不得离开本市。
4. 被调配人员接到通知后，须在规定时间内赶到科室；如有特殊情况，应提前上报护士长。
5. 科室护理人员因疾病等原因需休假时，应提前与护士长联系，以便调整班次，保证患者的安全。

第3节　麻醉科药品管理

本科室设置手术麻醉药房（手麻药房）。麻醉药品的管理严格按照"五专"管理，即专人管理、专柜加锁、专用处方、专册登记、专用账册；实行基数管理、交接班制度、日清日结、每日盘点麻醉药品，做到账物相符。麻醉药品使用后的空安瓿须回收登记，如发生安瓿破碎、丢失等意外情况，当事人需提交事情经过报告。具体管理措施如下。

一、手麻药房A/B药箱的领取、使用管理

1. A/B药箱的领取：每日由一线麻醉医生到手麻药房领取A/B药箱，领取时要求领取者和手麻药房药师双人核对无误后签字登记。
2. A/B药箱的使用及归还：每日手术结束后由一线麻醉医生将使用后的A/B药箱归还至手麻药房。A/B药箱内的所有药品，使用后须填写药品使用明细清单，将空安瓿分类摆放在特制的回收盒内，并回收至手麻药房。手麻药房药师和一线麻醉医生当面清点药品，核对无误后双方签字。

二、手麻药房夜间急诊药箱和周末麻醉车的药品管理

1. 夜间急诊药箱的管理

每天下午夜班到岗后由夜班一线麻醉医生至手麻药房领取急诊药箱，次日8:00

由夜班一线麻醉医生归还至手麻药房并当面清点，领取和归还时麻醉医生和手麻药房药师均按要求在专用登记本上签字。

2. 周末麻醉车的管理

每周五 18:00 由周五夜班一线麻醉医生至手麻药房清点领取周末麻醉车，周一 8:00 由周日夜班一线麻醉医生归还至手麻药房并当面清点，领取和归还时麻醉医生和手麻药房药师均按要求在专用登记本上签字。

三、手麻药房普通药品的补药管理

手麻药房药师每天依据医嘱的消耗量发放普通药品，由药耗班麻醉护士依据每个手术间药品基数进行补药，补药遵循先进先出、近期先出的原则。

四、手术中临时取药管理

手术中临时取药，麻醉医生应按要求规范登记；特殊药品如罗哌卡因、氟比洛芬酯、顺阿曲库铵、七氟烷等限制性使用药品，需麻醉科主任批准同意后方能领取。

五、外围麻醉药品的药品管理

外围麻醉药品均应双人清点核对无误后双方登记签字。

1. 消化内镜中心的药品管理

麻醉车药品由手麻药房配置，基数管理，每月盘存。

毒麻药盒的领取：每日由消化内镜中心值班麻醉护士至手麻药房领取毒麻药盒，领取时要求领取者和手麻药房药师双人核对无误后登记签字。

毒麻药盒的使用及归还：每日手术结束后由消化内镜中心值班麻醉护士将使用后的毒麻药盒归还至手麻药房。药盒内所有使用过的药品空安瓿均须回收至手麻药房，并按要求填写药品使用明细；手麻药房药师和麻醉医生当面清点药品，核对无误后双方签字。

门诊患者的麻醉药品每周五由消化内镜中心值班麻醉护士至门诊药房领取。

2. 日间手术室的药品管理

（1）日间手术按照住院手术的标准严格管理麻醉药物，实行 A/B 药箱制，由手麻药房统一管理，采取日清日结式核销。

（2）麻醉药车药品由手麻药房配置，基数管理，每月盘存。

（3）A/B 药箱的领取：每日 8:00 由日间手术一线麻醉医生至手麻药房领取 A/B 药箱。领取时按要求与手麻药房药师双人清点，核对无误后双方登记签字。

（4）A/B 药箱的使用及归还：每日手术结束后由日间手术一线麻醉医生将使用后的 A/B 药箱归还至手麻药房。A/B 药箱内所有药品使用后须填写药品使用明细，将使用后的药品空安瓿分类摆放在特制的空安瓿回收盒内，最终回收至手麻药房。手麻药房药师和麻醉医生双人清点药品，核对无误后登记签字。

3. 产房分娩镇痛的药品管理

（1）麻醉药车药品由手麻药房统一配置，基数管理，每月盘存。

（2）患者的麻醉药品由麻醉护士统一领取，清点核对。

4. 生殖中心无痛取卵的药品管理

（1）麻醉药车药品由手麻药房统一配置，基数管理，每月盘存。

（2）患者的麻醉药品包括毒麻药，每日由生殖中心值班麻醉护士至生殖中心门诊药房统一领取并清点核对。

5. 介入中心的药品管理

麻醉药车药品由手麻药房配置，基数管理，每月盘存。

A/B 药箱的领取：每日 8:00 由介入手术麻醉医生至手麻药房领取 A/B 药箱。领取时按要求与手麻药房药师双人清点核对无误后双方登记签字。

A/B 药箱的使用及归还：每日手术结束后由介入手术麻醉医生将使用后的 A/B 药箱归还至手麻药房。A/B 药箱内的所有使用后的药品空安瓿均须回收至药房，并分类摆放在特制的空安瓿回收盒内，药箱内的药品使用后须填写药品使用明细；手麻药房药师和麻醉医生当面清点药品，核对无误后登记签字。

毒麻药盒按要求每日上午、下午分别进行领取及归还。

第 4 节 麻醉科仪器设备管理

一、麻醉科仪器设备管理制度

1. 建立完整的仪器档案，包括仪器型号、厂家、购置时间、数量等信息。

2. 科室仪器实行三级管理机制：①护士长；②仪器设备总负责人；③各仪器设备专管负责人。

3. 仪器设备实行专人负责管理制，按要求进行仪器设备的维护，做好防热、防潮、防尘，每周检查仪器设备的性能并登记。

4. 各仪器设备专管负责人协助制订各仪器设备的操作及维护流程，每台仪器设备均应悬挂操作及维护规程标识牌。

5. 仪器设备专管负责人协助完成仪器接收工作，保管仪器说明书；负责仪器维修登记与追踪，收集使用中存在的问题，及时向护士长反馈，协助分析解决问题。

6. 科室设仪器设备总负责人一名，每月最后一周进行麻醉科仪器设备的维护，清点数目并在《仪器设备清点登记本》中做好记录；负责仪器报废，并督促各仪器设备专管负责人做好仪器的维护。

7. 仪器设备出现故障时，操作人员应及时悬挂"仪器故障标示牌"，并告知仪器设备专管负责人，及时与维修人员联系，并在《仪器维修维护登记本》中做好记录。

8. 仪器设备由厂家进行定期检测，将检测日期、检测责任人及检测结果等相关信息在《仪器维修维护登记本》中做好记录；检测不合格应及时维修，检测合格方可继续使用。

9. 操作者必须严格遵守操作规程，并在使用后进行消毒、维护保养。

10. 精密贵重仪器应建立严格的交接班制度，严防丢失和损坏。贵重及抢救仪器与设备，原则上不外借使用，特殊情况须经科主任及护士长同意并签字方可借出。借出与归还时，需双方当场确认仪器性能是否正常。

11. 备用仪器集中放置于精密仪器室，并按区域划分标识，定位摆放。

12. 制订各种仪器设备使用过程中发生意外情况的应急预案。

13. 科室定期进行仪器使用及常见故障排除流程的培训与演练。每台新进仪器使用前由厂家提供技术专职培训，要求全科室人员参加；培训内容包括仪器性能、使用方法、工作原理、操作流程、消毒方法和日常维护保养等。轮转和进修护士在入科时由带教老师负责岗前培训。

14. 操作人员应严格按照仪器设备的操作规程使用，以免损坏仪器，或影响检查结果和治疗效果。

二、麻醉科仪器设备使用与维护制度

1. 护士根据医嘱及病情需要使用各类仪器设备，并正确设置各种参数。

2. 仪器设备使用时位置摆放应适宜、稳固，各连接正确规范，连接导线梳理清楚无缠绕，不影响患者的舒适性。

3. 在使用仪器设备的过程中应定期观察其工作状态及使用效果，并做好记录。

4. 停止使用仪器设备前要做好病情评估。

5. 按仪器设备的使用说明书进行定期充电备用。

6. 仪器设备使用后，应按程序关机，做好清洁、消毒及保养工作，并做好相关记录。

7. 仪器设备的维护：

（1）一级维护：仪器设备每天使用后由操作者进行清洁消毒。

（2）二级维护：仪器设备专管负责人每周进行仪器设备性能检查，并在《仪器维修维护登记本》上做好记录。

（3）三级维护：仪器设备厂家／医学工程部每月对仪器设备进行定期或不定期的内部清洁和技术参数校对，包括内部除尘、机械性能校验等，并在《仪器维修维护登记本》上做好记录。

三、麻醉科转运仪器设备管理制度

麻醉科转运仪器设备包括监护仪、呼吸机、简易呼吸囊、外出转运箱、氧气袋、脉搏血氧仪等。

1. 麻醉科各转运仪器设备应设专人负责管理。

2. 专管负责人每日检查转运仪器设备的性能，以及附件、电缆、导联线等是否完好，发现问题及时维修并登记，保持备用状态。

3. 正确使用各种仪器设备，严格遵守操作规程和使用原则。

4. 在转运过程中保障各仪器设备正常运行。

5. 仪器设备使用完毕应检查清点附件等是否完整，进行清洁、消毒后放回原处。

6. 带蓄电池的仪器设备应及时充电，使电量处于饱和状态，以备下次正常使用。

四、麻醉科医用冰箱管理制度

1. 医用冰箱冷藏室仅存放需低温储存的药品，放置时避免与冰箱内壁接触；冷冻室仅存放降温冰袋。

2. 医用冰箱严禁存放食品及医护人员的私人物品。

3. 医用冰箱内的药品根据品种、性质、用途等分类存放整齐，标识醒目。

需冰箱冷藏保存的患者药品应注明床号、姓名、日期、时间、药品名称、规格剂量及数量等，并标识清楚，以备取用、检查。

需冷藏的药品开启后，应注明开启日期、时间、用法后存放于冰箱，并标识清楚。

4. 冰箱内应放置冰箱电子温度计，冷藏室温度控制在 2~8℃，超出该范围需及时调整，调整1h后重新检查温度；每日按要求登记药品冷藏设备温度监测记录表。

5. 每日检查冰箱运行状态、冷藏室温度，以及冰箱内放置的物品是否符合要求。

6. 冰箱设专人管理维护，每日清洁冰箱，每周用浓度为500mg/L的含氯次氯酸擦拭消毒冰箱；每月除霜，保持冰箱处于正常工作状态。

7. 护士长定期或不定期抽查，以确保冰箱处于良好的工作状态；发现问题及时联系相关部门处理。

第5节　麻醉科感染管理

一、麻醉科感染管理制度

1. 认真贯彻执行《中华人民共和国传染病防治法》《中华人民共和国传染病防治法实施细则》《医院感染管理办法》等有关预防和控制医院感染的行政法规和技术规范。

2. 成立麻醉科医院感染管理小组并认真履行工作职责。

3. 麻醉科医院感染管理小组应定期对科室相关工作人员进行医院感染管理相关知识的培训。

4. 制订并落实医院感染管理的规章制度和工作规范。

5. 建立与完善医院感染突发事件应急管理程序与措施。

6. 认真执行医院感染管理与监控方案、对策、措施、效果评价和登记报告制度。

7. 规范消毒、灭菌、手卫生、隔离与医疗废物管理工作，严格执行无菌技术操作和消毒隔离工作制度。

8. 加强重点人群、重点部位的感染管理与监测工作。

9. 严格按照《医疗废物管理条例》《医疗卫生机构医疗废物管理办法》的规定对医疗废物进行有效管理。

二、麻醉科消毒隔离制度

1. 工作人员

（1）医务人员必须严格遵守无菌操作原则及各项医疗操作流程，根据不同的操作及诊疗需要，正确使用防护用品。

（2）凡进入麻醉科须更换手术室内专用工作服及鞋子，入室戴口罩、帽子，保持衣帽整洁。

（3）医务人员应严格执行手卫生规范及标准预防。

（4）医务人员应严格执行多重耐药菌及重点部位医院感染预防与控制措施。

（5）医务人员必须严格遵守消毒灭菌原则，凡进入人体组织、无菌器官的医疗用品必须达到灭菌水平；接触皮肤、黏膜的器具和物品必须达到消毒水平，消毒灭菌合格率应为100%，不合格的物品严禁使用。

2. 患者

原则上PACU/AICU不收住严重感染、特殊感染及多重耐药菌和泛耐药菌感染或定植的患者。

3. 物品管理

（1）呼吸机/麻醉机外壳用500mg/L含氯消毒剂擦拭消毒，呼吸机/麻醉机面板用75%酒精擦拭消毒，有污染时及时擦拭消毒；一次性呼吸机螺纹管、一次性麻醉回路严禁重复使用，做到一人一用一更换并毁形处理；呼吸机湿化罐做到一人一用一消毒。

（2）一次性一体式吸氧管按规定使用，一人一换，不得重复使用。

（3）每位患者使用后的呼吸机模拟肺、简易呼吸囊与储氧袋、氧气袋表面用75%酒精擦拭消毒；特殊感染患者用环氧乙烷消毒；一次性充气面罩用毕按一次性物品处理原则进行终末处理，严禁重复使用；硅胶面罩使用后给予高水平消毒，避污保存备用。

（4）气管插管操作时使用一次性喉镜片、一次性口咽通气道、一次性吸引连接管、一次性吸痰管等，使用后按一次性物品处理原则进行终末处理，严禁重复使用。

（5）气管插管管芯做到一人一用一消毒，使用后用500mg/L含氯消毒剂浸泡30min，用灭菌水冲洗，避污保存备用。

（6）其他医疗仪器设备：诊疗、护理患者过程中所使用的非一次性物品，如监护仪、输液泵、微量注射泵、听诊器、血压计、氧气流量表、心电图机等，尤其是频繁接触患者的物体表面，如物品外壳等用500mg/L含氯消毒剂每天擦拭消毒，仪器的按钮、面板使用75%酒精擦拭消毒。

（7）护士站桌面、治疗车、药品柜、门把手等，每天用500mg/L含氯消毒剂擦拭，电脑键盘、电话按键、鼠标等每天用75%酒精擦拭消毒。

（8）PACU/AICU中儿童用玩具类做到一人一用一消毒，使用后用500mg/L含氯消毒剂浸泡30min，用灭菌水冲洗，避污保存备用。

（9）严格管理一次性使用的医疗用品，必须在有效期内使用，严禁重复使用，用后的一次性医疗用品按医疗废物进行无害化处理。

（10）有菌物品和无菌物品应分开放置，并有醒目标志，定期检查无菌物品的有效期。

（11）患者出室后进行床单位终末消毒，用500mg/L次氯酸进行全面擦拭消毒；当床单位有血迹或体液污染时，应先用吸湿材料清除，再用1000mg/L次氯酸擦拭消毒。

（12）便盆及尿壶应专人专用，用毕按一次性物品终末处理，不得重复使用。

4. 环境管理

（1）空气：PACU/AICU为层流病区，应每季度做一次空气培养。应每日清洁层流回风口处的栅栏，每周清洁过滤网，并注意层流回风口处严禁堵塞。

（2）墙面和门窗：应保持无尘和清洁。

（3）地面：病区地面每日用500mg/L含氯消毒剂湿式拖擦3次。地面被呕吐物、分泌物或粪便污染时，先用吸湿材料去除表面污染物再进行清洁消毒，用1000mg/L含氯消毒剂湿式擦拭。

（4）抹布及拖把使用后用500mg/L含氯消毒剂浸泡消毒30min，清洗后悬挂晾干备用；应分区使用并分开放置，标记醒目，如病区/办公区擦拭抹布分开使用，患者抹布一床一用。

（5）床单、被套、枕套、床间隔帘应保持清洁，定期清洗，如被血、体液或排泄物污染，随时更换。

（6）不得在科室或走廊清点被服。更换的脏被服应及时放入污物袋内，密闭运送至洗衣房。

5. 废物及排泄物的管理

（1）严格做好垃圾分类放置，做好垃圾的交接并及时登记。

（2）处理废物及排泄物的医务人员应做好自我防护，防止体液接触暴露和锐器伤。

（3）患者的尿液、粪便、分泌物和排泄物应倒入专厕。

（4）生活废物弃置于黑色垃圾袋内密闭运送到生活废物集中处置地点；医疗废物按照《医疗废物分类目录》的要求分类收集，密闭运送至医疗机构医疗废物暂存地，由指定机构集中进行无害化处理。

（5）PACU/AICU室内的垃圾桶应保持清洁。

6. 监测

（1）每季度进行空气培养，每季度进行医务人员手、物体表面、消毒液的消毒灭菌效果及环境卫生监测，每月进行灭菌物品灭菌效果监测。

（2）配合医院感染管理科做好监测。

三、麻醉科仪器设备及环境物体表面日常清洁与消毒

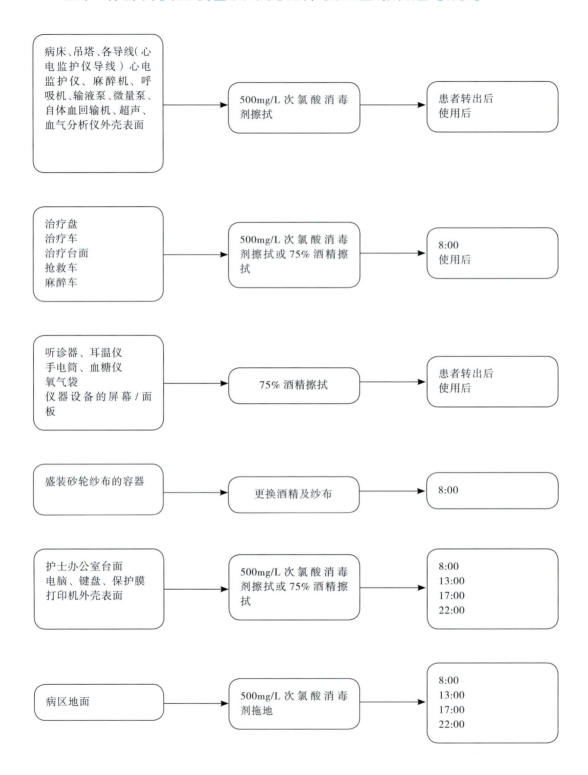

四、麻醉科医疗废物管理制度

1. 科室的医疗废物应由院内专门医疗废物处置部门处置，不得出售给个体商贩、废品回收站或交由其他部门或单位收集处理。

2. 禁止丢弃医疗废物，禁止在非贮存地点倾倒、堆放医疗废物，禁止将医疗废物混入其他废物和生活垃圾。

3. 医疗废物应分类放置于防渗漏、防锐器穿透的专用包装物或者密闭容器内，须有明显的警示标识和警示说明。

（1）被患者血液、体液、排泄物污染的物品如棉签等；使用后的一次性医疗用品如一次性注射器、输液器和输血器等；废弃的患者被服等；废弃的血液、血清等；疑似传染病患者产生的生活垃圾等。上述物品均应放置于符合标准的感染性废物的黄色垃圾袋内集中处理。

（2）被特殊感染或多重耐药菌感染的医疗废物应放置于符合标准的感染性废物的双层黄色垃圾袋内集中处理。

（3）能够刺伤或者割伤人体的废弃医用锐器，如使用后的针头、刀片、玻璃安瓿瓶等，应稳妥安全地放置于符合标准的利器盒内，不应与其他废弃物混放。

（4）未被患者血液、体液污染的物品，如使用后的青霉素类小药瓶、药物的外包装等应放置于符合标准的黑色垃圾袋内集中处理。

4. 医疗废物达到盛装容器的3/4时，应当使用有效的封口方式封口并在封口处粘贴医疗废物标识，放置于科室内专用的医疗废物暂存箱内待交接处理。

5. 感染性废物、病理性废物、损坏性废物、药物性废物及化学性废物不能混合收集。

6. 医疗废物按规范密闭转运至中心手术室的污物暂存间内进行集中交接。

7. 科室的医疗废物应由医务人员与院内专门医疗废物处置部门进行集中交接、登记。

8. 科室感染控制小组应加强监督，定期检查。

9. 医疗废物收集人员应做好个人防护，以防感染疾病。

第6节　麻醉科抢救车及备用药车管理

一、麻醉科抢救车管理制度

1. 科室医务人员都应熟悉抢救车的放置位置，熟练掌握车内存放的各种药品和物品作用及使用方法；对抢救车应进行日常检查和维护。

2. 抢救车定位放置，不准随意挪用或外借；放置抢救车的室内配有温湿度监测仪并有监测记录。

3. 科室抢救车内药品、物品种类、数量根据药剂科、护理部、医务处讨论结果，全院病区实行统一标准配置，特殊专科根据科室需要配备物品。

4. 抢救车内药品、物品定层、定位放置并标识醒目，按照储存要求进行存放，高危警示药品标注高危警示标识；抢救车外配有药品、物品目录一览表。

5. 抢救车使用一次性锁扣管理，正常情况下不允许打开，仅限抢救患者和每月定期检查时打开。

6. 抢救车内药品、物品在患者抢救结束后及时补充完善，做好抢救车内部清洁，如有污染及时消毒抢救车，两人核对签名后使用一次性锁扣封存封锁抢救车。如有特殊原因无法补齐车内药品、物品时，应及时交班，报告护士长，非上班期间由院总值班协调解决，以免耽误使用。

7. 科室每班进行一次性锁扣完整性交接，交接者检查抢救车是否处于有效封存状态，如有异常及时报告护士长，进行原因追踪，时刻保持抢救车处于完好状态。护士长每周常规检查一次，并签名。

8. 科室每月检查抢救车内药品、物品数量和质量并做好记录。对于有效期低于6个月的药品、物品使用警示标识。对于有效期低于1个月的药品、物品，及时与有关部门联系，进行更换。药品使用按"领新用旧"原则，为杜绝科室药品管理不当或更换不及时造成安全隐患或不良后果，科室应坚持近效期优先使用原则。

9. 药剂科每月对各科室抢救车内的药品进行质量控制督查一次并记录，督查资料病区与药剂科各留一份。

二、麻醉科备用药车管理制度

1. 科室医务人员熟悉麻醉科备用药车放置位置，熟练掌握车内各种药品和物品的作用及方法；并对备用药车进行日常检查和维护。

2. 备用药车定位放置，不准随意挪用或外借。

3. 备用药车内药品和物品的种类、数量根据专科需要配备，基数不得随意更改。

4. 备用药车内的药品和物品，应定层、定位放置并标识醒目，按照储存要求存放，高警示药品标注高警示标识。

5. 备用药车内的药品应每日清点、核查登记并签名。

6. 备用药车内的药品和物品在使用后次日清晨应集中补充完善；做好备用药车的内部清洁，如有污染及时消毒。如有特殊原因无法补齐时，应及时交班，报告护士长。

7. 备用药车内的药品和物品如有效期短于6个月，应使用警示标识。对于有效期短于1个月的药品和物品，及时与有关部门联系进行更换。药品使用按照"领新用旧"的原则，为杜绝药品管理不当或更换不及时造成的安全隐患或不良后果，应坚持"近效期优先使用"的原则。

第7节　麻醉科耗材管理制度

1. 麻醉科耗材设专人负责管理。

2. 接收库房耗材时，查看是否与领取单据显示的物品一致；严格检查物品的包装有无破损、霉变、潮湿，是否在有效期内等，不合格的物品拒绝接收。

3. 耗材按规范分类分型号放置，应放置于离地20cm、距墙壁5cm、离顶50cm的储物柜上，标识醒目，不得乱塞乱放，勿遮挡其他物品。

4. 耗材的使用遵循左进右取的使用原则，以及清空式增添物品的原则。

5. 每月麻醉耗材专管负责人分区集中检查麻醉耗材，包括检查近效期，如耗材有效期近3个月，给予登记提示、粘贴近效期标识，并设专柜存放。核对库房物资出入库是否相符并登记，做到无过期、无堆积、无缺货。

6. 每月第1周及第3周耗材库房专管负责人整理库房，检查有无需要领取的耗材，将需领取的耗材及时登记于《耗材申领登记本》上统一申领。

7. 每月进行耗材出入库盘存。

8. 保持耗材库房环境干净、干燥、整洁，注意防火。

第 2 章

PACU 护理管理核心制度

第 1 节　PACU 抢救工作制度

1. 由麻醉科护士长或监护组长积极组织并参与抢救。

2. 参加抢救的人员应分工明确，听从指挥，坚守岗位，严格执行各项规章制度与术后麻醉恢复期间的抢救流程。

3. 医务人员熟练掌握 PACU 各种仪器设备及抢救设备的性能、操作规程。

4. 紧急情况下执行口头医嘱时，应双人核对无误后方可执行，并保留空安瓿、输液空瓶、输血空袋，以便抢救后统计与查对。抢救结束后经两人核对后方可弃去，并提醒医生按规范补录医嘱。

5. 密切观察患者病情变化，发现异常及时汇报，配合处置，抢救记录应在 6h 内完成。

6. 科室抢救药品、物品应做到"五定"，即定点放置、定品种数量、定专人管理、定期消毒灭菌及定期检查维修，用后及时补充并保持均处于备用状态，班班交接登记。

第 2 节　PACU 患者安全转运制度

1. 由麻醉医生评估患者苏醒程度及病情，决定是否将患者送回病区/ICU，转运前再次确认患者的情况是否能够耐受转运。

2. 电话通知接收科室，做好接收患者的准备工作。

3. 转运前整理患者资料如病历、影像资料等，核对并携带转运患者的药物和物品。

4. 根据患者的病情需要，备好简易呼吸气囊、氧气枕等转运设备及药物，转运中患者最低监测标准为 SpO_2 和脉搏。

5. 转运前再次评估患者的生命体征、静脉通道、各留置引流管道、切口情况等。

6. 转运前妥善固定患者，转运时上、下坡应保持患者头部处于高位，入电梯时应头部向内，出入室切忌用床撞门。

7. 转运中处于患者头侧的医务人员，应密切观察患者的意识状态、呼吸、面色等，注意患者的头、手、脚等不要伸出转运床外，避免推床速度过快、转弯过急，以防发生意外。

8. 转运至病区 /ICU 时按要求严格做好交接班。

第 3 节　PACU 患者保护性约束制度

1. 实施保护性约束前告知清醒患者及家属，实施保护性约束的目的及必要性，取得配合。

2. 实施保护性约束前，评估患者的病情，意识状态，肢体活动度，约束部位的皮肤颜色、温度及完整性。

3. PACU 护士掌握实施保护性约束的指征，具体如下：

（1）小儿患者尤其是未满 6 岁的儿童，以及易发生坠床、撞伤、抓伤等意外或不配合治疗的患者。

（2）麻醉后未清醒、意识不清、躁动不安、有坠床和意外拔管危险的患者。

（3）病情危重伴各类重要管道如气管插管、鼻肠管、动脉导管、临时起搏器等患者。

（4）精神病患者，如躁狂症、自我伤害者。

4. 评估患者需要使用保护器具的种类和时间。

5. 实施保护性约束时，护士应动态观察约束部位的皮肤颜色、温度，约束肢体的末梢循环状况，定时松解。

6. 保护性约束期间保证肢体处于功能位，保持适当的活动度。

7. 每班做好保护性约束患者的约束交接，如约束原因、约束松紧度、约束带数目、约束部位皮肤情况、约束肢体末梢循环状况等。

第4节　PACU患者交接班身份识别制度

1. 患者转运至PACU后，转运医务人员应与巡回护士进行患者的身份识别交接。
2. 至少使用两种识别患者身份的方法，对患者病历和腕带中的姓名、住院号进行身份信息核对。
3. 清醒患者可以直接询问患者的相关信息，麻醉未醒患者应双人核对。
4. 建立关键流程识别措施，患者从手术间到PACU，从PACU到病区都有专人负责，并有具体交接记录文书，双方签字确认。

第5节　PACU安全输血制度

1. 非急诊大出血或者严重贫血，在PACU不予以输注，PACU输血必须遵主麻医嘱。
2. 严格执行安全输血制度，规范输注血制品。
3. 由手术间带入PACU的血制品，应与手术间巡回护士当面核对患者病区、姓名、性别、年龄、床号、住院号、血型、血量、血液成分、血液有效期、交叉配血试验结果等输血资料。
4. 输血前，由两名护士再次核对无误后，在输血单上签姓名、日期和时间，同时在《输血次数及反应登记本》上登记。
5. 输血时，由两名医务人员携带病历、输血单、输血器和血制品至患者床边再次核对信息。
6. 将血液轻轻混匀后，按照要求进行输注。
7. 输血通道应为独立通道，不得同时加入任何药物一同输注。如需稀释只能使用静脉注射生理盐水。输血前后用静脉注射生理盐水冲洗输血管道；连续输用不同供血者的血液时，前一袋血液输完后，用静脉注射生理盐水冲洗输血器，再继续输注下一袋血制品。
8. 输血时应遵循先慢后快的原则，输血前15min要慢，滴速为每分钟约20滴，并严密观察患者病情变化；若无不良反应，一般成人滴速为每分钟40~60滴，休克患者应适当加快，儿童、老年人、体弱者、心肺疾病患者滴速宜慢。
9. 在输血过程中严密观察受血者有无输血不良反应，护理记录单上应记录输血开始时间和结束时间，精确到分钟。

10. 输血过程中如出现疑为溶血性或细菌污染性不良反应，应立即停止输血，同时更换输血器，用静脉注射生理盐水维持静脉通路，立即通知值班医生和输血科（血库）值班人员，按照《临床输血技术规范》要求积极配合治疗抢救，并查找原因，做好记录。

11. 输血结束后，有输血不良反应的，应在处理不良反应的同时填写记录反馈给输血科，由输血科按照《临床输血技术规范》处理；若无不良反应，将有关输血记录、输血报告单、输血治疗同意书存入病历。输血完毕后将输血器材毁形处理，血袋用专用容器保存24h以上，并在血袋上记录输血执行者及结束时间。

第6节　PACU患者出入室管理制度

一、PACU患者转入制度

1. PACU患者收治标准

（1）全身麻醉气管插管尚未拔除或已拔除而苏醒不全的患者。

（2）椎管内麻醉后平面过高或最后一次给药时间过短的患者。

（3）各种神经阻滞发生意外情况、手术后需要继续监测治疗的患者。

（4）高龄、婴幼儿、麻醉后生命体征不稳定的麻醉患者。

（5）术中出现血流动力学剧烈波动，或术毕全身麻醉苏醒不完全（即麻醉药、肌肉松弛药和神经阻滞药作用尚未完全消失）易引起呼吸道堵塞、通气不足、呕吐、误吸或循环功能不稳定等并发症的患者。

2. PACU患者收治排除条件

（1）病情危重，循环不稳定，仍需血管活性药物维持者，在不间断监测和治疗条件下转入ICU。

（2）呼吸衰竭、其他脏器功能不全或衰竭、休克尚未彻底纠正的患者，估计较长时间呼吸仍不能恢复到满意程度、出现呼吸系统并发症的患者，复杂的口腔、咽腔等部位手术后的患者，仍需行呼吸支持或严密监测治疗的患者，这些患者应在呼吸机支持和监测的条件下转入ICU。

（3）心肺复苏后的患者直接转入ICU。

（4）术前即有昏迷、呕吐、误吸等情况的患者直接转入ICU。

（5）感染切口大面积暴露的患者。

（6）特殊感染的患者，如多重耐药菌感染、炭疽杆菌感染、急性坏疽破伤风、狂犬病患者等。

（7）其他医院感染管理规范规定需要特殊隔离的患者。

（8）其他器官系统功能异常或病情需要送ICU进一步治疗的患者。

3. PACU 患者转入流程

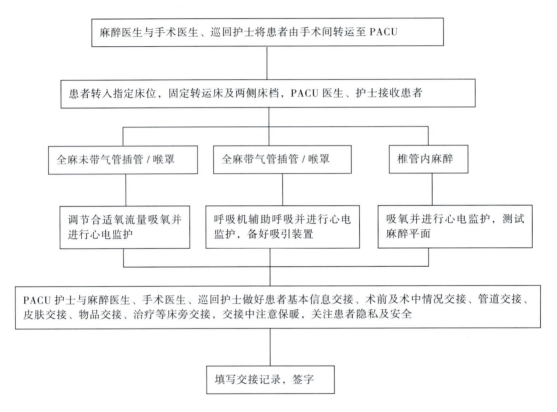

4. 患者转入 PACU 交接流程和交接内容

（1）麻醉术后患者需转入PACU，由手术间麻醉医生联系PACU护士，麻醉医生、手术医生、手术室巡回护士共同护送，并与麻醉医生、PACU护士交接班，交接过程中注意关注患者隐私及安全。

（2）患者转入PACU交接内容

①患者的基本信息交接：姓名、性别、年龄、诊断、住院号等信息实施双人核对，查看患者的病历与腕带上的基本信息是否一致。

②患者术前及术中情况交接：

1）手术情况：手术名称，手术部位，手术时间，术中出入量如术中出血量、输血量、补液量、尿量等，术中生命体征如血压、脉搏、呼吸、SpO_2、体温等情况。

2）术中特殊情况：有无术中急救、循环、呼吸等异常情况。

3）麻醉方式：如椎管内麻醉应关注感觉神经阻滞平面，吸入或静脉全身麻醉应关注神志、呼吸道、保护性反射恢复情况等。

4）麻醉维持用药：吸入或静脉全身麻醉及硬膜外给药等的具体用药及剂量。

5）手术麻醉后可能发生的并发症及防范措施。

6）气道情况：人工气道固定情况，是否在位，是否属于困难气道，拔管时应注意的事项。

7）过敏史：尤其需关注药物过敏史。

8）术前合并症：有无高血压、心肺脑系统疾病、精神病、耳聋、语言障碍等。

③患者管道交接：

1）血管通道：按由上至下的顺序查看动、静脉通道（颈部 – 上肢 – 下肢）。

2）切口敷料及引流管：有无渗血，引流是否通畅，引流管有无标识。

3）胃管、尿管等其他管道。

4）交接的同时注意确定管道固定完好、通畅，并将各种管道分类妥善放置，不可受压、扭曲、折叠。

④患者皮肤交接：

与手术巡回护士进行皮肤交接，查看皮肤有无灼伤，了解术中体位，评估易受压部位；查看患者全身的皮肤情况，查看顺序为面部 – 颈部 – 上肢 – 胸部 – 腹部 – 下肢 – 足部 – 肩胛 – 背部 – 臀部 – 足跟；查看易受压部位是否有红肿、水疱等压疮迹象；如有压疮，请巡回护士同步查看，记录并签字，之后按压疮进行分期护理。

⑤患者物品交接：

患者的病历，带入手术室的各种影像资料如 CT 片、X 线片，病员服等。

⑥患者的药品、血制品及输液、输血治疗等交接。

（3）交接完毕，巡回护士与 PACU 护士确认无误后双方签字。

（4）麻醉医生、手术医生、巡回护士与 PACU 护士交接确认无其他遗漏事宜，方可离开。

二、PACU 患者转出制度

1. PACU 患者转出标准

（1）全身麻醉患者转至普通病区标准

苏醒程度 Steward 评分 ≥ 4 分，确认患者的生命体征平稳，经 PACU 医生评估确认后，方可转出 PACU。具体标准为：

①肌力：平卧时抬头时间大于10s，能活动四肢或肌力达到术前水平。

②循环系统：血压、心率的改变不超过术前值的±20%，且维持稳定30min以上，无明显的心律失常和ST-T改变。

③呼吸系统：能自行保持呼吸道通畅，保护性的吞咽及咳嗽反射恢复，通气功能正常，呼吸频率在12~30/min，$PaCO_2$正常或达到术前水平，SpO_2在呼吸空气的情况下不低于95%或达到术前水平。

④神志：术前神志正常者意识恢复，定向能力恢复，能辨认时间、地点，完成指令性动作。

⑤疼痛和呕吐得到控制，术后应用麻醉性镇痛或镇静药后，观察30min无异常反应。

⑥无急性麻醉和手术并发症，如气胸、活动性出血、呼吸道水肿、神经损伤、恶心呕吐等。

（2）椎管内麻醉患者转至普通病区的标准

①呼吸功能稳定，麻醉平面在T6以下，循环功能稳定。

②距离最后一次麻醉追加用药超过1h。

③感觉及运动神经阻滞已恢复，交感神经阻滞已恢复。

（3）患者转至ICU的标准

①Steward评分<4分，经治疗无改善迹象的患者。

②患者病情不稳定且可能出现严重并发症时。

③患者出现了严重的并发症，经抢救病情稳定，但仍需进一步监测治疗，具体见于以下情况：

1）患者病情严重，不能自行保持气道通畅，估计较长时间呼吸仍不能恢复达到满意程度，或出现呼吸系统并发症，仍需行呼吸支持或严密监测者。

2）患者循环不稳定，仍需血管活性药物维持者。

3）经过长时间观察，患者仍处于深或浅睡眠状态。

4）术中有过较长时间低血压或低氧过程。

5）体温低，估计需长时间才能苏醒者。

6）原有神经系统疾病及并发症者。

2. PACU 患者转出流程

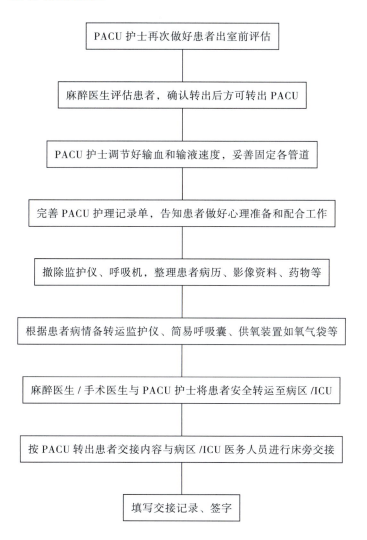

3. 患者转出 PACU 交接流程和交接内容

（1）与普通病区交接流程

①患者转运到达原病区后，PACU 护士协助病区医务人员将患者安全转移至病床上。

②PACU 护士与病区医护人员进行床旁交接，交接过程中注意患者的保暖与安全，交接内容包括：

1）患者基本资料：姓名、性别、年龄、诊断、住院号等。

2）麻醉方式、手术名称及术中特殊情况等。

3）患者的麻醉恢复情况、生命体征，术中和麻醉恢复期病情变化、特殊处理等。

4）各种导管的情况，如导管有无受压、扭曲、打折，引流的量和性状等。

5）输血、输液、在PACU恢复期的用药情况等。

6）患者皮肤的情况。

7）患者的病历，带入手术室的各种影像资料如CT片及X线片，病员服等。

8）与病区医务人员详细交接镇痛泵的使用方法及注意事项。

③交接完毕后，病区交接护士需在转运交接单上签字确认后，PACU护士方可离开。

（2）与ICU交接流程

患者转入ICU后，除常规交接上述内容外，还应详细向ICU医务人员交代患者转入ICU的原因、PACU内的抢救情况等。

第 3 章

AICU 护理管理核心制度

AICU 的抢救工作制度、AICU 患者安全转运制度、AICU 患者保护性约束制度、AICU 患者交接班身份识别制度等 AICU 护理管理核心制度在第二章已详细叙述，请参见相关内容。本章主要讲述前面未涉及的 AICU 其他护理管理核心制度。

第 1 节 AICU 安全输血制度

1. 遵 AICU 医生输血医嘱输血。

2. 由手术间带入 AICU 的血制品，应与手术间巡回护士当面核对患者病区、姓名、性别、年龄、床号、住院号、血型、血量、血液成分、血液有效期、交叉配血试验结果等输血资料。

3. 输血前，由两名护士再次核对无误后，在输血单上签字、签日期和时间，同时在《输血次数及反应登记本》上做好登记。

4. 输血时，由两名医务人员携带病历、输血单、输血器和血制品至患者床边再次核对信息。

5. 将血液轻轻混匀后，按照要求进行输注。

6. 输血通道应为独立通道，不得同时加入任何药物一同输注。如需稀释只能用静脉注射生理盐水。输血前后用静脉注射生理盐水冲洗输血管道。连续输用不同供血者的血液时，前一袋血液输完后，用静脉注射生理盐水冲洗输血管道，再继续输注下一袋血制品。

7. 输血时应遵循先慢后快的原则，输血前 15min 要慢，每分钟约 20 滴，并严密观察患者病情变化；若无不良反应，一般成人滴速为每分钟 40~60 滴，休克患者应适当加快，儿童、年老、体弱、心肺疾病患者滴速宜慢。

8. 在输血过程中严密观察受血者有无输血不良反应，护理记录单上应记录输血开始时间和结束时间，精确到分钟。

9. 在输血过程中如出现疑为溶血性或细菌污染性不良反应，应立即停止输血，同时更换输血器，用静脉注射生理盐水维持静脉通路，立即通知值班医生和输血科（血库）值班人员，按照《临床输血技术规范》要求积极配合治疗抢救，并查找原因，做好记录。

10. 输血结束后，如有输血不良反应，应在处理不良反应的同时填写记录反馈给输血科，由输血科按照《临床输血技术规范》处理；若无不良反应，将有关输血记录、输血报告单、输血治疗同意书存入病历。输血完毕后将输血器材毁形处理，血袋用专用容器保存24h以上，并在血袋上记录输血执行者及结束时间。

第2节　AICU护理值班交接班制度

1. 值班人员必须坚守岗位，履行职责，保证各项治疗护理工作准确及时进行。

2. 值班者不得自行换班；接班者提前15min到岗，阅读交班提示报告、医嘱执行单、护理记录及体温单，做好分管患者的擦洗工作；在接班者未接班或未接班清楚之前，值班者不得离开工作岗位。

3. 值班者必须在交班前完成本班的各项工作，书写交班报告及各项护理记录，处理使用过的物品，遇到特殊情况必须详细交班。

4. 白班应为夜班做好准备，如抢救物品及抢救药物、消毒敷料、试管、注射器、其他常用器械等，以便夜班能顺利开展工作。

5. 交接班中如发现患者病情、治疗、器械物品交代不清，应立即查问，接班时发现问题应由交班者负责，接班后再发现问题应由接班者负责。

6. 早晨集体交接班时应严肃认真地听取夜班护士交班，要求做到：交班本上要写清，口头交代要讲清，患者床头要看清，交代清楚后方可下班。各班均应进行床头、口头及书面交班，责任护士要严格按照交接班流程进行交班。

7. 交班完毕由夜班当班护理组长负责补充，如患者重点问题、病区动态等；护理组长及质控护士进行当日工作及近期工作重点提醒；护士长针对交班内容进行提问、点评和每日工作重点安排。

8. 交接班提示报告要求字迹整齐、清晰，内容简明扼要、有连贯性，使用医学术语，重点交代重症患者、新入院患者、手术患者的病情、诊治情况等。

9. 交班内容：

（1）患者总数、转科人数、危重人数，危重抢救患者、手术后或有特殊检查处置患者的病情变化，以及有思想情绪波动的患者情况。

（2）医嘱执行情况、AICU 护理记录、重点标本采集及各种处置完成情况，对尚未完成需下一班继续完成的工作应向接班者交代清楚。

（3）基础护理完成情况。

（4）查看患者切口、各种导管固定和引流情况以及患者的输液情况。

（5）常备药品和急救贵重药品以及物品、器械等，数量和性能应详细交接班并签字。

（6）护士长、责任护士共同巡视检查 AICU 是否达到整齐、清洁、安静、舒适的要求，以及各项制度落实的情况。

（7）未取得护士执业证者，不得单独值班，必须由高年资护士带领值班。

第 3 节　AICU 患者出入室管理制度

一、AICU 患者转入制度

1. AICU 患者收治标准

（1）高龄、术前合并严重的重要脏器系统疾病、行高危手术等，术后需继续呼吸、循环等支持与管理的患者。

（2）无严重系统性基础疾病，但麻醉手术期间发生较严重并发症，如严重过敏反应、困难气道、休克、大出血等，经抢救或病情趋于稳定但需继续观察的患者。

（3）麻醉后在恢复室苏醒延迟或病情不稳定，需进一步明确原因继续观察的患者。

（4）手术或其他原因需进一步观察并发症情况，但未达到内、外科等重症监护治疗病区收治标准的患者。

（5）生命体征不稳定、暂时不适宜院内转运的患者。

2. AICU 患者转入流程

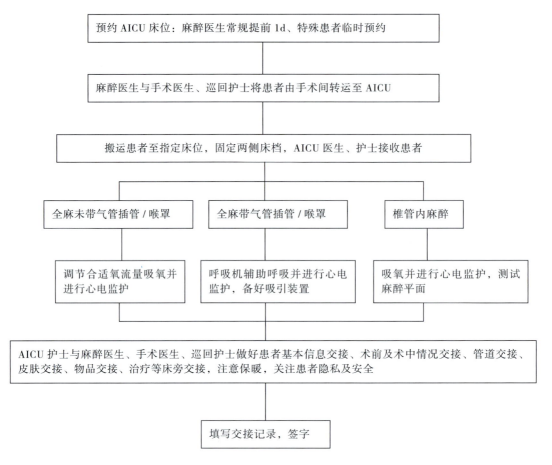

3. 患者转入 AICU 交接流程和交接内容

交接流程和交接内容同第 2 章第 6 节"PACU 患者出入室管理制度"。

二、AICU 患者转出制度

1. AICU 患者转出标准

（1）回原病区：经 24~72h 治疗，生命体征平稳，重要脏器系统功能稳定，且经麻醉医生评估可以转出的患者，及时转出至普通病区。

（2）转其他 ICU：经 24h 的治疗后，生命体征仍不稳定或存在较严重的脏器功能受损、较严重的并发症，经麻醉科和外科主治及以上职称的医生评估需继续密切监护治疗的患者，转入其他重症监护治疗病区继续治疗。

2. AICU 患者转出流程

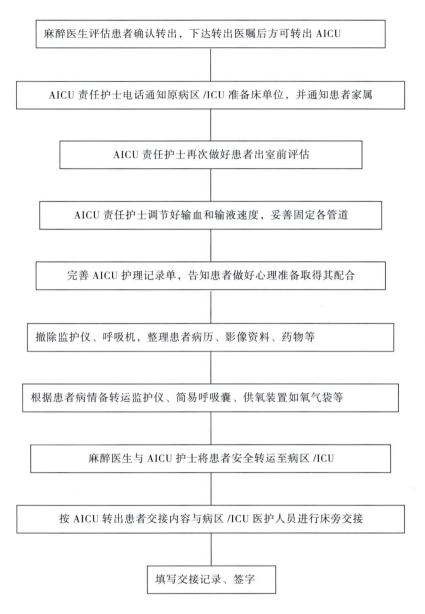

3. 患者转出 AICU 交接流程和交接内容

（1）与普通病区交接流程

①患者转运到达原病区后，AICU 医务人员协助病区医务人员将患者安全移至病床上。

②AICU 医务人员与病区医务人员进行床旁交接，交接过程中注意患者的保暖，关注患者隐私及安全，交接具体内容包括：

1）患者基本资料：姓名、性别、年龄、诊断、住院号等。

2）麻醉方式、手术名称及术中特殊情况。

3）患者术后在 AICU 的生命体征、病情变化及特殊处理等。

4）各种导管情况，如引流的量和性状等。

5）在 AICU 期间的用药情况等。

6）患者皮肤的情况。

7）患者的病历、各种影像资料，如 CT 片及 X 线片，病员服等。

③交接完毕后，病区交接护士需在转运交接单上签字确认后，AICU 医务人员方可离开。

（2）与 ICU 交接流程

患者转入 ICU 后，除常规交接上述内容外，还应详细向 ICU 医务人员交代患者转入 ICU 的原因等。

第 4 章

麻醉科护理教学培训管理

第 1 节 麻醉科护理教学组组长准入方案

为提高护理临床教学的能力，保证临床教学质量，护理部按照公开、公平、公正、自愿的原则，以擂台赛的形式进行护理教学组组长的选拔，实施竞聘上岗，让优秀的护理人才脱颖而出，具体方案如下。

一、组织管理

在护理部主任的领导下组织中心负责护士长及科室护士长实施动员、报名、理论考试；组织评审专家包括教育处专家、中心护士长、优秀教学老师、优秀技能护士等分组进行现场评价说课比赛及操作考核。

二、参赛人员基本条件

1. 爱岗敬业，政治素养和业务素质高。
2. 本科及以上学历。
3. 护师及以上职称。
4. 临床护理工作 5 年以上，专科工作 3 年以上。

三、选拔程序

1. 个人报名

各科室符合条件的护理人员向科室护士长报名，护士长审核后将名单上报至中心负责护士长。

2. 理论考核

理论考核为相关专科护理知识，占 30%。

3. 说课比赛

准备说课PPT，时间为6min以内，内容为相关专科知识，占40%。

4. 操作考核

操作考核从简易呼吸囊辅助下单人心肺复苏、非同步电除颤、经人工呼吸道吸痰、心电监护四项操作中抽考一项，占30%。

四、选拔标准

根据综合成绩排名，其中理论考核占30%，说课比赛占40%，操作考核占30%，合格者颁发护理教学组组长资质证书。各科室结合综合成绩排名和临床需求，实施聘任上岗。

第2节　麻醉科护理教学组组员准入方案

为提高麻醉科护理人员临床教学能力，科室以自愿报名为前提，按照公开、公平、公正的原则，通过理论考试、技能考核等，选拔出具有一定护理教学能力的老师，并在科室护理培训、带教等方面进行重点培养，具体方案如下。

一、组织管理

在护士长的领导下成立麻醉科护理教学组，由取得护理教学组组长岗位资质证书的人员实施动员、报名、选拔、管理等工作，成立护理教学组，成员包括：①教学总负责人：麻醉科护士长/麻醉科参与临床医生实习和规培医生带教的主治医生；②教学组组员：护理组组长，取得护理教学老师岗位资质证书的人员/麻醉科教学秘书。

二、参加选拔人员基本条件

1. 爱岗敬业，政治素养和业务素质高。
2. 本科及以上学历。
3. 护师及以上职称。
4. 临床护理工作3年及以上，PACU及ICU工作1年以上。

三、选拔程序

1. 个人报名

科室符合条件的护理人员向护士长报名，护士长审核基本条件。

2. 理论考核

理论考核内容为相关专科护理知识，占 50%。

3. 技能考核

技能考核为从成人单人心肺复苏、简易呼吸囊、动脉血气标本采集、心电监护四项操作中抽考一项，占 50%。

四、选拔标准

根据综合成绩排名，其中理论考核占 50%，操作考核占 50%，合格者准入教学组，成为麻醉科护理教学组组员。

第 3 节 麻醉科护理教学组组长职责

一、岗位职责

1. 在科室护士长领导下负责本科室教学工作。根据护理部教学计划，制订本科室在职护士、轮转护士、临床护生、专科护士及进修人员切实可行的培训计划，并组织实施，注重针对性、个性化培训。

2. 组织科室在职护士、轮转护士、临床护生、专科护士及进修人员进行思政教育、人文素质教育、相关法律和法规教育，培养职业道德，提升人文素质，增强法律意识、风险意识和安全意识；加强护理安全与职业防护教育，遵守医院及病区管理规章制度及护理技术操作规程，严防医疗差错和护理不良事件的发生；关注护士心理健康，指导其正确处理人际关系。

3. 麻醉科护理教学组组长是临床教学的主要指导者，要能灵活运用各种教学方法并创新，采用"线上与线下"相结合的培训方式，培养各层次各类护士良好的临床思维能力。

4. 熟练运用多媒体教学工具进行教学，对护士进行理论与专科技能操作指导。巩固基础理论知识，提高护理人员专科护理水平，使其能胜任临床护理工作。

5. 安排护士进行护理查房、业务讲座、护理病例讨论、应急预案演练等。

6. 指导教学组组员实施一对一带教，轮转护士、临床护生、专科护士及进修人员在培训期间跟随教学组员分管床位。

7. 督促教学组组员认真检查所带教护士的护理文书记录，指出错误并及时纠正。

8. 定期召开座谈会，对临床教学情况进行满意度调查；临床护生座谈会每月不少于1次，科室在职护士、轮转护士座谈会每季度不少于1次。

9. 定期组织护理教学组组员对科室在职护士进行理论和技能考核，并在职业价值观与行为、临床护理能力、教学能力、管理能力、科研创新能力等方面进行指导评价。

10. 出科前，组织护理教学组组员对轮转护士、临床护生、专科护士及进修人员进行出科理论与技能操作考试及总结分析。从临床服务能力、政治思想道德、服务态度和组织纪律等方面进行评价。

二、工作标准

1. 在科室护士长的领导下，完成本岗位职责。

2. 制订本科室全年教学计划和目标，督查下级护理人员严格执行各项规章制度和护理技术操作规程，确保患者安全。

3. 组织实施本科室护理教学管理，确保各项护理教学工作均达标，并实施教学科研创新。

4. 各项护理教学管理工作均有详细的文字记录。

第4节　麻醉科护理教学组组员职责

一、岗位职责

1. 在科室护士长及教学组长的指导下，实施教学计划。

2. 对在职护士、轮转护士、临床护生、专科护士及进修人员进行思政教育、人文素质教育、相关法律和法规教育等，培养职业道德，提升人文素质，增强法律意识、风险意识、安全意识；加强护理安全与职业防护教育，遵守医院及病区管理规章制度及护理技术操作规程，严防医疗差错和护理不良事件的发生；关注护士心理健康，指导其正确处理人际关系。

3. 对所分管护士实施一对一带教，能灵活运用多种教学方法，培养轮转护士、临床护生、专科护士及进修人员良好的临床思维能力。

4. 能够运用多媒体教学工具进行教学，对所分管护士进行理论与专科技能操作指导，提高护士的临床工作能力。

5. 督促所分管护士认真书写护理文书记录，对直接带教的轮转护士或临床护生的护理文书认真审核，保证书写正确。

6. 在教学组长的指导下，对所分管护士进行入科介绍，协助其进行护理查房、业务讲座、护理病例讨论等。

7. 协助教学组长定期召开座谈会，临床护生座谈会每月不少于1次，科室在职护士、轮转护士座谈会每季度不少于1次。

8. 出科前，协助教学组长对轮转护士、临床护生、专科护士及进修人员进行出科理论与技能操作考试并总结分析。从临床服务能力、政治思想道德、服务态度和组织纪律等方面进行评价。

二、工作标准

1. 在科室护士长的领导及教学组长的指导下，完成本岗位职责。
2. 协助科室教学组长制订本科室全年教学计划和目标，严格执行各项规章制度和护理技术操作规程，确保患者安全。
3. 参与实施本科室护理教学管理，确保各项护理教学工作均达标。
4. 各项护理教学工作均有详细的文字记录。

第5节　麻醉科护理教学培训与考核

一、麻醉科护士分层次培训与考核

随着医疗技术的快速发展，护理工作也有了更高的要求。在职护士的学历、职称结构存在差异，对护理培训教育的需求也不同。为了完善护理队伍的知识结构，提高护士整体专业技术水平和护理质量，根据护士工作的经历、知识结构、技术水平、工作能力制订分层次培训计划。培训分为N1、N2、N3、N4、N5等5个层次。

1. N1~N2 层次

（1）培训目标

掌握所从事的临床护理工作的基础理论、基本知识和基本技能；具备良好的职业道德素养和沟通交流能力、较高的专科护理水平、较强的人文关怀和责任意识；培养护理人员观察病情的方法，提高分析、处理、解决问题的能力；使其能够独立、规范地为患者提供护理服务。

（2）培训方法

安排高年资护士进行指导、培养。

（3）培训内容

① 基础理论和基础操作技能。

② 专科护理理论和专科操作技能。

③ 护理核心制度、各班职责。

④ 所在科室常见疾病护理常规。

⑤ 常用抢救药品、物品、器械的使用，危重患者的抢救配合。

⑥ 患者出科、入科及转科处理。

⑦ 围手术期患者的护理。

⑧ 常用药物的作用、副作用及使用注意事项。

⑨ 参加全院、科室内的业务学习培训及考核等。

（4）考核标准

① 基础理论考试 ≥ 80 分，专科理论考试 ≥ 80 分，科室每个月、护理部每半年考核 1 次。

② 基础护理操作每项 ≥ 90 分，专科护理操作每项 ≥ 90 分，常用抢救技术每项 ≥ 90 分，科室每个月、护理部每半年考核 1 次。

③ 护士临床能力实境考核（见本章后附件1）≥ 90 分，科室每年最少考核 4 次，护理部每年考核 1 次。

④ 完成规定的继续教育学分。

⑤ 基本掌握常见疾病护理常规。

⑥ 熟悉常用药物的使用说明及观察用药后反应。

⑦ 熟悉各项护理工作岗位职责。

⑧ 熟悉各班次工作流程。

⑨ 基本掌握抢救物品的管理制度。

⑩ 基本掌握常用急救方法。

⑪ 参加全院业务学习每年 ≥ 6 次，科室内业务学习每月 1 次。

⑫ 护理文件书写质量 ≥ 90 分。

⑬ 患者对其护理工作满意度 ≥ 96%。

2. N3 层次

（1）培训目标

加强职业道德教育，培养爱岗敬业精神。严格"三基"训练，巩固基础理论知识，提高护理人员专科护理水平，胜任临床护理与临床教学工作，掌握科研的相关理论。

（2）培训方法

① 担任责任护士。

② 承担临床教学工作。

③ 参加院内、院外的进修和学习。

④ 参与或主持科室的教学查房和业务讲座。

（3）培训内容

① 基础理论和基础技能操作。

② 专科护理理论和专科技能操作。

③ 急救、危重症监护技术。

④ 临床教学相关知识。

⑤ 护理管理知识。

⑥ 护理科研和论文撰写相关知识。

⑦ 护理学相关知识，包括护理心理、伦理、沟通交流技巧、健康评估等。

（4）考核标准

① 基础理论考试≥80分，专科理论考试≥80分，科室每季度、护理部每半年考核1次。

② 基础护理操作每项≥90分，专科护理操作每项≥90分，常用抢救技术每项≥90分，科室每季度、护理部每半年考核1次。

③ 护士临床能力实境考核（见本章后附件1）≥90分，科室每年考核≥2次，护理部每年考核1次。

④ 继续教育学分符合规定要求。

⑤ 掌握常用药物的使用及观察用药后反应。

⑥ 掌握抢救物品的管理制度。

⑦ 掌握常用急救方法，参与危重患者抢救。

⑧ 掌握专科护理知识和专科技能操作。

⑨ 参加全院业务学习每年≥6次，科内和病区业务学习每个月1次。

⑩ 护理文件书写质量≥90分。

⑪ 能开展新业务、新技能和撰写护理论文。

⑫ 护士具有独立思考、解决问题的能力，对临床疑难问题具有一定的分析判断能力。

3. N4~N5 层次

（1）培训目标

负责对本科室相关疾病患者的直接与间接护理，参与科内及院内会诊，解决临床中的疑难护理问题。负责或参与临床教学和科研工作。

（2）培训方法

① 担任责任护士。

② 承担临床教学工作。

③ 参加院内外的进修和学习。

④ 主持科室的护理会诊、疑难病例讨论、教学查房和业务讲座等。

⑤ 有条件者参加国家级、省级专科护士培训。

（3）培训内容

① 本学科常见疾病知识进展。

② 本学科新技术、新业务、新项目。

③ 各专科护理理论和专科技能操作。

④ 急救、危重症监护技术。

⑤ 临床教学相关知识。

⑥ 护理管理知识。

⑦ 护理科研和论文撰写相关知识。

⑧ 护理学相关知识，包括护理心理、伦理、沟通交流技巧、健康评估等。

（4）考核标准

① 基础理论考试≥80分，专科理论考试≥80分，科室每半年、护理部每半年考核1次。

② 基础护理操作每项≥90分，专科护理操作每项≥90分，常用抢救技术每项≥90分，科室每半年、护理部每半年考核1次。

③ 护士临床能力实境考核（见本章后附件1）≥90分，科室每年考核≥1次，护理部每年考核1次。

④ 继续教育学分符合规定要求。

⑤ 掌握常用药物的使用及观察。

⑥ 掌握常用急救方法，参与危重患者抢救。

⑦ 参加全院业务学习每年不少于6次，科内和病区业务学习每月1次。

⑧ 护理文件书写质量≥90分。

⑨ 胜任教学老师和责任护士工作。

⑩ 具有解决临床疑难问题的能力。

⑪ 每年主持护理查房或疑难病例讨论1~2次。

⑫ 主持或参与开展新技术、新项目或护理科研。

⑬ 每1~2年完成一篇专业论文并发表。

⑭ 每 1~2 年完成一篇相关专业综述。

4. 培训要求

（1）科室设置成立教学培训小组。

教学总负责人：麻醉科护士长 / 麻醉科参与带教临床实习医生和规培医生的主治医生。

教学组长：取得临床护理教学老师岗位资质证书的人员和麻醉科教学秘书。

教学组员：由科室通过理论与技能考核等选拔出具有一定临床护理教学能力的护士。

（2）带教方式：麻醉科护士长 / 麻醉科参与带教临床实习医生和规培医生的主治医生总负责制，采取一对一带教。

（3）授课方式：教学培训小组成员在培训过程中采取多元化培训模式，理论培训可采用 PPT 授课、"一对一"带教讲解、手机在线培训、视频教学等多种形式，操作授课以 PPT 讲授、视频观看及操作讲解相结合的形式，授课形式可多样化，时间为 20~30min。

5. 教学内容大纲

（1）环境相关内容：手术室和麻醉科环境布局、一般设置与组织管理等。

（2）感染管理相关知识：职业防护、标准预防、环境与物品表面消毒等。

（3）护理管理规范包含规章制度、职责、应急预案等及相关法律法规。

（4）护理理论包括基础理论、法律与伦理、质量与安全、科研与创新、护理心理及人文、院感与职业防护、急危重症护理、专科护理等培训课程。

（5）护理操作包括基础操作、专科操作和急危重症技术操作。

6. 麻醉科护士分层次培训及实践要求

（1）结合护理部培训计划制订科室计划并认真落实，科室进行的培训，所有人员均需参加，不得无故缺席，特殊情况需请假并有假条。

（2）培训时间：操作培训集中在每月第 1 周周一上午 7:00~8:00；理论培训集中在每月第 3 周周一上午 7:00~8:00。

（3）自学书籍以《麻醉护理学》《麻醉药理学》《麻醉设备学》《现代麻醉学》等为主要参考书，自学需有笔记，考核评价以床边随机提问及理论考核为主。

（4）所有授课的主讲人，需充分准备课件、参考书籍，同时需查阅近 3~5 年的文献以扩展相关知识的新进展，授课时长为 20~30min。

（5）教学培训小组成员负责每次培训场所及培训所需的仪器设备准备，如需麻醉医生的辅助，应提前沟通协调。

（6）教学培训小组成员负责评价每次的培训效果，完成理论与操作考核。

（7）教学培训小组成员负责每次培训成绩的汇总、分析，照片及资料的整理存档。

二、麻醉科轮转护士培训与考核

1. 培训目标

（1）通过培训，轮转护士能够掌握麻醉科工作的基础与专科理论及技能，快速适应科室工作环境。

（2）具备良好的职业道德素养、沟通交流能力、应急处理能力和落实责任制整体护理所需的专业照顾、临床观察能力、协助治疗、心理护理、健康教育等护理服务能力。

（3）增强人文关怀和责任意识，能够独立、规范地为手术麻醉后患者提供麻醉恢复及重症监护护理服务。

2. 培训对象

麻醉科轮转护士。

3. 培训方式、方法

（1）培训方式：培训采取理论知识培训和临床实践能力培训相结合的方式。

（2）培训方法：

①实行一对一带教：选择具有丰富临床工作经验的护师作为带教师资，原则上选择本科毕业、专科工作3年以上，专科毕业、专科工作5年以上的护师。

②多途径、多方式培训：包括理论与实践相结合、床边讲授+自学、"一对一"带教讲解等方式和途径，借助信息化网络平台，针对轮转护士不同培训阶段及各专科特点选择培训方法，如临床路径模式、PDCA循环模式、集中授课、小组讨论、护理查房、操作演示、情景模拟、个案护理、序贯式培训等。

③序贯式培训：根据麻醉科的特点，针对麻醉科轮转护理人员，在6个月时间内应用序贯式培训，达到轮转护士对各工作区域的各班次流程及护士岗位职责熟练掌握，对各工作区域的专科操作及重点相关监护理论知识基本掌握的目的。

4. 培训时间

6个月。

5. 培训内容

（1）基础理论知识培训

①法律法规：《护士条例》。

② 规章制度：护理核心制度、麻醉科工作制度、麻醉科药耗管理制度、麻醉科患者保护性约束制度、麻醉科患者安全转运制度、麻醉科仪器设备管理制度、麻醉科消毒隔离制度、麻醉科医疗废物管理制度、麻醉科抢救车及备用药车管理制度、执行口头医嘱制度等。

③ 岗位职责：PACU/AICU/麻醉诱导间各班工作岗位职责、手术间责任护士工作岗位职责、诱导间责任护士工作岗位职责等。

④ 工作流程及标准：PACU/AICU/麻醉诱导间各班工作流程，PACU/AICU患者转入、转出标准及交接内容等。

（2）专科理论与实践能力培训

PACU包括以下内容：

① PACU设置。

② PACU工作制度。

③ PACU岗位职责。

④ PACU各班工作流程。

⑤ PACU一般护理常规。

⑥ PACU患者的转运。

⑦ PACU患者的健康宣教。

⑧ PACU电子信息系统，护理文书书写。

⑨ 各麻醉方式如全身麻醉、椎管内麻醉、神经阻滞麻醉的术后护理常规。

⑩ 临床实践中PACU常见护理技术操作如心电监护、经人工气道吸痰、升温仪应用、血气分析仪应用等。

麻醉科药耗管理包括以下内容：

① 麻醉科常用药品的名称、分类、剂量、使用、存储方法及简单的药理知识。

② 麻醉科常用毒麻药的名称、剂量、使用及不良反应。

③ 麻醉科常用耗材的名称、分类、型号、用途、使用方法等。

④ 麻醉科药耗班的工作流程、药耗的补充原则。

麻醉诱导间包括以下内容：

① 麻醉诱导间设置。

② 麻醉诱导间岗位职责。

③ 麻醉诱导间工作流程。

④ 麻醉诱导间患者的健康宣教。

⑤ 各麻醉准备如椎管内穿刺、神经阻滞麻醉的护理配合要点。

⑥ 临床实践中麻醉诱导间常见护理技术操作如心电监护、静脉留置针输液等。

手术间麻醉配合包括以下内容：

① 手术间麻醉区域设置。

② 手术间环境的相关知识如层流手术室、区域划分，无菌、消毒概念等。

③ 手术间麻醉护士岗位职责。

④ 手术间麻醉护士工作流程。

⑤ 手术麻醉后患者的转运。

⑥ 手术间电子信息系统、麻醉文书书写等。

⑦ 各麻醉方式如全身麻醉、椎管内麻醉、神经阻滞麻醉的护理配合要点。

⑧ 临床实践中手术间麻醉配合常见护理操作技术如心电监护、微量泵应用、动脉穿刺置管等。

AICU 包括以下内容：

① AICU 设置。

② AICU 工作制度。

③ AICU 岗位职责。

④ AICU 各班工作流程。

⑤ AICU 一般护理常规。

⑥ AICU 患者的转运。

⑦ AICU 患者的健康宣教。

⑧ AICU 电子信息系统、护理文书书写等。

⑨ AICU 患者病情观察及评估要点。

⑩ 在临床实践中 AICU 常见护理操作技术如呼吸机操作、有创动脉压监测、中心静脉压监测等。

（3）专科护理操作技术培训

① PACU/AICU 技术包括：成人单人心肺复苏、心电监护、简易呼吸囊、经人工气道吸痰、气管插管拔除术等。

② 手术间麻醉配合技术包括：口咽通气道置入、经口气管插管、喉罩置入等。

6. 考核方式和内容

（1）考核方式

在晨会提问、理论考核、操作考核等传统方式的基础上拓宽考核思路，选择贴近临床实际，保持考核对象连续性临床思维的模式，如临床实境考核模式。

（2）考核内容

考核内容应体现与专科培训内容相结合、与岗位胜任能力相结合的特点，具体包括："三基三严"内容及专科急救技能、专科仪器设备使用、专科护理文件书写、应用护理信息化能力、健康教育能力等。

7. 效果评价

（1）在科室培训过程中以及结束后统一进行理论、技能和实境考核。

（2）结合医院轮转护士规范化培训手册考核要求执行。

（3）科室同行评议的满意度：在各轮转护士出科时，由轮转护士科室同行对其工作能力进行测评，包括护理服务和业务能力等满意度（表4-1）。

表4-1　安徽医科大学第一附属医院高新院区轮转护士工作能力测评表（同行评议）

科室：　　　　　　考核日期：

项目	评分方法	新入科护士姓名														
		分值	分值	分值	分值	分值	分值	分值	分值	分值	分值	分值	分值	分值	分值	分值
护理服务态度 35分	1. 热爱护理事业，工作认真负责，积极主动	7	4	1	7	4	1	7	4	1	7	4	1	7	4	1
	2. 能坚持以病人为中心的理念，落实各项护理工作	7	4	1	7	4	1	7	4	1	7	4	1	7	4	1
	3. 对病人及家属热情耐心，有问必答，态度和蔼，语言得体	7	4	1	7	4	1	7	4	1	7	4	1	7	4	1
	4. 具备良好的沟通和交流能力	7	4	1	7	4	1	7	4	1	7	4	1	7	4	1
	5. 有较强的患者安全防范意识	7	4	1	7	4	1	7	4	1	7	4	1	7	4	1
业务能力 40分	1. 掌握科室各班次工作和岗位职责	8	4	2	8	4	2	8	4	2	8	4	2	8	4	2
	2. 主动接受上级工作，能按时优质完成	8	4	2	8	4	2	8	4	2	8	4	2	8	4	2
	3. 严格执行护理操作规范	8	4	2	8	4	2	8	4	2	8	4	2	8	4	2
	4. 具备观察病情及应急处理能力	8	4	2	8	4	2	8	4	2	8	4	2	8	4	2
	5. 护理文件记录符合要求，能反映病情动态变化	8	4	2	8	4	2	8	4	2	8	4	2	8	4	2
团结协作 15分	1. 服从科室护士长和带教老师安排	5	3	1	5	3	1	5	3	1	5	3	1	5	3	1
	2. 工作主动性强，经常协助同事完成科室工作	5	3	1	5	3	1	5	3	1	5	3	1	5	3	1
	3. 不与同事发生矛盾	5	3	1	5	3	1	5	3	1	5	3	1	5	3	1
劳动纪律 10分	1. 遵守医院和科室的规章制度	4	2	1	4	2	1	4	2	1	4	2	1	4	2	1
	2. 积极参加医院和科室的各项活动	3	2	1	3	2	1	3	2	1	3	2	1	3	2	1
	3. 服从调配管理	3	2	1	3	2	1	3	2	1	3	2	1	3	2	1

8. 具体培训及考核安排

根据培训时间，制订表格式计划及考核（见本章后附件1和附件2）。

三、麻醉科护理实习生带教与考核

1. 教学目标

（1）树立护理实习生正确的职业价值观，加强对护理实习生的思政教育。

（2）通过专科护理实习，能将所学的理论知识密切联系实际，巩固和提高所学的基础理论、专科理论知识及其基本技能。

（3）将所学专科理论知识及基本技能，应用于麻醉恢复室全麻术后的患者护理，常见疾病的病情观察，护患沟通，健康教育和各项专科护理操作。

（4）以患者为中心，运用护理程序进行系统的护理评估、计划、实施及评价，实施责任制整体护理。

2. 教学对象

麻醉科护理实习生。

3. 教学方式和方法

（1）教学方式：采取PPT理论知识学习和床边实境教学相结合的方式。

（2）教学方法：实行"一对一"带教，以患者为中心，每位学生在带教老师的指导下分管1床患者，落实责任制整体护理，进行系统的护理评估、计划、实施及评价，开展健康教育，正确书写专科护理文件，在带教老师的指导下完成责任护士岗位职责。

4. 教学时间

4周。

5. 教学内容及要求

（1）在护理实践中系统学习麻醉术后复苏的专科理论知识。

（2）熟悉麻醉恢复室的病区环境、规章制度及各种物品的放置。

（3）在带教老师指导下正确实施专科护理技术操作。

① 能独立熟练完成的护理技术：

1）能对麻醉科清醒患者进行健康教育。

2）患者转入前后的物品准备与处置。

3）麻醉科全麻术后患者护理常规。

4）常见专科药物的用药指导及副作用观察。

5）外科一般常见疾病术后护理常规。

6）常见专科仪器的操作流程：心电监护、输液泵、呼吸机、吸引器、简易呼吸囊等。

7）各种专科低风险管道的护理常规：胃管、颈部引流管、腹腔引流管、导尿管、氧气管等。

②在带教老师指导下完成的护理技术：

1）拔除气管插管、拔除喉罩术后护理常规。

2）全麻及椎管内麻醉术后护理要点。

3）血气分析标本采集与检测。

4）外科常见的管道护理：人工气道、腹腔引流管、盆腔引流管、胸腔引流管、导尿管、VSD引流管、各种深静脉穿刺管道等。

5）各种专科用药指导及副作用观察。

6）各种专科急救仪器的操作流程：呼吸机、麻醉机等。

7）麻醉科危重症患者急救工作的准备及配合。

6. 考核方式和内容

（1）考核方式

理论考核：问卷星在线闭卷考核。

操作考核：情景模拟考核。

（2）考核内容

主要包括护理学基础知识、麻醉护理学专科知识、常见外科疾病护理常规、医德医风、职业防护、新冠肺炎等知识。

7. 具体教学安排

根据实习周数，制订表格式计划，举例如下。

实习计划

第1周

周一	入科宣教： 1. 麻醉科的定义。 2. 麻醉科的环境布局，一般设置和组织管理及各类物品的放置位置。 3. 麻醉科患者的转入、转出标准及流程。 4. 麻醉科临床护理工作流程：正确准备—严格交接—严密监护—再次评估（出室评估）——转送患者——床单位清洁、消毒。 5. 麻醉科各班护理人员工作职责及工作流程。 6. 麻醉科的各项规章制度，掌握护理核心制度。 7. 医院感染相关知识的介绍： （1）麻醉科消毒隔离制度、标准预防、手卫生指征及六步洗手法。 （2）职业防护：防护用品的正确使用、预防针刺伤。 8. 职业道德教育： （1）劳动纪律。 （2）医德医风。

	（3）患者的权利和义务的内容。 （4）实习期间的要求。 9. 介绍麻醉科实习护士临床教学计划和具体安排及出科考核安排。 10. 强调麻醉科实习中的注意事项：严格实施查对制度重视护理安全；夜班的要求；劳动纪律的要求；实习工作中的要求。
周二	1. 了解麻醉科收治的患者。 2. 实践接患者的流程及与麻醉医生、巡回护士的交接内容。 3. 晨会提问。
周三	麻醉科专科护理相关知识： 常见疾病术后护理，以收治的患者为例 1. 腹部、胸部手术后复苏护理。 2. 头颈部手术后复苏护理。
周四	强化麻醉科相关性较强的基础护理知识和操作，一对一老师床边授课。 1. 氧疗的相关理论和操作，重点讲解呼吸机给氧。 2. 约束具的使用与操作。
周五	强化麻醉科相关性较强的专科护理知识和操作，一对一老师床边授课。 1. 暖风机的使用与操作。 2. 了解麻醉信息系统，掌握麻醉恢复室记录单的记录。 3. 晨会提问。
周六	休息
周日	休息

第 2 周

周一	1. 运用 Steward 评分标准，对全麻患者复苏程度进行正确评估。 2. 掌握全麻术后患者的护理常规。 3. 指导其与麻醉科患者进行沟通与交流的方法、技巧。
周二	1. 掌握全麻术后患者及椎管内麻醉患者的转出标准。 2. 实践麻醉科患者的转出流程及交接班内容。 3. 进行晨会提问。
周三	镇痛泵的配置与使用。 麻醉常用药物及其拮抗剂的观察和监护。
周四	1.PPT 授课及操作演示：简易呼吸囊操作及相关理论知识。 2.PPT 授课及操作演示：心电监护技术操作及相关理论知识。
周五	1. 强化麻醉科相关性较强的基础护理理论及操作，一对一老师床边授课。 （1）静脉注射法。 （2）口咽通气道的放置。 2. 晨会提问。
周六	休息
周日	休息

第 3 周

周一	麻醉科专科理论知识：常见疾病的特点及护理，以收治的患者为例。 腔镜手术后复苏护理。 体温异常麻醉复苏患者的处理。 2. 气管插管/喉罩的护理。
周二	1. 气管插管/喉罩的拔管指征及流程。 2. 拔除气管插管后的观察要点。
周三	强化麻醉科相关性较强的基础护理知识和操作，一对一老师床边授课。 1. 压疮的预防及护理。 2. 静脉输血的相关知识。 3. 晨会提问。
周四	麻醉恢复期患者拔除气管插管后并发症的处理：气道梗阻、气管塌陷、喉痉挛、喉头水肿、呼吸抑制等。
周五	1. 麻醉科新理论、新知识、新技能：呼吸末 CO_2 分压监测的相关知识及护理。 2. 晨会提问。
周六	休息
周日	休息

第 4 周

周一	1. 了解各类型人工气道如普通气管插管、加强气管插管、双腔气管插管、喉罩的建立。 2. 晨会提问。
周二	了解术后镇痛的意义及常用的镇痛类型。 1. 静脉镇痛。 2. 硬膜外镇痛。
周三	1. 在带教老师的指导下独立完成心电监护操作、简易呼吸囊操作。 2. 在老师的指导下监护 1 例患者并实施优质护理。 3. 晨会提问。
周四	1. 示教血气分析血标本的采集及血气分析仪的操作。 2. 在带教老师的指导下进行护理查房。
周五	1. 出科理论知识的考核。 2. 出科技能操作的考核。 3. 座谈会：听取实习护士对带教老师的带教反馈，进行持续改进。
周六	休息
周日	休息

说明：
1. 麻醉科专科实习采取教学组长和"一对一"教学组员老师带教的形式进行。
2. 每周实习带教计划，带教老师可根据具体情况进行调整拓展，1 个月完成带教计划的所有内容。

第6节 麻醉科护理教学质量控制与评价标准

项目		评价细则	分值	存在问题与扣分标准	扣分	得分
组织计划30分	培训组织	1.成立临床护理教学培训小组。	2	□未成立临床护理教学培训小组扣2分		
		2.根据培训内容选择合适的培训老师。培训老师按照科室资质准入流程进行选拔,资质均符合要求。	3	□未按照资质进行选拔扣2分 □培训老师资质不符合要求扣1分		
	培训计划	1.制订麻醉科临床护理教学方案。	3	□无科室临床护理教学方案扣3分		
		2.制订科室护士分层次培训与考核计划,培训内容结合临床需求、体现岗位特点,培训方式多样化。	8	□无分层次培训计划扣3分 □分层次培训计划未体现分层次扣2分 □培训内容未结合临床需求扣1分 □培训内容未体现不同岗位特点扣1分 □培训方式未体现多样化扣1分		
		3.制订轮转护士培训与考核计划,培训内容结合临床需求、体现岗位特点,培训方式多样化。	4	□无轮转护士培训与考核计划扣4分 □轮转护士培训与考核计划不符合要求扣2分		
		4.制订临床护生带教与考核计划。	4	□无临床护生带教与考核计划扣2分 □临床护生带教与考核计划不符合要求扣2分		
		5.护士理论培训包括基础理论、专科理论、护理管理规范、法律法规、院感及职业防护等,N3及以上护士理论培训包含科研与创新相关内容。	3	□护士理论培训无基础理论内容扣0.5分 □护士理论培训无专科理论内容扣0.5分 □护士理论培训无护理管理规范扣0.5分 □护士理论培训无法律法规扣0.5分 □护士理论培训无院感及职业防护扣0.5分 □N3及以上护士理论培训无科研与创新相关内容扣0.5分		
		6.护理技能操作培训与考核计划包括基础护理、专科护理、急危重症护理等。	3	□无基础护理技能操作培训与考核项目扣1分 □无专科护理技能操作培训与考核项目扣1分 □无急危重症技能操作培训与考核项目扣1分		

续

项目		评价细则	分值	存在问题与扣分标准	扣分	得分
计划落实40分	培训落实	1.护士分层次培训按计划落实，规范记录，落实专题讲座≥1次/月、护理查房≥1次/月、疑难病例讨论≥1次/季度。护理查房和疑难病例讨论的个案选择有针对性，有参与人员讨论发言，主持人总结评价。	17	□专题讲座、护理查房和疑难病例讨论未按计划落实扣0.5分/次 □护理查房和疑难病例讨论个案选择不合理扣1分 □护理查房和疑难病例讨论无参与人员发言及主持人总结扣1分 □护理查房和疑难病例讨论发言及总结不符合要求扣1分		
		2.《护士分层级管理及培训考核手册》及时记录。	5	□手册填写不完整扣0.5分/人次		
		3.轮转护士专人带教、计划与考核按要求落实，按时学习轮转护士培训课件，轮转护士培训手册、自学笔记及时记录。	9	□轮转护士无专人带教扣3分 □轮转护士培训计划未落实扣2分/次 □轮转护士培训考核未落实扣2分/次 □轮转护士培训手册、自学笔记记录不规范扣2分/人次		
		4.临床护生专人带教、计划按要求落实，实习手册及时记录。	9	□未按要求执行一对一带教扣3分 □未按计划进行教学实施扣3分 □未按规范进行教学记录扣3分		
效果评价30分	参与性	护士按要求积极参与科室培训。	5	□参与率≥90%，未达标扣1分/次		
	满意度	护士对教学培训工作满意。	6	□随机询问2名护士，不满意扣3分/人次，满意度≤90%，教学培训组分析原因，及时调整教学计划		
	考核达标率	1.考核成绩达标，成绩不合格者有补考，补考及记录符合要求。	5	□考核成绩不达标扣0.5分/人次 □考核不合格未进行补考扣0.5分/人次 □补考不符合要求扣0.5分/人次		
		2.考核内容与培训内容、临床需求结合。	4	□考核内容与培训内容不符扣2分 □考核内容未结合临床需求扣2分		
	临床表现	护士长/教学组长随机提问或跟随2名护士操作，了解护士培训效果	10	□考核不合格扣5分/人		

附件1：护士临床能力实境考核相关内容

护士临床能力是护士在医疗护理服务机构中为服务对象提供医疗护理服务的能力，是从事护理工作所必需的基本能力。护士临床能力实境考核将专业知识与实际操作有效结合，规范执行各项操作和护理流程，有效地解决临床工作中的实际问题；重视患者安全，体现人文关怀，落实核心制度和个性化的健康教育，全面提升患者满意度；并逐步培养护士评判性思维及综合能力，提升其应对突发事件时应具备的沉着冷静的心理素质。

一、考核标准

按照护理部制订的《护士临床能力实境考核评分表》进行考核。该评分表包括7个方面、6项考核，分别为病情观察评估15分、应变处理能力10分、操作规范30分、沟通表达与人文关怀15分、临床护理思维15分、疾病专业知识掌握15分，满分为100分。

二、考核方式

以实境为例，以问题为导向，将考核融于实境过程中，以观察为主、提问为辅，不中断、不干扰护士工作，依据考核对象实际工作情况进行评分。考核结束后依据《护士临床能力实境考核评分表》各项打分标准对考核对象进行综合评价。

三、考核流程

1. 根据护士层级制订备考护士的临床实境考核具体安排

教学组长考核时查看患者目前的情况、麻醉单及麻醉恢复室记录单等。

2. 病情观察评估考核

病史采集是否全面包括患者的一般情况、现病史、既往史、家族史、过敏史、心理社会状态等；患者入恢复室的情况及管道情况，皮肤和物品的情况等。观察其评估方法是否恰当、全面、准确，内容包括生命体征、意识状态、疼痛、活动能力、心肺腹部阳性体征、出入液量、引流管有效性、肺部并发症、各种监护仪器的评估、压疮和跌倒风险的评估、患者的生活自理能力等；是否掌握患者术中情况如手术方式及麻醉方式、术中特殊情况、患者气道情况、术中维持用药、术中补液及输血、术中特殊情况等；是否及时观察患者病情动态变化；汇报病史是否层次分明、重点突出；语言使用是否恰当、有针对性。

3. 应变处理能力考核

当患者病情突然变化时是否快速采取有效的护理措施，是否马上通知医生和如何通知的；抢救设备、仪器、药品是否能迅速推至床旁。

4. 操作规范考核

床边交接考核包括是否关注患者神志、生命体征、体位、安全、输液、管道、皮肤等；药物治疗考核包括是否关注患者术中维持用药、用药剂量、用法时间、术中最后一次肌松药的给药时间及剂量等；健康教育考核包括是否关注入诱导间及恢复室的宣教等；基础护理考核包括是否关注患者 ASA 分级、体位、各管道在位等；护理操作考核包括操作前准备、流程和规范、熟练程度、操作过程中是否关心爱护患者、操作后用物处理等；护理记录考核包括各项记录是否客观、准确、完整等。

5. 沟通表达与人文关怀考核

观察护士对待患者的态度、语气，沟通是否清晰明确，是否理解患者的需求和感受，是否关注患者的情感和心理状况，是否进行隐私保护等。

6. 临床护理思维考核

考核护士是否根据患者的病情评估进行综合分析，提出个性化护理问题和措施，是否主次分明、内容全面。

7. 疾病专业知识掌握考核

包括护士在评估、治疗、护理、实验室检查及可能出现的并发症方面的应急处理等。

8. 评价

考核结束后，现场综合评价。由教学组长根据不同层级、不同年资护士的考核要求，从病情观察评估、临床护理思维等各个方面，对考核过程进行全面分析点评，指出不足，评定考核成绩。

9. 问题反馈、追踪及改进

由考核小组对考核情况进行总结，分析不同层级、不同年资护士存在的突出问题，制订整改方向和要求，对存在的问题进行针对性培训，提高再次考核成绩，从而达到提升护士临床工作能力的目的。

10. 考核要求

护士临床能力实境考核应 ≥ 90 分。考核结束时现场总结点评，先由教学组长结合考核标准进行针对性点评，然后邀请患者对护士服务能力进行评价，并将综合评价成绩反馈给被考护士，最后将存在问题作为下一步整改的内容及培训重点。考核等级评定：优秀≥95分；90分≤良好＜95分；85分≤合格＜90分；不合格＜85分。对考核不合格、存在问题较多者，再次进行相关知识的培训，考核小组追踪落实情况。

四、护士临床能力实境考核评分表

序号	项目	考核内容	分值	得分
1	病情观察评估（15分）	评估方法恰当、全面、准确	4	
		掌握患者住院治疗情况	3	
		及时观察病情动态变化	4	
		汇报病史层次分明、重点突出、使用医学术语	4	
2	应变处理能力（10分）	当患者病情突然变化时是否快速采取有效的护理措施	4	
		是否马上通知医生和如何通知的	3	
		抢救设备、仪器、药品是否能迅速推至床旁	3	
3	操作规范（30分）	按照相应操作考核评分标准评分 ×0.3	30	
4	沟通表达与人文关怀（15分）	沟通交流的态度、语气	5	
		理解患者的需求和感受，关注其情感和心理状况	5	
		合理保护患者的隐私	5	
5	临床护理思维（15分）	根据患者病情评估进行综合分析，提出个性化护理问题和措施	9	
		要求主次分明、内容全面	6	
6	疾病专业知识掌握（15分）	治疗、护理、实验室检查及可能出现的并发症、应急处理等	15	
		合计		

五、护士临床能力实境考核具体计划及病例模版

PACU/AICU 实境考核计划		
考核对象	考核时间	考核实境
N1~N2 层级护士	第一季度	术后患者转入 PACU/AICU 的交接
	第二季度	PACU/AICU 患者的转出与交接
	第三季度	PACU/AICU 经口气管插管患者的护理
	第四季度	PACU/AICU 输血患者的护理
N3~N5 层级护士	上半年	PACU/AICU 期间胸外科术后患者的护理
	下半年	PACU/AICU 期间心外科术后患者的护理

考核对象：N1~N2 层级护士

考核时间：第一季度
1）实境：术后患者转入 PACU/AICU 的交接
2）考核横断面视具体患者而定

· 床单元准备
· 手术患者交接，患者信息核对
· 与麻醉医生交接：手术情况、术中特殊情况、麻醉方式、麻醉维持用药、气道情况、术前合并症等
· 与巡回护士交接：患者皮肤及管道的护理，患者物品、药品、血制品及输液、输血治疗等
· 氧疗如呼吸机 / 面罩 / 鼻导管吸氧等操作
· 心电监护各参数及报警设置
· 有创动脉血压监测
· 术后患者评估、护理计划制订与实施
· 手术麻醉后可能发生的并发症及防范措施

考核时间：第二季度
1）实境：PACU/AICU 患者的转出与交接
2）考核横断面视具体患者而定

· 做好患者出室前评估
· 与麻醉医生做好沟通
· 调节好输血和输液速度，妥善固定各管道
· 完善 PACU/AICU 护理记录单，告知患者做好心理准备，取得配合
· 撤监护仪、呼吸机，整理患者病历、影像资料、药物等
· 根据患者病情备转运监护仪、简易呼吸囊、供氧装置如氧气袋等
· 安全转运患者至病区
· 指导家属进行患者搬运
· 与病区护士进行床旁交接

考核对象：N3~N5 层级护士

考核时间：第三季度
1）实境：PACU/AICU 经口气管插管患者的护理
2）考核横断面视具体患者而定
・评估患者生命体征
・气管插管的型号、深度、固定情况
・判断气管插管是否在位，包括 $PETCO_2$、肺部听诊等
・深麻醉下经人工气道吸痰
・综合评估患者气道风险情况
・低风险气管插管拔管：符合拔除气管插管指征；准确评估患者肌松代谢情况、患者意识、吞咽反射恢复情况等
・氧疗如呼吸机、面罩、鼻导管吸氧等操作
・拔除气管插管前物品的准备
・拔除气管插管后体位
・拔除气管插管后的并发症及处理

考核时间：第四季度
1）实境：PACU/AICU 输血患者的护理
2）考核横断面视具体患者而定
・遵 PACU 麻醉医生医嘱
・严格执行安全输血制度，与巡回护士核对
・查看患者既往输血单或电子病历中的血型
・床旁双人核对并签字，做好输血登记
・生命体征的观察，尤其是体温
・输血速度的把控
・输血中的给药
・麻醉恢复室记录单的记录
・输血过程中的观察
・输血结束后的处置
・输血并发症的观察及处理

考核对象：N3~N5 层级护士

考核时间：上半年
1）实境：PACU/AICU 期间胸外科术后患者的护理
2）考核横断面视具体胸外科术后患者而定
・床单元的准备
・患者信息的核对、手术患者的交接
・氧疗如呼吸机、面罩、鼻导管吸氧等操作
・心电监护各参数及报警设置
・有创动脉血压监测
・双腔支气管插管护理
・液体的管理，如出入量和输液速度
・各管道护理：观察及二次固定，尤其是胸腔闭式引流管
・血气分析
・镇痛管理，包括疼痛评估及药物使用等
・心理护理

考核时间：下半年
1）实境：PACU/AICU 期间心外科术后患者的护理
2）考核横断面视具体心外科术后患者而定
・床单元的准备
・患者信息的核对、手术患者的交接
・患者既往史及合并症的了解
・氧疗如呼吸机 / 面罩 / 鼻导管吸氧等操作
・心电监护各参数及报警设置
・有创动脉血压监测
・深静脉的护理
・液体的管理，如出入量和输液速度
・小儿封堵术后护理
・各管道护理：观察及二次固定
・血气分析
・镇痛管理，包括疼痛评估及药物使用等
・心理护理

六、考核资料归档齐全、符合管理要求

护士临床能力实境考核记录表

考核时间	考核老师	被考护士信息				情境病例患者信息			
		病区	层级	姓名	成绩	姓名	性别	年龄	诊断

附件 2：护士临床能力实境考核清单

安徽医科大学第一附属医院高新院区麻醉科轮转护士培训考核清单（6 个月）

3 个月 PACU，1 个月手术间，1 个月 AICU，1 个月独立监护

科室： 姓名： 带教老师： 入科时间：

一、培训清单参照培训计划

第 1 个月

项目	时间	培训课程		培训记录			
		培训及提问内容	培训方式	周总分	得分	培训时间	培训人
护理理论	第1周	·PACU 环境设置如护办室、库房、吊塔使用、消防安全等 ·院感相关：麻醉科消毒隔离制度、麻醉科医疗废物管理制度、六步洗手法、消毒液配置、设备环境物品表面日常清洁与消毒、PACU 终末处理、标准预防等 ·PACU 工作制度、岗位职责及各班工作流程 ·护士条例、护理核心制度	床边教学+PPT 授课	3			
		随机提问：六步洗手法、PACU 工作制度，标准预防 自学课件：《麻醉科感控管理——标准预防》					
	第2周	·PACU 电子信息系统：书写相关护理文书如麻醉恢复室记录单、交接 B 单、出入室登记、输血及危急值登记等 ·PACU 各班次工作流程	临床实践+PPT 授课	4			
		随机提问：护理三查八对、PACU 安全输血制度、异常体温的评估及护理					
	第3周	·PACU 常用药物如强心苷类、阿片受体拮抗剂等的基础知识 ·自学课件：《PACU 常见药物的基础知识二》《生命体征监测护理重点》	临床实践+PPT 授课	4			
		随机提问：常用药物的配置及使用方法，如速尿、西地兰、氨茶碱，补钾的原则等					
	第4周	·常见麻醉方法，常见 PACU 的评分方法、最新皮肤完整性受损指南 ·自学课件：《围手术期患者瞳孔的观察及其意义》	临床实践+PPT 授课	4			
		随机提问：全麻术后护理常规、压疮分期、Steward 评分、清醒评分等					
护理操作	第3周	·静脉注射法、升温仪的操作应用	床边教学				
		·心电监护、CPR	操作演示+现场培训				
第 4 周协助看护患者级别		ASA 分级：Ⅰ～Ⅱ级，（生殖科、妇科等外科短小手术）					

第 2 个月

项目	时间	培训课程		培训记录			
		培训及提问内容	培训方式	周总分	得分	培训时间	培训人
护理理论	第1周	·恢复期患者的气道管理如气道解剖、口咽通气道、喉罩、气管插管等相关内容，困难气道的评估 ·常见设备及应用：负压吸引、呼吸机、氧疗 随机提问：吸痰相关内容，异常脉搏的评估及护理，经口气管插管拔管指征，拔管并发症 自学课件：《呼吸机相关内容》	床边教学+PPT 授课	4			
	第2周	·常见头颈外科术后的护理 ·胸外科术后护理：双腔气管插管的认识、胸腔闭式引流管护理、常见约束工具的使用 随机提问：甲状腺术后护理常规、胸外科后护理常规、胸腔闭式引流管护理、呼吸的评估及护理 自学课件：《麻醉患者术前访视与护理》《双腔气管插管护理》	临床实践+PPT 授课	4			
	第3周	·患者安全转运：PACU 患者转入、转出指征，PACU 患者转入、转出流程及交接内容 ·自学课件：《患者安全转运》《PACU 患者转入及转出》 随机提问：PACU 患者转入、转出标准及交接内容等	临床实践+PPT 授课	4			
	第4周	·PACU 常见用药的基础知识如常见血管活性药物、镇痛药、肌松药等药物使用方法、作用、副作用及注意事项，妇科手术术后护理 ·常见设备及应用：呼气末 CO_2 分压数值及波形的临床意义 ·自学课件：《PACU 常见药物的基础知识》《麻醉科药品管理》 随机提问：呼气末 CO_2 分压正常范围及影响因素、舒芬太尼使用注意事项、常见血管活性药物标准化配置及药物外渗的处理	临床实践+PPT 授课	4			
护理操作	第3周	·实践操作：危重患者搬运法、氧疗、对接车使用	床边教学				
		·经人工气道吸痰、气管插管拔除术	操作演示+现场培训				
第4周协助看护患者级别		ASA 分级：Ⅰ~Ⅱ级，（耳鼻喉科、显微手足科等外科短小手术）					

第 3 个月

项目	时间	培训课程		培训记录			
		培训及提问内容	培训方式	分数制	得分	培训时间	培训人
护理理论	第1周	・PACU 医嘱的执行、如何汇报病情、泌尿外科术后护理、老年患者术后护理 ・临时心脏起搏器的使用及注意事项 ・自学课件：《病情汇报——医护沟通模式》 随机提问：PACU 执行口头医嘱制度与流程、TURP 综合征	临床实践+PPT 讲授	3			
	第2周	・常见腔镜术后的护理，疼痛相关评估工具及影响因素，常见麻醉并发症等相关知识，产科患者术后护理，围手术期患者液体管理，出血的评估，早期失血性休克的临床表现，危重患者抢救的配合 ・自学课件：《腹腔镜患者护理》《围手术期患者液体管理》 随机提问：腔镜术后护理常规、VAS 评分、失血性休克的应急预案、心搏骤停的应急预案、特殊患者的观察与交接	临床实践+PPT 授课	4			
	第3周	・小儿患者术后在 PACU 的护理如小儿气道特点、小儿生命体征、管道护理、液体管理等、喉痉挛等预防与处理、不良事件上报 ・常见设备及应用：简易呼吸囊 随机提问：不同年龄儿童生命体征正常范围、小儿液体维持量计算 自学课件：《简易呼吸囊相关内容》	临床实践+PPT 授课	4			
	第4周	・麻醉科药耗班：工作流程，药耗的补充原则 ・麻醉诱导间：责任护士岗位职责及工作流程、健康宣教、动静脉置管、椎管内穿刺置管及神经阻滞麻醉相关内容、局麻药中毒表现与处理 随机提问：诱导间的宣教内容、神经阻滞麻醉术后护理常规、血压的评估及护理、椎管内穿刺置管护理配合要点、动静脉置管护理配合要点 自学课件：《麻醉科耗材管理》《认识神经阻滞麻醉及护理要点》	临床实践+PPT 授课	4			
护理操作	第3周	・留置针静脉输液、静脉输血、动脉采血技术操作	床边教学				
		・简易呼吸囊	操作演示+现场培训				
第4周协助看护患者级别		ASA 分级：Ⅲ级，（骨科、泌尿外科等外科常见手术）					

第 4 个月

培训课程			培训记录			
项目	时间	培训及提问内容	培训方式	分数制	得分	培训时间	培训人
护理理论	第1周	・手术间麻醉相关设置如麻醉药车、壁柜、东耗材间、A/B 药箱等 ・手术间麻醉护士岗位职责及工作流程 ・麻醉科常用毒麻药的名称、剂量、使用及不良反应 ・预给氧：面罩辅助通气 ・手术间电子信息系统，麻醉文书书写 ・麻醉科抢救车的位置 ・常见设备及应用：麻醉机安全自检、钠石灰更换、麻醉机维护保养、七氟烷的使用 ・抢救设备及应用：除颤仪的位置及使用如体外起搏除颤仪的使用，小儿电极板、小儿除颤能量选择等	临床实践+PPT 授课	4			
		随机提问：手术间麻醉护士岗位职责、常用血管活性药物的标准化配置及使用、七氟烷的相关内容 自学课件：《麻醉机相关内容》					
	第2周	・麻醉方式：全身麻醉的配合要点如仪器准备，药物准备，患者准备及术中监护等 ・全麻患者诱导准备：诱导药配置 ・有创动脉血压监测如加压袋使用，传感器位置，零点校准等，掌握 Allen 试验 ・血气分析操作、常见酸碱平衡及电解质数值分析、危机值报告制度与紧急情况的处置 ・胃肠 / 肝胆外科手术术中配合 ・中心静脉穿刺配合（深度，固定，穿刺后听诊排除气胸），CVP 监测 ・患者安全转运：麻醉术后患者转运及交接内容 ・常见设备及应用：转运呼吸机的应用 医生指导下操作：有创动脉穿刺并置管	临床实践+PPT 授课	5			
		随机提问：心电监护仪、麻醉机使用过程中出现故障的应急预案、全麻患者术前准备知识 自学课件：《麻醉诱导前用药和准备》					
	第3周	・麻醉方式： 椎管内麻醉的相关内容，包括解剖特点，穿刺配合如麻醉体位的摆放、操作用物的准备、麻醉药物的配置、给药后麻醉平面的监测等，相关护理及常见并发症，维持循环稳定，术后镇痛药配置，硬膜外导管规范拔除实践 ・掌握喉罩的相关应用 ・腔镜患者术中监护及配合要点：腔镜患者体位 ・气腹的相关知识：气腹对呼吸及循环的影响，并发症的观察，呼气末 CO2 分压的监测 ・术后疼痛的管理：静脉镇痛泵的正确配置与使用	临床实践	5			
		随机提问：ASA 分级、心功能分级、麻醉平面的判断、椎管内麻醉的术后护理常规、高碳酸血症相关知识 自学课件：《认识椎管内麻醉及护理要点》 医生指导下操作：喉罩置入操作					

续

项目	时间	培训课程		培训记录			
		培训及提问内容	培训方式	分数制	得分	培训时间	培训人
	第4周	·气道管理：不同手术各气管插管如普通气管插管、无囊气管插管、加强气管插管等型号的选择 ·开放气道：气道的解剖、识别困难气道 ·机械通气常见参数设置 ·耳鼻喉头颈外科手术术中配合 ·了解OSAHS疾病概念，相关解剖，熟悉经鼻气管插管相关内容，与经口气管插管的区别 ·小儿麻醉前评估及心理护理，术前安全防护 ·小儿患者麻醉气道管理：生理解剖特殊性、小儿麻醉用药	床边教学+临床实践	4			
		随机提问：气道开放手法、拔除气管插管后呼吸抑制应急预案等 医生指导下操作：气管插管操作 自学课件：《小儿扁桃体腺样体切除术等麻醉护理》					
护理操作	第3周	·麻醉机、微量泵、口咽通气道、有创动脉置管	床边教学				
		·电除颤、经口气管插管、喉罩置入	操作演示+现场培训				
术中监护	ASA分级：Ⅰ～Ⅱ级，（妇科、生殖科、耳鼻喉科、日间手术等外科短小手术）"一对一"床旁实践						

第5个月

项目	时间	培训课程		培训记录			
		培训及提问内容	培训方式	分数制	得分	培训时间	培训人
护理理论	第1周	·AICU环境设置 ·AICU工作制度、岗位职责及各班工作流程 ·AICU各班工作流程	床边教学+临床实践	3			
		随机提问：AICU的P班工作流程					
	第2周	·AICU一般护理常规、护理文书书写、电子医嘱的处理	床边教学+临床实践	3			
		随机提问：AICU呼吸功能评估					
	第3周	·AICU患者风险评估、常规生命体征监测、AICU患者出入室指征、血标本的采集及危急值管理	床边教学+临床实践	3			
		随机提问：AICU患者风险评估、常见危急值管理					
	第4周	·AICU患者液体管理、有创动脉压监测、CVP监测、AICU患者的转出、患者的健康宣教	床边教学+临床实践	3			
		随机提问：Ramsay评分、导管脱落应急预案					
护理操作	第3周	·皮下注射、皮内注射、口腔护理、会阴擦洗、床上擦浴、人工气道的管理	床边教学				
		·ART、CVP监测	操作演示+现场培训				
第4周单独看护患者级别	ASA分级：Ⅲ级，（骨科、泌尿外科等外科常见手术）						

第6个月　独立监护实践月

序列	重点需关注	记录			
	关注及提问内容	分数制	得分	时间	带教老师
1	床单元配置，心电监护仪、中心负压、中心吸氧、呼吸机等床单位常见仪器设备的熟练使用	1			
2	交接患者：与手术室巡回的交接内容	1			
3	交接患者：与麻醉医生的交接内容包括患者既往史、合并症、气道情况、镇痛泵等	1			
4	呼吸机参数调节、呼吸机的使用，尤其是气管切开的患者	1			
5	护理文书书写：出入室登记本、麻醉恢复室记录单、手术患者交接单	1			
6	呼气末CO_2分压的监测，按需吸痰	1			
7	正确约束，引流管道的固定	1			
8	汇报病情的方式：SBAR沟通模式	1			
9	正确执行口头医嘱，静脉注射规范操作	1			
10	正确泵药如药物配置、标签的填写及微量泵的使用等	1			
11	PACU安全输血如核对、输入、记录等相关事宜	1			
12	血糖监测、危急值的登记	1			
13	人工气道拔出指征及并发症的观察	1			
14	交接患者：与病区护士的交接内容及流程	1			
15	床单元的终末处理，消毒液的配置，AB箱及毒麻药的归位，仪器设备的归位，电子交班的书写	1			
16	CVP、有创动脉压传感器位置校零、加压袋的使用，血气分析的正确抽取、监测、判断	1			
17	甲状腺患者术后的监护，如知晓气切包的位置、患者拔管前后的观察、声嘶的识别等	1			
18	失血性休克患者的临床表现，抢救配合，正确书写记录单	1			
19	患者疼痛的评估及处理，舒芬太尼给药后的观察，腹横神经阻滞的配合	1			
20	胸科患者的监护及安全转运，胸腔闭式引流管的正确护理	1			
21	小儿患者的监护如呼吸机的使用、管道管理、液体管理、正确约束等	1			
22	神经外科、高血压、脑梗死患者的监护，尤其是注意神志、瞳孔的观察	1			
23	心脏科介入患者的监护，穿刺部位的制动，如为股动脉需观察同侧足背动脉搏动情况	1			
24	安装临时心脏起搏器患者的监护：起搏心律设置，近期置管患肢制动，临时起搏器起搏模式及参数	1			
25	大面积烧伤者的监护：体温及液体的管理，气管插管的护理，清醒患者的沟通交流及心理护理	1			

备注：

培训评价采用分数制，总分 100 分，具体每周按计划执行。带教老师根据学员的掌握情况进行打分，属于日常工作综合评价，占总培训考核的 40%。第 1~3 个月为 PACU 培训，包括耗材班及术前准备 – 麻醉诱导室监护班培训；第 4 个月为手术间监护培训；第 5 个月为 AICU 监护培训，若 AICU 未开诊则结合 AICU 培训内容在 PACU 进行培训的同时进入 PACU 独立监护实践月；第 6 个月为独立监护短小手术术后患者，由带教老师关注监护情况。麻醉区域培训顺序可根据科室情况变动。完成者进入分层次培训，未完成者与绩效挂钩，再次培训。

术间培训轮转安排：

第 1 周	妇科微创与生殖科 5 天 / 妇科 5 天
第 2 周	泌尿外科 5 天
第 3 周	耳鼻咽喉头颈外科 5 天
第 4 周	胃肠外科 5 天 / 肝胆外科 5 天

二、考核清单

1. 每月结合培训计划进行理论考核 1 次，考核形式包含带教提问，核心制度问卷试卷，基础、专科 E 答理论试卷。

2. 技能考核包括以下内容。

（1）按计划完成 6 项专科技能考核：5 项专科操作 + 术间专科技能考核。

（2）6 个月结束前完成 1 例 PACU 患者出入室全程责任制整理护理的横断面临床实境考核。

3. 完成 1 例查房或业务学习。

4. 书写完整护理记录不少于 60 份。

5. 参与危重患者看护或抢救不少于 4 例。

6. 完成 1 篇个案或综述。

7. 按计划完成每月轮转护士规范化培训手册及学习笔记填写。

8. 护理隐患与不良事件及时上报。

9. 考核安排如下。

（1）以小组为单位，主讲护理查房 / 业务学习 1 次，选题前与护士长沟通，人员分配如下：

时间	组长	主讲人

（2）具体考核项目填写

考核项目		分数	占比（%）	得分（分）
理论	第 1 个月		20	
	第 2 个月			
	第 3 个月			
	第 4 个月			
	第 5 个月			
	第 6 个月			
操作技能	心电监护		20	
	简易呼吸囊			
	经人工气道吸痰			
	成人单人心肺复苏			
	气管插管拔除术			
	抽考： A. 经口气管插管 B. 喉罩置入			
	3 个月后完成 1 例 PACU 患者出入室全程责任制整理护理的临床实境考核			
PPT/ 论文			20	
综合评价			40	
总分				

（3）术中临床能力实境考核记录

考核时间	考核老师	被考护士信息				实境病例患者信息				
		病区	层级	姓名	成绩	科室-床号	姓名	性别	年龄	诊断

第 5 章

麻醉科护理及辅助人员岗位职责

第 1 节　PACU/AICU 护士长职责

1. 在护理部主任和科主任的领导下，制订本科室护理工作计划并组织实施，督促检查，及时总结经验，不断提高护理质量。

2. 根据患者的需要，科学、合理地安排本科室护理人员的分工和排班。

3. 参与并指导各项护理工作，参加并组织重症患者的抢救工作。

4. 组织本病区的护理业务学习，有计划地对本科室护士进行培训及考核，不断提高护士的业务水平和工作能力。

5. 督查护理人员严格执行各项规章制度和技术操作规程的执行情况，严防护理不良事件的发生，定期组织护理安全（不良）事件的分析讨论和整改。

6. 开展新技术、新业务和护理科研工作。

7. 做好实习护士与进修人员的临床带教及管理工作。

8. 定期召开本科室护理人员会议，总结工作，征求并听取大家对医疗、护理、管理等方面的意见和建议，对存在的问题提出改进措施。

9. 关注护理人员的思想、工作、学习和生活等情况，必要时给予指导、帮助和支持以提高护士工作的积极性、工作质量和职业满意度。

10. 协调好与各科室及科内医务人员的关系，构建和谐科室。

11. 负责科室药品、耗材的申领管理，仪器设备维修上报和报废等工作。

12. 做好科室环境的管理，保持其整洁、安静、安全。

第2节　PACU/AICU 护士职责

1. 在护士长的领导下和麻醉医生的指导下进行 PACU/AICU 的护理工作。

2. 严格执行各项规章制度、操作流程及技术操作规范。

3. 熟练掌握各种常用仪器设备的操作方法及注意事项，常见故障与故障排除方法，使用后及时清洁消毒，归还原处，发现损坏、故障应及时汇报。

4. 严密动态的观察患者病情变化，发现异常及时汇报医生，并积极配合医生进行应急处理，同时详细记录。

5. 了解患者病史，掌握手术前后的诊断，术中经过和有无意外，术后特殊注意事项，目前存在的主要问题，处理原则，监测指标和护理要求等。

6. 妥善固定患者的各种引流管，标识明确，保持引流通畅，观察并记录引流液的量及性状，发现异常及时汇报医生。

7. 及时准确执行医嘱，如有疑问立即请示并与医生核实。

8. 在麻醉医生的指导下进行术后患者的麻醉复苏管理与重症监护，并安全转运患者回病区/ICU。

9. 患者达出室标准，遵医嘱选择合适的转运工具，安全转运患者回病区/ICU。

10. 按规范认真做好 PACU/AICU 记录单的记录工作。

11. 协助护士长做好科室实习护士及进修护士等临床带教工作。

12. 协助护士长做好病区的管理工作，保持工作环境的安静、整洁，及时补充所需的物品及药品。

第3节　麻醉科护理质量控制护士职责

1. 在护士长领导和医院质控办专职人员的业务指导下，协助护士长做好本病区护理质量控制管理工作。

2. 熟练掌握本科室护理质量控制检查标准，协助护士长检查本病区护理质量，每周自查。

3. 督促本病区护理人员、护理实习及进修人员等严格执行各项护理规章制度和操作规程，注重护理安全，严防护理不良事件的发生。

4. 协助护士长开展护理质量管理教育，提高各级护理人员自主管理的自觉性。

5. 协助护士长进行护理质量控制相关数据资料的收集整理、分析。

6. 协助护士长定期进行护理质量控制标准与质控资料的更新。

7. 定期参加医院召开的医疗护理质量控制网络组织会议，及时了解新的动态信息，不断改进工作。

第4节　麻醉科安全督导护士职责

1. 在护士长的领导下，定期对科室护理人员及保洁人员进行安全警示教育，增强工作人员的安全意识。

2. 负责组织科室重点环节如发生火灾、停水、停电、停氧等及专科护理应急预案的演练，并定期评价培训效果。

3. 协助药品管理人员进行科室所有药品的管理，协助护士长进行督查。

4. 协助压疮管理人员进行科室患者的压疮管理，协助护士长进行督查。

5. 协助护士长对本病区发生的护理不良事件及时进行原因分析、整改，以持续改进质量。

6. 协助护士长定期进行科室护理安全隐患的分析，排查患者、仪器设备等方面存在的安全隐患，制订安全防范措施。

第5节　麻醉科感染管理监控护士职责

1. 在科主任、护士长领导和医院感染管理专职人员指导下，开展本科室的医院感染预防与控制工作。

2. 督查本科室工作人员医院感染管理、无菌技术操作、消毒隔离制度、医疗废弃物管理等制度落实情况。

3. 督查本科室护理人员包括实习、见习、进修护理人员及保洁人员无菌操作、消毒隔离、标准预防等措施落实情况。

4. 在日常护理工作中，发现患者有院内感染征象，应及时通报主管医生，填表上报，并留取标本及时送细菌培养及药敏试验。

5. 当科室发生感染暴发和流行趋势时，积极协助本科室和医院感染管理专职人员开展流行病学调查，判断可疑传播途径，采取有效措施，控制医院感染的发展和蔓延。

6. 按时完成医院感染资料的填写、上报工作。

7. 指导、督导本科室护理人员、保洁人员、患者按要求做好个人防护，正确使用防护用品。

8. 负责组织开展本科室医院感染风险评估，对医院感染预防与控制措施的有效落实进行督查和指导。

9. 监测本科室护理人员、保洁人员等职业暴露情况，发生职业暴露时及时指导、干预，评估暴露风险并及时上报。

10. 落实本科室手卫生、空气、物表、环境消毒、多重耐药菌管理、医用织物、医疗废弃物处理、一次性医疗用品管理等工作，发现监测结果异常，立即报告护士长和医院感染管理科，共同分析查找不合格原因，采取有效控制措施，并记录备查。

11. 在科主任/护士长领导下，组织开展本科室护理人员、保洁人员医院感染预防与控制知识培训、宣教与考核工作。

12. 组织落实传染病、突发公共卫生事件的各项医院感染预防与控制措施。

13. 督查科室环境卫生清洁、消毒工作。

14. 协助护士长对科室感染管理相关制度进行及时更新。

15. 协助感染管理科做好预防院内感染的监控工作。

第6节 AICU 呼吸治疗师职责

1. 实施并管理各项呼吸治疗工作，包括机械通气、各种雾化治疗、高流量氧气治疗、人工气道管理以及有明确指征的患者胸部物理治疗等。

2. 严格按操作规程进行各项呼吸治疗操作。

3. 按要求完成各项呼吸治疗相关评估记录，包括病情变化、治疗效果、治疗调整等。

4. 按要求做好呼吸治疗各仪器设备的维护保养，保持仪器设备处于完好备用状态。

5. 负责各呼吸治疗相关资料的留存与总结。

第 7 节　麻醉科耗材库房管理护士职责

1. 科室耗材库房管理护士在科主任及护士长的领导下，管理科室耗材，保障供应，做到出入库相符，账目清楚。

2. 每月第一周及第三周检查库房耗材基数，结合科室应用需求申领耗材并登记于《库房需申领耗材物品登记本》。

3. 接收库房耗材物品时，查看是否与申领单上的物品一致；严格检查物品包装有无破损、霉变、潮湿，是否在有效期内等；不合格的物品应拒绝接收并汇报给护士长。

4. 保持库房耗材按标识分类、分型规范放置，不得乱塞、乱放，勿遮挡其他物品。

5. 每月第四周由耗材库房管理护士完成点库，负责集中检查库房耗材物品的摆放、标识、有效期等是否符合要求，核对库房物资出入库是否相符并登记，做到无过期、无堆积、无缺货，近效期耗材集中放置并优先使用。

6. 妥善保存好耗材申领单、每日高值耗材发放单等，每月进行耗材出入库盘存。

7. 保持库房环境干净、干燥、整洁，注意防火并进行定期督查。

第 8 节　麻醉科药耗补充护士职责

1. 每日务必按基数补充手术间麻醉壁柜、麻醉车药耗，近效期的物品置于上层优先使用，同时按规范将七氟烷每术间补至标准刻度线。

2. 每日补充手术间麻醉壁柜药耗、麻醉车药耗、麻醉冰箱药品后，将耗材间各物品储存箱的物品补充齐全，重点关注儿童及新生儿备用物品箱，归位放置，近效期的置于近效期专柜优先使用。

3. 每日负责补充术前准备 – 麻醉诱导室与麻醉恢复室麻醉车及治疗车、气管插管箱的药耗等。

4. 每周四负责补充手术中心外围无痛诊疗区域的麻醉相关药品与耗材。

5. 对库房需进行申报的耗材，反馈并登记于待申领耗材本，便于及时申领。

第 9 节　麻醉科物价员职责

1. 科室设物价员 1 名，在护士长的领导下按安徽省物价局网站公示收费项目标准，负责科室手术患者麻醉费用的审核和收取。

2. 每日根据手术通知单登记当日及前天夜间的手术患者信息，包括：患者所在病区、患者姓名及住院号，并将每位患者麻醉药物及耗材收费单与所登记的手术患者信息进行核对，防止漏收费、错收费。

3. 积极参加相关的物价培训学习。

4. 节假日按要求集中收取手术患者的麻醉费用，防止因未及时收取导致漏收费。

5. 每日关注手术室外麻醉会诊及无痛麻醉服务等费用收取，如外出气管插管等。

6. 每月与科室耗材库房管理护士进行耗材出入库盘存，发现问题及时分析、整改，更新收费项目并及时登记于记账管理册。

7. 每月对手术患者的收费明细单进行整理，至少保存 6 个月。

第 10 节　麻醉科 APS 护士职责

1. 在护士长的领导及 APS 组长的指导下进行患者的术后疼痛管理。

2. 准确执行 APS 医生的医嘱，认真核对，发现疑点及时汇报给 APS 医生。

3. 根据麻醉医生登记配置镇痛泵的信息，在患者手术结束前 1 小时内遵医嘱进行规范配置。

4. 麻醉医生取镇痛泵时与 APS 护士双人核对患者的信息及医嘱，核对无误后方可取泵。

5. APS 护士妥善保管配置镇痛泵的药品空安瓿，便于药物清点核对。

6. APS 护士定期巡视，评价镇痛效果并及时反馈，遵 APS 医生医嘱处理问题。

7. 负责应用镇痛泵患者的术后镇痛随访，形成报表。

8. 负责疼痛管理基础及相关进展知识的培训。

第 11 节　麻醉科周末值班护士职责

1. 负责清点、核查整理所有抢救车药品和物品，并按要求登记。

2. 负责清点、核查整理麻醉恢复室／术前准备－麻醉诱导间麻醉车备用药品和物品，并按要求登记。

3. 负责补充手术间麻醉壁柜、麻醉车及麻醉冰箱药品、物品，近效期的物品、药品置于上层，并进行整理归位。

4. 负责手术间及 PACU／术前准备－麻醉诱导间所有仪器设备的清洁、消毒维护、整理归位。

5. 负责周末手术患者、外出气管插管及无痛麻醉服务的麻醉费用收取，并将每位患者麻醉药物及耗材收费单与所登记的手术患者信息进行核对，防止漏收费、错收费。

6. 每月最后一周周末值班护士负责麻醉科仪器设备的清点登记，以及检查所有手术间麻醉壁柜／麻醉车、耗材间等，并按要求登记。

7. 每月最后一周周末值班护士负责彻底检查所有手术间麻醉壁柜／麻醉车、麻醉冰箱药品的有效期等，并按要求登记。

8. 自查中发现的问题及时登记于自查本中。

第 12 节　术前准备－麻醉诱导间护士职责

术前准备－麻醉诱导间入室指征如下：除心脏手术患者外，以下患者均不入术前准备－麻醉诱导间：①输血；②泵药（血管活性药、缩宫素／或阿托西班、镇静剂）；③抗生素输注中；④昏迷状态；⑤感染或免疫 11 项未出报告的择期手术患者；⑥血流动力学不稳定的急诊手术患者。

1. 入术前准备－麻醉诱导间需进行椎管内穿刺、神经阻滞麻醉、动脉穿刺及中心静脉置管的患者予常规心电监护，观察患者的生命体征，备好吸氧及吸痰装置，麻醉机处于备用状态。

2. 通知负责术前准备－麻醉诱导间的值班麻醉医生。

3. 需进行椎管内穿刺、神经阻滞麻醉、动脉穿刺及中心静脉置管的患者建立静脉通道，正确选择输液部位，根据患者的年龄、血管情况等选择合适型号的静脉留置针，并配合麻醉医生完成麻醉操作和必要的抢救监护。

4. 按规范配制神经阻滞及防止局麻药中毒相关备用急救药物，如麻黄碱6mg/mL×5mL，阿托品0.1mg/mL×5mL，咪唑安定1mg/mL×5mL。

5. 协助患者取合适的麻醉操作体位，配合麻醉医生进行椎管内麻醉穿刺置管、区域神经阻滞、动脉穿刺及中心静脉置管等麻醉前准备工作，并密切观察患者的病情变化。

6. 加强术前准备-麻醉诱导室患者的健康宣教，认真听取患者的主诉，给予心理疏导，缓解患者的紧张情绪。

7. 患者麻醉前准备完毕，由巡回护士转运患者至手术间。

8. 患者转出术前准备-麻醉诱导室后根据《麻醉科消毒隔离制度》对床单位进行整理、清洁、消毒，准备迎接下一位入室患者。

9. 负责术前准备-麻醉诱导室的清洁、消毒及药品、物品的补充。

10. 负责每日术前准备-麻醉诱导室麻醉医务人员工作量的统计。

第13节 手术间麻醉护士职责

1. 做好麻醉前患者一般情况的评估、相关知识宣教和心理护理。

2. 自手麻药房领取当天手术需要的麻醉药品（A/B药箱），并与手麻药房药师进行核对，签字。

3. 自耗材间领取当天手术需要的高值耗材。

4. 核查确认患者各项麻醉前的准备信息等。

5. 连接监护，监测生命体征，如发现异常及时上报麻醉医生，填写麻醉记录单。

6. 打开麻醉机，更换钠石灰，连接呼吸回路，检查麻醉机性能，按需添加吸入麻醉药。

7. 根据麻醉方式准备全麻插管用物、椎管内穿刺用物或神经阻滞用物等。

8. 根据麻醉医生医嘱，准备麻醉药品与急救药品，标识清楚，放入专用药品存放篮内，配制静脉维持麻醉药并遵医嘱使用。

9. 协同麻醉医生进行麻醉体位摆放，协助麻醉医生完成麻醉相关操作，不负责建立人工气道、中心静脉穿刺置管、椎管内穿刺和神经阻滞穿刺等麻醉操作，有创动脉置管护士可以在麻醉医生指导下完成。

10. 麻醉维持期连续监测患者的生命体征及麻醉机的运行情况，动态评估麻醉深度，椎管内麻醉患者评估其麻醉阻滞平面，发现异常及时报告医生并配合处理。

11. 麻醉维持期协助麻醉医生进行麻醉维持期相关操作的准备与配合，遵麻醉医生医嘱进行用药（麻醉药品除外）及液体管理。

12. 在麻醉医生的指导下实施麻醉相关留置管路的护理，如人工气道、动静脉置管等。

13. 手术即将结束时，遵医嘱停止药物输注，在医生的指导下进行拔除气管插管等操作。

14. 正确记录各种麻醉文书，协助整理临床麻醉各类文档。

15. 经麻醉医生评估后遵医嘱选择合适的转运工具转运患者入PACU或病区。

第14节　分娩镇痛麻醉护士职责

1. 协助麻醉医生完成分娩镇痛的操作。
2. 遵麻醉医生医嘱按规范配置镇痛泵。
3. 巡视观察待产妇生命体征和情况，发现异常及时汇报麻醉医生，协助麻醉医生进行镇痛评分等。
4. 协助麻醉医生完成危急情况"即刻剖宫产手术"的麻醉配合及术后的麻醉复苏。
5. 负责分娩镇痛患者的登记、收费。
6. 负责分娩镇痛后产妇的随访，了解产妇满意度及并发症等。
7. 负责产房麻醉相关药品、耗材管理：
（1）药品、耗材按基数管理，每周清点并登记、签名。
（2）负责产房麻醉车与麻醉库房药品的领取、登记、发放、交接。
（3）负责产房麻醉车及麻醉库房耗材的清点、补充、登记、签名。
8. 负责产房麻醉科仪器设备如麻醉车、麻醉机、监护仪、自体血回输机等管理维护。
9. 负责产房麻醉相关文书资料的整理。

第15节　消化内镜中心麻醉护士职责

1. 负责消化内镜中心无痛胃肠镜检查、ESD等患者的麻醉前准备、麻醉维持期及麻醉复苏期的麻醉护理。

2. 负责消化内镜中心麻醉库房药品及耗材的管理。

（1）药品、耗材按基数管理，麻醉车药品每日清点、登记、签名。

（2）负责每日手麻药房毒麻药的领取与交接。

（3）负责每日手麻药房毒麻药之外备用药的领取与交接。

（4）每日负责麻醉库房及麻醉车耗材的检查、清点登记并及时补充。

（5）每月协同麻醉科耗材专管人员对消化内镜中心麻醉相关耗材进行有效期检查与盘存并登记。

3. 负责消化内镜中心麻醉科仪器设备如麻醉车、麻醉机、监护仪等管理维护。

4. 负责消化内镜中心麻醉相关文书资料的整理。

5. 负责每月消化内镜中心麻醉医务人员工作量的统计。

第16节　生殖中心无痛取卵麻醉护士职责

1. 负责生殖中心无痛取卵患者的麻醉前准备、麻醉维持期及麻醉复苏期的麻醉护理。

2. 负责生殖中心药品及耗材的管理：

（1）药品、耗材按基数管理，麻醉车药品每日清点登记，签名。

（2）负责每日生殖中心药房毒麻药的领取与交接。

（3）负责每周五生殖中心药房毒麻药之外备用药的领取与交接。

（4）每日负责麻醉库房及麻醉车耗材的检查、清点登记并及时补充。

（5）每月协同麻醉科耗材专管人员对生殖中心麻醉相关耗材进行有效期检查与盘存并登记。

3. 负责生殖中心麻醉科仪器设备如麻醉车、麻醉机、监护仪等管理维护。

4. 负责生殖中心麻醉相关文书资料的整理。

5. 负责每月生殖中心麻醉医务人员工作量统计。

第 17 节　麻醉科保洁人员职责

1. 在护士长的领导下及麻醉科护理人员的指导下进行工作。
2. 严格遵守医院及科室各项规章制度，具有良好的职业道德及服务态度。
3. 协助护理人员认真做好术前准备 – 麻醉诱导室 /PACU/AICU 桌椅、墙面、地面、吊塔、病床等的清洁消毒工作，具体如下：

（1）术前准备 – 麻醉诱导室 /PACU/AICU 地面每日用 500mg/L 次氯酸拖擦 4 次。

（2）吊塔、仪器设备如监护仪、呼吸机等避开显示屏幕的外壳表面，病床每日用 500mg/L 次氯酸擦拭消毒。

（3）每日清洁层流回风口处的栅栏。

4. 保持麻醉科护士站、护士办公室、各办公区域、各值班室的环境清洁卫生，及时清理垃圾，拖把、抹布做到分区使用。
5. 负责及时处理麻醉科尤其是术前准备 – 麻醉诱导室 /PACU 的生活及医疗垃圾，具体如下：

（1）当医疗废物满黄色垃圾袋 3/4 时及时更换黄色垃圾袋。

（2）医疗垃圾袋封口处粘贴医疗废物标签，填写完整后置于医疗废物暂存箱内加锁保存，并定时协助护理人员与医疗废物处置人员进行交接、登记。

（3）多重耐药感染 / 定植或特殊感染患者的医疗废物置于双层黄色垃圾袋中，并进行交接、登记。

（4）负责术前准备 – 麻醉诱导室 /PACU/AICU 使用后的输液瓶、输液皮条、注射器、血袋等的收集处理。

6. 周末在麻醉科护理值班人员的指导下进行手术间麻醉仪器设备物体表面的彻底清洁消毒。
7. 负责麻醉科待消毒物品如待消毒面罩等物品的送取。
8. 工作期间负责协助麻醉科物品的领取事宜。
9. 定期参加科室医院感染控制相关知识的培训如手卫生、医疗废物的管理等。

第 6 章

麻醉科护理工作流程

第 1 节　PACU 各班次护理工作流程

一、A 班工作流程

1. 进行 PACU 的准备工作前，认真阅读交班报告。
2. 做好 PACU 的准备工作，如打开并自检监护仪、手麻系统电脑及呼吸机/麻醉机，同时检查中心负压吸引及吸氧装置等，使之处于备用状态。
3. 补充添加 PACU 每床单位的物品耗材包括吸痰盘，使之处于备用状态。
4. 补充添加 PACU 每床单位吊塔台面的消毒用品，使之处于备用状态。
5. 补充添加 PACU 各治疗车物品，使之处于备用状态。
6. 清点 PACU 备用麻醉车药品及物品并及时补充，按要求登记。
7. 按规范配置 PACU 常用备用药物，标识醒目。
8. 按交接流程交接、监护麻醉复苏患者。
9. 遵医嘱选择合适的转运工具对达到出室标准的患者进行转运交接。

二、P 班工作流程

1. 按交接流程交接、监护麻醉复苏患者。
2. 遵医嘱选择合适的转运工具对达到出室标准的患者进行转运交接。
3. 负责与手术间麻醉医生交接毒麻药 A/B 箱，置于保险箱并进行交接登记。
4. 工作结束前按规范完成 PACU 各床单位的终末消毒如：吊塔、仪器等。
5. 工作结束前关闭手麻系统电脑、监护仪、呼吸机/麻醉机、中心吸氧、中心吸引装置等。

6. 工作结束前检查库房、仪器设备间等，妥善放置钥匙。

7. 工作结束前关闭电源。

8. 工作结束前将PACU各治疗车及麻醉车物品补充齐全，为次日白班做好准备。

9. 认真完成PACU交班报告。

第2节 AICU各班次护理工作流程

一、A班工作流程

1. 早晨提前15min到岗，了解AICU病区整体情况，阅读护理记录单及交班报告，协助护理班给病区患者进行床上擦浴。

2. 清点检查急救物品、常备药品及仪器设备，做好登记工作。

3. 参加早上8:00晨会交班，认真听取交班内容，包括病区患者出入情况、危重患者夜间病情、各种检验结果、特殊治疗及护理执行情况等。进行床头交接班，详细了解患者病情、管道、皮肤、治疗、用药、基础护理、专科护理完成情况，需要继续完成的治疗、护理措施，以及患者的心理状况等。

4. 整理患者床单位，及时更换潮湿、污染的患者被服、床单等，协助护理班完成患者的基础护理及专科护理。

5. 及时、准确执行患者的长期医嘱及临时医嘱，并根据患者的病情合理安排治疗及输液计划，观察用药后的反应及效果。

6. 密切观察患者的生命体征与病情变化并及时准确记录，动态评估患者病情，发现异常立即通知医生，对清醒患者认真做好心理护理，用药宣教及健康指导。

7. 认真做好患者所接触的周围环境及仪器设备的消毒隔离，如床旁桌、椅、治疗仪器等物体表面用500mg/L次氯酸擦拭；如有明显可见污染物如血液、分泌物等，用1000mg/L次氯酸擦拭，15min后用清水擦拭；监护仪表面如无明显可见污染物时可用75%酒精擦拭；保持患者吊塔抽屉及整理箱的干净整洁。

8. 午间完成各项基础护理，包括口腔护理、会阴擦洗、气管切开护理等，及时更换潮湿、污染的患者被服、床单等，14:30给患者进行下午的床上擦浴，继续完成需每日2次、每日3次的治疗及护理，如胸部物理治疗、脱水剂的应用等。

9. 按时完成患者8:00、12:00口服给药，10:00的体温测量及绘制。

10. 负责患者转出、转入的护理管理如记账、退药、电脑医嘱的处理等，做好终末消毒处理。

11. 协助本组人员完成本班各项治疗护理，做好分工协作。

12. 按要求认真书写交班报告，交班前再次查对本班的治疗及护理的完成情况。

13. 认真详细做好与 P 班的床头、口头及书面交接班。

二、P 班工作流程

1. 提前 15min 到岗，了解病区整体情况如：患者出入情况、病危、病重情况，阅读护理记录单及交班报告。

2. 清点检查急救物品、常备药品及仪器设备，做好登记工作。

3. 与 A 班进行床头交接班，详细了解患者病情、各种检查结果、管道、皮肤、治疗、用药、基础护理、专科护理完成情况，以及需要继续完成的治疗、护理措施及患者的心理状况等。

4. 执行需要执行的治疗及护理措施，密切观察患者生命体征及病情变化并及时准确记录，动态评估患者的病情，发现异常立即通知医生。对清醒患者认真做好心理护理，用药宣教及健康指导，营造良好的睡眠环境，促进患者睡眠。

5. 做好各项基础护理，协助护理班给病区患者进行床上擦浴及时更换潮湿、污染的患者被服、床单等，保持床单位的清洁、平整。

6. 按时完成患者 16:00、20:00 口服给药，18:00pm 及 22:00 的体温测量及绘制。

7. 完成 18:00 出入量统计，如有异常及时汇报医生并遵医嘱处理。

8. 负责处理晚间患者的转出、转入工作，如记账、退药、电脑医嘱的处理等。

9. 协助本组人员完成本班各项治疗护理工作，做好分工协助。

10. 按要求认真书写交班报告，交班前再次查对本班的治疗及护理的完成情况。

11. 认真详细做好与 N 班的床头、口头及书面交接班。

三、N 班工作流程

1. 提前 15min 到岗，了解病区整体情况如：患者出入情况、病危、病重情况，阅读护理记录单及交班报告。

2. 清点检查急救物品、常备药品及仪器设备，做好登记工作。

3. 与 P 班进行床头交接班，详细了解患者病情、各种检查结果、管道、皮肤、治疗、用药、基础护理、专科护理完成情况与需要继续完成的治疗、护理措施及患者的心理状况等。

4. 继续执行需要执行的治疗及护理措施，密切观察患者生命体征与病情变化并及时准确记录，动态评估患者的病情，发现异常立即通知医生。对清醒患者认真做好心理护理，用药宣教及健康指导，营造良好的睡眠环境，促进患者睡眠。

5. 做好各项基础护理：口腔护理、会阴擦洗、气管切开护理等，及时更换潮湿、污染的患者被服、床单等，保持床单位的清洁、平整。

6. 按时完成患者 2:00、6:00 的体温测量及绘制。

7. 6:00 完成患者全天出入量的统计并及时录入电脑，如有异常及时汇报医生并遵医嘱处理。

8. 正确留取各种检验标本。

9. 整理护士站、治疗室等，保持病区安静，床单位整洁。

10. 负责处理夜间患者的转出、转入工作，如记账、退药、电脑医嘱的处理等。

11. 协助本组人员完成本班各项治疗护理工作，做好分工协作。

12. 书写交班报告，交班前再次查对本班的治疗及护理的完成情况。

13. 进行 8:00 晨会交班，交班内容包括：病区患者出入情况，危重症患者病情、管道、出入量情况、各种检验结果、特殊治疗及护理执行情况，患者的心理状况等。

14. 认真做好与 A 班人员的床头、口头及书面交接班。

四、护理班（7-11/6-10）工作流程

1. 早晨提前 15min 到岗，协助主班进行双人核对医嘱。

2. 参加 8:00 晨会交班，认真听取交班内容：病区患者出入院情况，危重患者夜间病情、各种检验结果、特殊治疗及护理执行情况。进行床头交接班，详细了解患者病情、管道、皮肤、治疗、用药、护理情况及需要继续完成的护理措施、患者的心理状况等。

3. 与 A 班人员共同完成患者的基础及专科护理，如气管插管护理、深静脉置管护理、皮肤护理、各种引流管的护理、床上擦浴等。

4. 负责吸痰盘的更换工作。

5. 协助 A/P/N 班及主班做好其他相关工作。

五、治疗班（7-11/6-10）工作流程

1. 早晨提前 15min 到岗，与 N 班人员双人核对医嘱。

2. 参加 8:00 晨会交班，认真听取交班内容：病区患者出入院情况，危重患者夜间病情、各种检验结果、特殊治疗及护理执行情况。

3. 做好药品管理工作，确保药品数量符合、无变质、无过期、无失效；清理

冰箱冷藏药品，保证冰箱清洁、温度达标，药物标识明确；高危药品管理符合要求。

4. 保持治疗室整洁、器械柜、治疗台面及治疗车的清洁整齐。

5. 及时清退患者的停用药品和出院、转科、死亡患者的剩余药品。

6. 负责治疗室相关耗材的添加，如注射器、输液皮条、延长管等相关的治疗用物。

7. 协助监护护士完成其他相关工作。

六、主班（7-11/6-10）工作流程

1. 早晨提前 15min 到岗，了解病区整体情况，阅读护理记录单及交班报告，给病区患者进行床上擦浴。

2. 参加 8:00 晨会交班，认真听取交班内容：病区患者出入情况，危重患者夜间病情、各种检验结果、特殊治疗及护理执行情况，进行床头交接班，详细了解患者病情、管道、皮肤、治疗、用药与护理情况及需要继续完成的护理措施、患者的心理状况等。

3. 严格执行查对制度，转抄医嘱执行单，通知管床护士及时执行。

4. 负责处理病区患者的转出、转入医嘱及记账，并查对护理记录单、输血单、体温单等护理文书是否符合要求。

5. 严格按收费标准规范记账，负责掌握病员费用动态情况，及时与家属、主管医生联系，杜绝和尽可能减少欠费，负责患者有关收费问题的解释工作。

6. 负责护士站电脑、电话等的管理，做好护士站清洁等，保证护士站整洁有序。

7. 协助护士长做好病区管理，负责病区护理质量控制管理。

8. 负责各种上报工作，如危重患者上报。

第 3 节　术前准备-麻醉诱导室麻醉护士工作流程

1. 清点术前准备-麻醉诱导室备用麻醉车药品及物品并按要求登记。

2. 负责术前准备-麻醉诱导室的准备工作，如打开并自检监护仪、麻醉机等，同时检查中心吸引及吸氧装置使之处于备用状态。

3. 补充添加术前准备-麻醉诱导室每个床单位及各治疗车的物品耗材，使之处于备用状态。

4. 按规范配置术前准备-麻醉诱导室常用备用药物，标识醒目。

5. 负责通知术前准备 – 麻醉诱导室的值班麻醉医生进行麻醉相关操作。

6. 按规范配合麻醉医生进行椎管内置管等并登记。

7. 患者准备完毕，由手术间巡回护士将患者转运至手术间。

8. 协助护士长做好术前准备 – 麻醉诱导室及精密仪器间的环境与药品、仪器管理工作。

9. 工作结束前做好术前准备 – 麻醉诱导室工作量的统计。

10. 工作结束前关闭呼吸机/麻醉机、监护仪、中心吸氧、中心吸引装置等。

11. 工作结束前按规范完成各床单位的终末消毒，如吊塔、仪器等，补充各治疗车物品等。

第 7 章

PACU/AICU 并发症预防与护理

第 1 节　呼吸系统相关并发症预防与处理

一、呼吸道梗阻

（一）舌后坠

在仰卧位下，患者的咽腔出现塌陷和狭窄的趋势，松弛的下颌骨和舌肌在重力作用下坠向咽后壁，造成气道的部分或完全性梗阻，老年人、幼儿、肥胖和颈部粗短的患者更易发生，是临床上最常见的引起急性上呼吸道梗阻的原因。

1. 病因

（1）麻醉药及肌松药作用未完全消失。

（2）鼾症或巨舌症的患者。

（3）某些解剖异常的患者，如肥胖、颈部粗短、下颌退缩、咽腔狭小、扁桃体肥大、咽后壁滤泡增生等。

（4）口腔、咽部手术后局部水肿的患者。

2. 临床表现

（1）典型临床表现为吸气性呼吸困难。依据梗阻程度的不同，可分为：①不完全性气道梗阻，主要表现为患者发出强弱不等的鼾声，可出现三凹征和喉头拖曳征；②完全性气道梗阻，主要表现为呼吸气流完全中断，鼾声消失，早期患者可出现胸腹部反常呼吸、三凹征等。

（2）SpO_2 进行性下降，缺氧、发绀。

（3）早期心率加快，血压升高。

3. 预防与处理

（1）开放气道：常用仰头抬颏法或双手托下颌法解除梗阻，选择合适的氧疗方式，必要时建立人工气道辅助通气。

（2）鼾症、肥胖患者备口咽或鼻咽通气道，患者发生舌后坠后置入口咽通气道（清醒及浅麻醉患者慎用）或鼻咽通气道（颅底骨折、鼻腔感染、凝血功能障碍者禁用或慎用）。

（3）严密观察患者生命体征变化，尤其是SpO_2的变化，观察缺氧改善情况。

（4）严格掌握拔除气管插管的指征，待患者吞咽反射、呛咳反射完全恢复后才能拔除气管插管。

（5）预防性使用糖皮质激素，缓解手术部位水肿。病情许可时，改变头颈位或体位，头偏向一侧或者侧卧位。

（6）必要时做好困难气道插管准备，参照紧急困难气道处理流程处置。

（二）喉痉挛

由于在喉部局部或全身性的刺激下喉内肌群强烈收缩，声带反射性部分或全部关闭，导致急性上呼吸道梗阻。

1. 病因

（1）气道内操作：气管插管、浅麻醉下拔除气管插管、放置口咽通气道或进行口腔内吸引等刺激咽喉部的操作所致。

（2）气道内异物刺激：咽喉部分泌物、血液、呕吐物、返流的胃内容物等。

（3）手术操作：咽喉部手术。

（4）药物：吸入刺激性麻醉药。

（5）术前急性上呼吸道感染、缺氧和二氧化碳潴留等均可使喉部组织的应激性增高，轻微的刺激即可引起明显反应。

2. 临床表现

出现吸气性呼吸困难的典型表现，以高调的吸气性哮鸣音（喉鸣）为特征，患者喉痉挛程度不同，临床表现不同。

（1）轻度喉痉挛：吸气相喉鸣，SpO_2保持在90%以上，无明显通气障碍。

（2）中度喉痉挛：吸气相、呼气相均出现喉鸣，音调高，气道部分梗阻吸气时有三凹症，可存在反常呼吸。

（3）重度喉痉挛：气道接近完全梗阻，严重发绀、意识逐渐丧失，SpO_2在50%以下，呼吸气流中断，无喉鸣音，出现心动过缓甚至呼吸、心搏骤停。

3. 预防与处理

（1）术前给予抗胆碱能药，减少气道分泌物的生成。

（2）按需吸痰，动作轻柔，防止过度刺激引起气道痉挛。

（3）严密观察患者生命体征变化，尤其是 SpO_2 的变化。

（4）强调以预防为主，避免在相对浅麻醉的状态，尤其是伴有低氧血症和 CO_2 潴留等情况时刺激咽喉部。

（5）及时去除诱因，停止刺激性操作。

（6）积极进行氧疗和通气支持治疗：

① 轻中度喉痉挛患者：常用仰头抬颏法或双手托下颌法开放气道，面罩高浓度吸氧，适当的正压辅助通气，必要时果断遵医嘱使用短效静脉麻醉药加深麻醉。

② 重度喉痉挛患者：立刻遵医嘱使用短效静脉麻醉药加深麻醉、肌松剂（琥珀胆碱）松弛声带，需行 5~10min 正压通气。必要时给予气管插管，紧急时行环甲膜（颈中线甲状软骨下缘与环状软骨弓上缘之间）穿刺或气管切开。

（7）遵医嘱给予糖皮质激素、氨茶碱、咪达唑仑等药物缓解痉挛，如甲强龙 40mg 静脉注射。

（8）伴有心动过缓者遵医嘱使用阿托品，对症处理。

（三）支气管痉挛

一定刺激下支气管或细支气管平滑肌过度收缩或管腔缩小、气道阻力增加，气道水肿，分泌物增加，多种病理生理改变会引起呼气性呼吸困难，是急性下呼吸道梗阻的常见原因。

1. 病因

（1）患者近期有上呼吸道感染，既往有哮喘、支气管痉挛或慢性呼吸道炎症病史。

（2）长期吸烟，尤其伴有咳嗽、多痰、高气道反应者。

（3）麻醉或手术操作对气道的刺激，尤其是浅麻醉时期的刺激。

（4）药物兴奋迷走神经，促进组胺释放。

（5）气管或支气管异物。

2. 临床表现

（1）咳嗽、咳痰、喘息。

（2）发绀、缺氧、CO_2 潴留。

（3）自主呼吸时呈呼气性呼吸困难，胸闷、气短，呼气期延长而费力，伴有哮鸣音。

（4）机械通气时，气道压升高，使用肌松药后阻力不解除，听诊闻及呼气时为主的哮鸣音，痉挛严重时哮鸣音减轻甚至消失，出现寂静肺。

3. 预防与处理

（1）术前戒烟至少4~8周。呼吸系统疾病患者术前完善专科检查，预防性使用激素、支气管扩张药、抗生素等控制并发症。

（2）术前使用抗胆碱药物，减少分泌物。麻醉可选用喉罩或面罩通气麻醉；对咽喉部和气管表面进行充分的表面麻醉，减轻气管插管的刺激。

（3）避免使用兴奋迷走神经、刺激呼吸道分泌物增加和促使组胺释放的麻醉药，如硫喷妥钠、阿曲库铵等，按需吸痰。

（4）术中维持合适的麻醉深度。

（5）有哮喘史的患者随身携带平喘喷剂进入手术室，避免使用新斯的明拮抗肌松剂。

（6）协助麻醉医生寻找病因，去除病因，停用引起支气管痉挛的药物，停止气道内刺激如气道内吸痰。

（7）保持气道通畅，严密监测生命体征，必要时遵医嘱适当加深麻醉，给予肌松剂，建立人工气道辅助通气，纠正缺氧和CO_2潴留。

（8）遵医嘱药物治疗：如β受体激动药吸入；糖皮质激素、氨茶碱、抗胆碱能药、丙泊酚静脉注射；1/10000肾上腺素经气管插管滴入。

（9）其他症状如低氧血症、高碳酸血症、水电解质平衡紊乱等进行对症处理。

（四）喉头水肿

喉头水肿是气管插管的主要并发症，通常在拔除气管插管后30min内发生。

1. 病因

（1）机械性损伤多为插管动作粗暴，反复试插或盲插。

（2）气管插管较粗或气囊注气过多。

（3）原发性上呼吸道炎症。

（4）头颈部手术或支气管镜操作。

2. 临床表现

喘鸣、胸廓凹陷、声嘶、犬吠样咳嗽及不同程度的呼吸困难。

3. 预防与处理

（1）呼吸系统疾病患者术前应完善专科检查，预防性使用激素、抗生素等，控制并发症。

（2）严格遵守操作规程，选择合适型号的导管，插管操作动作轻柔；手术结束后根据病情及时拔除气管插管。

（3）及时清除呼吸道分泌物，减少刺激。

（4）遵医嘱给予雾化治疗，如将 0.5mg 肾上腺素用蒸馏水或生理盐水以 1∶4 的比例稀释（小儿以 1∶8 的比例稀释），抽取 4mL 放入雾化器后雾化吸入 15min，有利于局部血管收缩，减轻黏膜水肿。

（5）遵医嘱静脉给药，如地塞米松、甲强龙、氢化可的松等。

（6）如症状在 30min 内不能缓解，重新插入至少小一号的气管插管，遇到气管插管困难的紧急情况，采用环甲膜穿刺或气管切开。

二、低氧血症

各种原因导致患者在一个大气压下呼吸空气时 $PaO_2 < 60mmHg$。

（一）病因

1. 患者因素

（1）老年人：呼吸功能减退，在应激时易发生低氧血症、高碳酸血症和酸中毒。

（2）小儿：因解剖生理特点，容易发生呼吸道梗阻。

（3）肥胖及睡眠呼吸暂停综合征的患者易因舌后坠而引起上呼吸道阻塞，过多的脂肪也可使膈肌上抬并限制胸廓的呼吸运动。

（4）长期吸烟可使纤毛运动能力减弱，气道净化能力减弱。

（5）既往有心肺基础疾病，如慢性阻塞性肺疾病。

2. 麻醉手术因素

（1）麻醉及药物的残余作用：椎管内麻醉平面过高，麻醉药、肌松药的残余作用引起呼吸抑制，导致通气量不足。

（2）手术部位：胸腹联合手术和上腹部手术发生率最高，表现为限制性通气功能障碍。

（3）手术时间：手术时间 > 3h 的患者发生率明显升高。

（4）反流误吸造成肺的化学性损伤及机械性梗阻。

（5）下颌骨手术、口腔手术因手术切口限制张口，口腔分泌物及血块潴留、舌后坠导致通气不足，甚至发生窒息。

3. 术后的并发症因素

寒战、术后切口疼痛等导致耗氧量增加；胸腹部手术后包扎过紧导致限制性通气功能障碍；分泌物过多、痰液黏稠、支气管痉挛等导致气道梗阻；肺不张、肺水肿、肺栓塞等均可引起低氧血症。

（二）临床表现

1. 呼吸运动改变，可表现为呼吸困难、呼吸抑制等。

2. 缺氧，皮肤、黏膜发绀。

3. SpO_2 低下。

4. PaO_2 降低。根据 PaO_2 及 SaO_2 划分低氧血症的严重程度。

（1）轻度低氧血症：$PaO_2 > 50mmHg$，$SaO_2 > 80\%$。

（2）中度低氧血症：PaO_2 在 30~50mmHg，SaO_2 在 60%~80%。

（3）重度低氧血症：$PaO_2 < 30mmHg$，$SaO_2 < 60\%$。

（三）预防与处理

1. 术前戒烟，呼吸系统疾病患者术前应完善专科检查，控制感染。

2. 加强老年人及小儿的床旁监护，保持人工气道在位。

3. 完善镇痛。

4. 全麻后患者严格掌握拔除气管插管的指征，维持气道通畅，及时解除舌后坠，清除气道分泌物，鼓励患者咳嗽、咳痰，进行气道雾化治疗等，拔除气管插管后 30~50min 可能出现 SpO_2 降低，应及时保证供氧。

5. 协助麻醉医生寻找病因，如是否存在气道阻塞、气道阻力和肺顺应性下降，是否存在贫血、肺不张、分流等，遵医嘱配合处理。

6. 患者病情允许情况下可取半卧位，利于膈肌活动，促进呼吸功能恢复。

7. 加强呼吸功能的监测，如呼吸的频率和幅度、SpO_2、呼吸末二氧化碳分压（$PETCO_2$）等，必要时做血气分析。

8. 保持呼吸道通畅，清理呼吸道分泌物，选择合适的氧疗方式，必要时建立人工气道辅助通气。

9. 维持血流动力学稳定，积极代谢支持，防止反流误吸，预防和控制感染。

三、高碳酸血症

高碳酸血症是各种原因导致的 CO_2 潴留，$PaCO_2 > 45mmHg$。

1. 病因

（1）呼吸系统疾病：肺通气、换气功能障碍，阻塞性肺部疾病，肺不张等。

（2）心血管系统疾病：右向左分流的患者，部分静脉血未进行气体交换而直接进入动脉血，CO_2 未能充分排出。

（3）呼吸中枢疾病：中枢性低通气、中枢呼吸暂停综合征等。

（4）通气不足：麻醉药物残余作用、疼痛、麻醉机参数设置不当等各种原因导致的低通气。

（5）CO_2 产生超过排出：术中低温、寒战、恶性高热等。

（6）肥胖、胸廓畸形、外科操作等限制肺扩张从而增加气道阻力。

（7）严重驼背和脊柱侧弯的患者，术后通气能力明显降低。

（8）其他因素：全麻过程中呼吸回路阻塞、钠石灰失效等。

2. 临床表现

（1）呼吸系统症状：呼吸肌疲劳，呼吸频率及潮气量增加，如深大呼吸。

（2）神经系统症状：颅内压增高、头痛、嗜睡、躁动甚至昏迷，$PaCO_2$ 达到 90~100mmHg 可出现 CO_2 麻醉。

（3）循环系统症状：心率加快，可出现心律失常，血压稍高，面色潮红。

（4）肾脏方面：少尿、高钾血症、钠潴留。

3. 预防与处理

（1）术前戒烟，呼吸系统疾病患者术前应完善专科检查。

（2）术前检查钠石灰，保证 CO_2 排出顺畅。

（3）遵医嘱合理调整麻醉机或呼吸机的参数，适当延长吸气时间，增加 CO_2 弥散。

（4）可能存在气道损伤的患者，预防性使用糖皮质激素以减轻水肿。

（5）适当减少麻醉药用量，防止出现呼吸抑制。

（6）椎管内麻醉患者，控制阻滞平面。

（7）严格掌握拔除气管插管的指征，加强 $PaCO_2$ 监测，常规监测呼吸末 $PaCO_2$，必要时做血气分析。

（8）选择合适的氧疗方式，保持呼吸通畅，及时清理呼吸道分泌物，使用口咽或鼻咽通气道解除呼吸道梗阻，必要时建立人工气道，辅助通气。

（9）必要时给予纳洛酮拮抗阿片受体激动剂引起的呼吸抑制，以新斯的明拮抗残余肌松剂作用。

第 2 节　循环相关并发症的预防与处理

一、低血压

血压降低超过麻醉前血压的 20% 或收缩压降至 80mmHg 以下即判断为低血压。

1. 病因

（1）血容量绝对或相对不足：手术创伤出血、术前较长时间禁食、腹泻、呕吐、消化道出血等。

（2）心功能下降：麻醉药物抑制心肌收缩力、容量负荷过多致术后心功能不全、心肌缺血等。

（3）外周血管阻力下降：椎管内麻醉致交感神经节前神经纤维被阻滞，小动脉扩张使静脉回心血量减少，心排量下降；过敏反应；输血反应等。

（4）其他因素：心律失常、体位改变、术中牵拉兴奋迷走神经、嗜铬细胞瘤切除术后等。

2. 临床表现

（1）血容量不足的表现：皮肤弹性降低、黏膜干燥、少尿和酸中毒等。

（2）心功能下降的表现：出现急性左心衰的临床表现，如呼吸困难、发绀、颈静脉怒张、心律失常等。

（3）出现恶心呕吐、胸闷出汗、脉搏细速、皮肤苍白湿冷等休克体征。

3. 预防与处理

（1）完善术前准备，补充血容量。

（2）合理使用麻醉药；椎管内麻醉时控制麻醉平面；神经阻滞麻醉时，严格抽回血，防止局麻药中毒。

（3）严密监测出入量、血流动力学变化，确保充足的通气和氧合。

（4）协助麻醉医生寻找出现症状的原因，及时处理，原因不明时应排除过敏反应及输血反应。

（5）遵医嘱予补充血容量，心功能不全患者治疗的重点是支持心脏功能，增强心肌收缩力和改善心肌缺血。

（6）遵医嘱合理应用血管活性药物，观察药物效果及药物对血管的刺激作用。

（7）病情允许时取休克体位，促进回心血量。

（8）必要时行动脉血气分析，纠正酸中毒及电解质紊乱。

二、高血压

血压增高幅度超过麻醉前血压的 20% 或血压高达 160/90mmHg 以上即判断为高血压。

1. 病因

（1）既往有高血压病史和高龄患者。

（2）相关操作刺激：气管插管、拔除气管插管、吸痰等。

（3）缺氧、低氧血症和高碳酸血症。

（4）术后恶心、呕吐、疼痛、躁动、寒战，导尿管或其他留置管道的刺激。

（5）血管活性药物应用不当：术中控制性降压，术后停药后出现反跳性高血压。

（6）其他：情绪紧张、肌松药作用残余、颅脑手术、肾功能不全、血容量过多等。

2. 临床表现

（1）收缩压较基础值升高 20% 及以上。

（2）心悸、胸闷、头晕等。

（3）高血压危象时可有恶心呕吐、烦躁、眩晕、气促、视力模糊等症状。

3. 预防与处理

（1）完善术前准备，积极调整血压。

（2）告知患者遵医嘱口服降压药至手术日晨。

（3）减少不必要的刺激，在深麻醉下吸痰。

（4）适当的镇静镇痛。

（5）吸氧，保持气道通畅，解除呼吸道梗阻。

（6）掌握拔除气管插管的时机，纠正低氧血症和高碳酸血症。

（7）协助麻醉医生寻找病因，如疼痛、焦虑、低体温、高碳酸血症、膀胱胀痛、苏醒期留置气管插管、停用抗高血压药物、颅内压升高及高血容量等，这些均可导致术后高血压。

（8）严密监测血流动力学变化，高血压时防止脑出血、切口出血。

（9）避免急剧降低血压，遵医嘱合理应用血管活性药物，观察药物效果，防止低血压的发生，观察药物对血管的刺激作用。

① 常用治疗药物有：尼卡地平、硝酸甘油、乌拉地尔、酚妥拉明等。

② 高血压 + 心动过速：可应用艾司洛尔 10~30mg 静脉注射，乌拉地尔 25mg 静脉注射。

③高血压+心动过缓：可应用尼卡地平0.4~1mg静脉注射。

三、心律失常

心律失常是指心脏搏动的起源、频率、节律以及冲动传导等任何一项或多项异常。

（一）窦性心律失常

1. 窦性心动过速

成人窦性心律的频率超过100/min。

（1）病因

浅麻醉或镇痛不足时内源性儿茶酚胺释放增加，发热、缺氧、疼痛、躁动、低血压、低血容量、高碳酸血症、心肌梗死、肺栓塞、嗜铬细胞瘤、甲状腺危象、药物因素均会导致患者心率增快。

（2）临床表现

①其临床表现与心率增快影响血流动力学障碍的程度、基础心脏状态有关。当心率轻度增快时，心排血量增大，心脏工作效率增加，患者无任何症状；当心率过快时，患者可出现心悸、气短、胸闷、烦躁等症状，甚至胸痛。

②ECG特征：窦性P波；P-QRS-T波群形态正常且节律规整，成人窦性心率＞100/min，通常在100~160/min。

（3）预防与处理

①纠正氧合和通气异常，纠正高碳酸血症。

②合理镇静，充分镇痛。

③纠正低血容量。

④严密监测心电监护，分析原因：是否为血容量不足引起？是否为疼痛引起？是否为一过性窦性心动过速？是否为室上性心动过速？

⑤准备抗心律失常药物，除颤仪处于完好备用状态。

⑥协助医生在病因治疗和消除诱因基础上，做出相应处理。

⑦在明确病因后可遵医嘱予β受体阻滞剂如艾司洛尔，钙通道阻滞剂如维拉帕米、地尔硫卓等，有心力衰竭时可选用洋地黄类药物。

2. 窦性心动过缓

成人窦性心律的频率低于60/min。

（1）病因

多见于急性下壁心肌梗死、严重缺氧、迷走神经刺激和高位交感神经阻滞。也可见于颈动脉窦过敏、颅内高压、低温、脑垂体功能低下、阻塞性黄疸、呕吐、药物影响等。

（2）临床表现

①多无自觉症状，当心率过于缓慢，出现心排血量不足时，患者可有胸闷、头晕等症状。

②ECG特征：窦性P波；P-R间期不小于0.12s；P-QRS-T波群形态正常且节律规整；窦性心率<60/min，长期服用β受体阻滞剂者心率<50/min；有时可见逸搏或逸搏心律。

（3）预防与处理

①保证氧合和通气。

②避免或减少使用易诱发心律失常的药物。

③心脏有器质性疾病的患者根据病情可提前安装心脏起搏器。

④严密监测心电监护，关注患者神志、瞳孔、肢体活动的变化，及时发现可能出现的脑血肿和脑水肿。

⑤准备抗心律失常药物，除颤仪处于完好备用状态。

⑥协助医生在病因治疗和消除诱因基础上，做出相应处理，严重高血压、颅内压升高或严重低氧引起的心动过缓，对因处理。

⑦确认患者存在心动过缓，遵医嘱给药，如阿托品、异丙肾上腺素等。

（二）室上性心律失常

1. 房性期前收缩

房性期前收缩为起源于窦房结以外的心房任何部位的心房激动，P波形态有所改变。

（1）病因

各种器质性心脏病患者均可发生。

（2）临床表现

①一般无明显症状，频发房性期前收缩患者可感胸闷、心悸、自觉心脏停搏。

②ECG特征：提前出现的P波，与窦性P波形态不同，可埋藏在前一个T波中；多为不完全代偿间歇；PR间期>0.12s；QRS波群呈室上性，部分可有室内差异性传导。

（3）预防与处理

①严密监测心电监护。

②准备抗心律失常药物，除颤仪处于完好备用状态。

③协助医生在病因治疗和消除诱因基础上，做出相应处理。通常无需治疗。当有明显症状、触发室上性心动过速时给予药物治疗，如β受体阻滞剂、钙通道阻滞剂、普罗帕酮和胺碘酮等。

2. 心房扑动

心房扑动是介于室上性心动过速和心房颤动之间的快速型心律失常，患者多伴有器质性心脏病。

（1）病因

多见于急性心肌梗死、心肌缺血、肺栓塞、酸碱平衡失调及电解质紊乱、甲状腺功能亢进、心脏创伤、心力衰竭、心脏手术等。

（2）临床表现

①心室率不快时，患者可无症状；心室率快时，可出现心悸、胸闷、呼吸困难、头晕等症状；心室率极快时，可诱发心绞痛、充血性心力衰竭，体格检查时可见快速的颈静脉扑动。

②ECG特征：窦性P波消失，代之以振幅、间期较恒定的房扑波（类似锯齿状，称为扑动波或F波），频率为250~350/min，在Ⅱ、Ⅲ、aVF导联上较易辨认；心室率规则或不规则，取决于房室传导阻滞的类型，固定者规则，否则不规则；QRS波呈室上性。

（3）预防与处理

①严密监测心电监护。

②准备抗心律失常药物，除颤仪处于完好备用状态。

③协助医生在病因治疗和消除诱因基础上，作出相应处理，最有效的方法是同步直流电复律。

④药物治疗：控制心室率，可遵医嘱予β受体阻滞剂如艾司洛尔、钙通道阻滞剂如维拉帕米、地尔硫䓬等；有心力衰竭时可选用洋地黄类药物。

3. 心房颤动

心房颤动简称房颤，是指规则有序的心房电活动丧失，代之以快速无序的颤动波，是严重的心房电活动紊乱。房颤发生率与年龄成正比，多发生于器质性心脏病的患者。

（1）病因

常发生于器质性心脏病的患者，如冠心病、高血压性心脏病、风湿性心脏瓣膜病、甲状腺功能亢进性心脏病、缩窄性心包炎、心肌病、感染性心内膜炎及慢性肺源性心脏病的患者等。

（2）临床表现

①取决于其发作的类型、心室率的快慢、心脏结构和功能状态，以及是否形成心房附壁血栓等。患者多数有心悸、胸闷、气短等症状。心室率超过 150 /min 可诱发心绞痛或心力衰竭。

②ECG 特征：窦性 P 波消失，代之以形态各异、大小不同、间隔不匀的 f 波，心房率达 350~600/min，心室率为 100~160/min，V1 导联上较易辨认；心室率极不规则；QRS 波群为室上性，当心室率快时，可出现室内差异性传导，导致 QRS 波群宽大畸形。

（3）预防与处理

①严密监测心电监护。

②准备抗心律失常药物，除颤仪处于完好备用状态。

③协助医生在病因治疗和消除诱因基础上，做出相应处理。

急性房颤（初次且在 24~48h 发作的房颤）多可在短时间内自行停止，症状显著者应迅速给予治疗。慢性房颤可分为阵发性、持续性与永久性三类。阵发性房颤常能自行终止，当发作频繁或伴随明显症状时可用胺碘酮，以减少发作的次数与持续时间；持续性房颤不能自主转复为窦性心律，复律治疗的成功与房颤持续时间的长短、左心房大小和年龄有关；永久性房颤是经复律和维持窦性心律治疗无效者，其治疗目的是控制房颤过快的心室率，同时注意血栓栓塞的预防。如房颤发作频繁、心室率快、药物治疗无效者，可予以房室结阻断射频消融术。

（三）室性心律失常

1. 室性期前收缩

室性期前收缩是指房室束分叉以下部位过早发生使心室肌除极的心搏，是最常见的室性心律失常，可触发室速和室扑、室颤。

（1）病因

正常人与各种心脏病患者均可发生室性期前收缩。心肌炎症、缺血、缺氧，麻醉和手术等均可使心肌受到机械、电、化学性刺激而发生室性期前收缩，常见于冠心病、心肌病、心肌炎、风湿性心脏病与二尖瓣脱垂等患者。此外，药物中毒、电解质紊乱、精神不安、过量烟酒等亦能诱发室性期前收缩。

（2）临床表现

①患者有症状或症状的轻重与室性期前收缩的频发程度无直接相关性。患者可感到心悸或心脏停搏，类似电梯快速升降的失重感或代偿间歇后有力的心脏搏动。

②ECG特征：提早出现的宽大畸形QRS波群，时限>0.12s，其前无相关P波；T波与QRS波群方向相反；期前收缩后代偿间期完全；常为二联律（每1个正常搏动后跟随1个早搏）、三联律（每2个正常搏动后跟随1个早搏）或四联律。形态相同的室早被称为单源室早，同一导联形态不同者提示为多源性室早；当室早落在前一个正常T波上，即R-on-TX现象，可触发更严重的心律失常。

（3）预防与处理

①严密监测心电监护。

②准备抗心律失常药物，除颤仪处于完好备用状态。

③协助医生在病因治疗和消除诱因基础上，做出相应处理。

A.无器质性心脏病的患者，如无明显症状，无需使用药物治疗；如有明显症状，应做好心理疏导，可选用β受体阻滞剂、美西律、普罗帕酮等；部分室性期前收缩患者可考虑行射频消融治疗。

B.急性心肌缺血或心肌梗死的患者，不主张预防性使用抗心律失常药物；若患者发生窦性心动过速与室性期前收缩，在处理好基础疾病和诱因的前提下，早期应用β受体阻滞剂可能减少心室颤动的发生风险。

C.急性肺水肿或严重心力衰竭的患者，治疗应针对改善血流动力学障碍，同时注意有无洋地黄中毒或电解质紊乱（如低钾、低镁等）。

D.慢性心脏病变的患者，心肌梗死后或心肌病的患者常伴有室性期前收缩，应避免使用I类抗心律失常药物，因其本身有致心律失常作用，虽能有效减少室性期前收缩的发生，但总死亡率和猝死的风险反而增加。β受体阻滞剂对室性期前收缩的疗效不显著，但能降低心肌梗死后猝死的发生率、再梗死率和总死亡率。

2.室性心动过速

室性心动过速简称室速，是起源于希氏束分支以下的特殊传导系统或心室肌的连续3个或3个以上的异位心搏。按发作持续时间分为持续性和非持续性室速，按发作时QRS波群形态分为单形性室速和多形性室速。单形性室速是临床最常见的类型，多见于冠心病心肌梗死后；部分多形性室速、尖端扭转性室速发作后容易很快转变成室颤，引起心脏性猝死。

（1）病因

室速常发生于各种器质性心脏病的患者，最常见为冠心病，尤其是心肌梗死者。其次是心肌病、心力衰竭、二尖瓣脱垂、心瓣膜病等患者。其他病因包括代谢障碍、电解质紊乱、长QT综合征等，偶可发生于无器质性心脏病者。

（2）临床表现

①症状的轻重视发作时心室率、持续时间、基础心脏疾病和心功能状态不同而异。非持续性室速的患者通常无症状；持续性室速常伴有明显血流动力学障碍和心肌缺血，临床上可出现气促、少尿、低血压、晕厥、心绞痛等症状，甚至诱发室颤，引起心脏性猝死。

②ECG特征：心室率为100~250/min；节律通常规整，但如果室速呈阵发性，则心律不规则；3个或3个以上室性期前收缩连续出现，QRS波群宽大畸形，时限＞0.12s；ST-T波方向与QRS波群主波方向相反；P波与QRS波群没有固定关系，形成房室分离；尖端扭转型是多形性室速的一个特殊类型，其特点是QRS波群的振幅和波峰呈周期性改变，QT间期常超过0.5s，U波显著，可进展为室颤或猝死。

（3）预防与处理

①严密监测心电监护，关注患者神志、瞳孔的变化。

②准备抗心律失常药物，除颤仪处于完好备用状态。

③室速治疗的重要原则是终止室速并转复窦性心律，预防室速复发和防治心脏性猝死。责任护士协助医生在病因治疗和消除诱因基础上，做出相应处理。循环稳定的持续性室速患者如无明显不适感，首先考虑以抗心律失常药物控制心室率和终止室速，常用药物为胺碘酮或利多卡因；循环不稳定的持续性室速患者，如出现低血压、呼吸急促、神志变化、心衰、心绞痛、心肌梗死等，立即给予同步电复律，复律后给予胺碘酮等药物防止室速复发。

3. 心室扑动与心室颤动

心室扑动与心室颤动简称室扑和室颤，是指心室发生快速无序的激动，致使心室规律有序的激动和舒缩功能消失，心排血量降为零，心脏不能产生有效的收缩，故而不能泵血，是心脏性猝死的常见原因。

（1）病因

常见于缺血性心脏病。此外，抗心律失常药物尤其是引起QT间期延长与尖端扭转的药物、严重缺氧、预激综合征合并房颤和极快的心室率、电击伤等亦可引起。

（2）临床表现

①发病突然，表现为意识丧失、抽搐、呼吸停顿，甚至死亡。听诊无心音，触

摸无大动脉搏动，血压测不到，口唇发绀和瞳孔散大。

② ECG 特征：P 波、PR 间期、QRS 波群、T 波和 Q-T 间期均无法确定；

③ 规则、振幅相等的正弦波为室扑波，频率为 150~300/min；心率快速且十分紊乱，P-QRS-T 波群消失，形态、振幅和间隔绝对不规则的震颤波为室颤波，可分为粗颤和细颤。

（3）预防与处理

电除颤最有效。除颤仪到位前必须行连续心肺复苏，保障大脑和重要器官的血供。任何情况下，细颤如不能转为粗颤，除颤即为无效，积极有效的心脏按压、应用肾上腺素、纠正酸中毒等措施有助于细颤转为粗颤，胺碘酮和镁能降低心脏兴奋性，从而预防室颤复发。

（四）房室传导阻滞

房室传导阻滞是指房室交界区脱离了生理不应期后，心房冲动传导延迟或不能传导至心室。根据房室结传导电冲动的情况，将其严重程度分为一度、二度、三度，其中二度又分为两型。

1. 病因

可见于急性心肌梗死、冠状动脉痉挛、病毒性心肌炎、心肌病、急性风湿热、先天性心血管病、原发性高血压、心脏手术、电解质紊乱、药物中毒等。

2. 临床表现

（1）一度通常无症状；二度可有心悸和心搏脱落感；三度症状取决于心室率的快慢和伴随病变，症状包括疲乏、头晕、晕厥、心绞痛、心衰等，甚至出现阿-斯综合征或猝死。

（2）ECG 特征：

① 一度：每个冲动都能传导至心室，但 PR 间期 > 0.20s。

② 二度：Ⅰ型也称为文氏现象，PR 间期逐渐延长直到最后一个 P 波不能传导到心室，脱落心搏的 P 波后面无 QRS 波群；Ⅱ型也称为莫氏现象，心房冲动传导突然阻滞，但 PR 间期固定。

③ 三度：也称完全性房室传导阻滞。心房活动（P 波）和心室活动（QRS 波）各自独立，均有其固定频率，互不相关；P 波频率总是高于 QRS 波频率；心室率均低于 60/min。

3. 预防与处理

（1）严密监测心电监护，关注患者神志、瞳孔的变化。

（2）准备抗心律失常药物，除颤仪处于完好备用状态。

（3）协助医生在病因治疗和消除诱因基础上，做出相应处理。一度、二度Ⅰ型一般情况下无需特殊治疗。二度Ⅱ型和三度如心室率较慢并伴有明显症状或血流动力学障碍，甚至出现阿-斯综合征者，应给予心脏起搏治疗。阿托品、异丙肾上腺素仅用于无心脏起搏条件的应急情况。

第3节　体温异常预防与处理

一、围手术期低体温

围手术期低体温是指各种原因导致的围手术期机体核心体温低于36℃。

1. 病因

（1）患者自身因素：

① 早产儿、低体重新生儿及婴幼儿由于体温调节中枢发育不完善等原因，导致体温调节能力较弱，尤其是早产儿缺乏棕色脂肪，更易发生低体温。

② 老年患者体温调节功能较差。

③ 患者紧张、恐惧等情绪使血液重新分配，影响回心血量，易致低体温。

④ 患者术前禁食、禁水，对冷刺激敏感性增强，导致抵抗力减弱，手术导致的冷刺激引起体温下降。

⑤ 危重患者控制热量产生及热量丢失的能力下降，皮肤完整性受损的患者热量丢失增加，黏液性水肿、肾上腺功能不全的患者产热减少，这些都可引起体温下降。

（2）环境因素：室温低于21℃，患者散热明显增加。

（3）麻醉因素：全麻药抑制下丘脑体温调节中枢，使体温调节阈值改变，麻醉药还可降低代谢率。

（4）手术因素：手术野的暴露，术中大量输血、输液，使用冷消毒液进行广泛的皮肤消毒，用冷液体冲洗体腔等。

2. 临床表现

（1）体温低于36℃，麻醉及术后复苏时间延长。

（2）影响凝血功能，低温导致肝功能降低，引起凝血因子分泌减少，导致凝血功能紊乱。

（3）心血管并发症增加。低体温早期表现为心率加快和血压上升，当体温明显下降时可出现心率减慢、心肌收缩力降低、心排血量减少、血压下降等。研究表明，手术患者体温过低，患者术后室性心律失常、心肌缺血、心肌梗死等并发症的发生率较体温正常者明显升高。

（4）氧代谢紊乱、寒战。

（5）切口感染率增加。

3. 预防与处理

采取保守复温与积极复温相结合的方法。体温恢复时给予足够的液体输入，避免因血液淤积在末梢引起心排血量不足；同时应注意患者的尿量是否减少。避免使用热水袋、暖宝宝等进行保暖。

（1）术前评估围手术期是否有体温下降的风险，测量基础体温，制订保暖措施。

（2）严密监测体温，重点监测小儿、老年人、休克和病情危重等体温调节功能低下的患者。

（3）保持合适的室温，患者入室前15min，将室温控制在22~24℃，施行麻醉或消毒皮肤时调节室温至25~28℃。

（4）被动加温结合主动加温。患者入恢复室后为其穿好手术衣裤，盖好被褥减少体表暴露，必要时使用升温仪进行保暖；输血输液时使用加温装置；冲洗胸腹腔的液体给予适当加温；吸入的气体给予加温湿化，尤其是带人工气道的患者。

（5）给予患者吸氧、采取升温措施，并动态评估患者的体温变化。

（6）处理寒战，除了积极升温外，临床上常用芬太尼、哌替啶、多沙普仑、曲马多等药物进行干预。

（7）遵医嘱对症处理：防止出现心律失常、酸中毒、呼吸性碱中毒等。

二、体温升高

体温升高是各种原因导致的腋下温度超过37℃或口腔温度超过37.5℃。以腋温为例，低热是37.0~37.5℃，中等度热是37.6~38.4℃，高热是38.5~40.4℃，超高热是40.5℃以上。

1. 病因

（1）患者本身因素：甲状腺功能亢进、破伤风等疾病。

（2）室温超过28℃且湿度过高，盖被过厚。

（3）麻醉钠石灰产热，通过呼吸道使体温升高。

（4）麻醉用药抑制腺体分泌，减少排汗。

（5）感染：手术器材和手术环境的污染、外伤后引起的开放性感染、有创监测操作继发的感染、外科疾病如急性胰腺炎、肠梗阻、腹腔或盆腔感染、手术部位的感染或因手术造成肺炎、尿路感染等。

（6）输血输液反应。

（7）恶性高热：具有遗传性，强效吸入麻醉药结合琥珀酰胆碱是诱发因素。

2. 临床表现

（1）体温 > 37.0℃。

（2）机体代谢和氧耗增加，易发生代谢性酸中毒和高碳酸血症。

（3）机体出汗增多和呼吸道水分丢失增加，可导致脱水。

（4）心率增快，心脏负荷增加，易发生循环功能衰竭。

（5）呼吸加快，部分患者可出现呼吸性碱中毒。

（6）恶性高热早期表现：咬肌张力增高、咬肌痉挛、窦性心动过速、呼气末CO_2分压升高等。

3. 预防与处理

（1）调节合适的室温。

（2）及时更换钠石灰。

（3）输血、输液时严密观察有无不良反应。

（4）协助医生寻找病因，对因治疗。

（5）物理降温，如环境降温，减少盖被，冰袋降温，酒精降温等，必要时遵医嘱予药物降温。

（6）实施降温措施30min后，应测量体温并做好记录和交班。

（7）恶性高热时，增加通气，积极降温，纠正代谢酸中毒，补液利尿，遵医嘱尽早使用丹曲林。

第4节　胃肠道相关并发症预防与处理

一、术后恶心呕吐

术后24h内发生恶心和/或呕吐，是麻醉后常见的并发症，总体发生率为20%~30%。

1. 病因

(1) 患者因素

① 成人常见因素：女性，无吸烟史，有晕动史或恶心呕吐史，使用阿片类药物。

② 儿童常见因素：年龄 > 3 岁的儿童，手术时间 > 30min，斜视矫正术，有恶心呕吐史。

(2) 麻醉相关因素：围手术期吸入麻醉药，术后使用阿片类药物，静脉麻醉药如氯胺酮、依托咪酯的应用会增加术后恶心与呕吐的发生。

(3) 手术因素：手术类型如眼科手术、腔镜手术；手术持续时间长 > 3h 可增加恶心呕吐的发生率。

(4) 其他因素：术后疼痛、低血压、术后口咽出血或胃内积血等，吸痰、拔除气管插管等引起咽部刺激。

2. 临床表现

(1) 低血压是恶心呕吐的前驱症状，或低血压的同时伴有恶心呕吐。

(2) 常主诉胃部不适，甚至胃部或胸部疼痛。

(3) 恶心时伴有自主症状如流涎、吞咽动作、面色苍白、心动过速等自主神经兴奋的表现。

(4) 空腹患者多表现为干呕或仅呕吐出少许胃液；饱胃患者则会有大量胃内容物呕出，并可造成误吸等严重后果。

(5) 呕吐时腹部压力增加，可导致腹部手术切口出血和切口裂开。

3. 预防与处理

(1) 识别并判断患者术后恶心与呕吐的危险因素，积极从术前和术中、术后麻醉的管理方面减少易感因素；同时对易发生恶心呕吐的中、高危患者预防性的应用止吐药。

(2) 严格控制择期手术前的禁食禁饮，清液体术前 2h，母乳术前 4h，清淡饮食术前 6h，急诊饱胃患者可术前进行胃肠减压。

(3) 给予患者吸氧，监测生命体征，维持呼吸、循环稳定。

(4) 减少浅麻醉期吸痰、拔除气管插管等咽部刺激性操作。

(5) 麻醉恢复期出现呕吐时，应立即使患者处于头偏向一侧头低位或侧卧位，及时清除呕吐物。

(6) 遵医嘱药物治疗，观察药物不良反应。

① 第一次出现术后恶心与呕吐：应用昂丹司琼、格拉司琼、托烷司琼或异丙嗪。

② 多次出现术后恶心与呕吐：预防性应用 5-HT3 受体拮抗剂或三联疗法，如

仍发生，术后 6h 内不再使用；6h 后发生，可考虑重复给予 5-HT3 受体拮抗剂和氟派利多。

（7）非药物干预通常用于药物治疗后的辅助治疗，如穴位（PC6）[u3] 按压、针刺、经皮电刺激等。

（8）加强心理护理，减轻患者的焦虑。

二、误吸

误吸是指物质如口咽部的分泌物、食物、血液或胃内容物等从口咽部或消化道进入喉部和下呼吸道的过程，可造成气道阻塞或吸入性肺炎。

1. 病因

（1）患者因素

① 胃内容物增加：饱胃手术患者如急诊手术患者；胃排空障碍如使用阿片类药物或自主神经系统疾病患者；肠梗阻、幽门狭窄患者等。

② 食管下段括约肌张力低下：遗传性如胃-食管反流病、食管裂孔疝、贲门失弛缓症；妊娠；腹内压升高如病态肥胖、肠梗阻；神经肌肉疾病如肌营养不良、吉兰-巴雷综合征；内分泌疾病如肢端肥大症等。

③ 咽部反射功能低下：意识水平下降如颅脑损伤、脑卒中，延髓疾病，气道表面麻醉，长时间气管插管等。

（2）麻醉相关因素：麻醉深度不足引起呛咳和躁动诱发反流和呕吐，经面罩或喉罩正压通气造成胃膨胀，过早拔除气管插管等。

（3）手术因素：手术操作如气管切开术、上消化道手术，腹腔镜手术，特殊体位如头低位、截石位等。

2. 临床表现

（1）有明确的呕吐或呃逆史，尤其是意识障碍、放置胃管和饱胃的患者。

（2）口咽部可见胃内容物，喉镜下可见声门和气管内有胃内容物或口腔分泌物。

（3）在气管插管位置正确、通气良好的情况下仍出现低氧血症。

（4）机械通气时出现气道压升高。

（5）自主呼吸时出现呼吸急促、呼吸困难、呛咳、发绀或过度通气等。

（6）出现支气管痉挛或喉痉挛。

（7）肺部听诊异常，如散在或局限的干、湿性啰音、哮鸣音等。

（8）以酸性胃内容物为主的误吸（Mendelson 综合征）可出现"哮喘样综合征"

的表现，误吸后迅速出现发绀、心动过速、支气管痉挛和呼吸困难，可逐渐进展为肺水肿，甚至急性呼吸窘迫综合征（ARDS）。

3. 预防与处理

（1）严格控制择期手术前的禁食禁饮，清液体术前 2h，母乳术前 4h，清淡饮食术前 6h。

（2）减少麻醉诱导及恢复期间的不良刺激。

（3）快速诱导气管插管，缩短插管时间，气管插管时配合麻醉医生在 C6 水平按压（施压 3kg）环状软骨（Sellick 手法），预防胃内容物反流。

（4）饱胃急诊患者

① 全麻诱导前：术前置入硬质粗大的胃管排空胃内容物，并于诱导前拔除胃管；采用多种药物减少呕吐发生，提高胃液 pH 和减少胃内容物容量。

② 全麻诱导气管插管：清醒患者采用清醒气管插管；插管体位采用头高脚低位；诱导前面罩去氮给氧，避免正压通气。

③ 术后拔除气管插管：在患者完全清醒、无肌松残余、通气良好的状态下拔除气管插管，病情许可的情况下拔管体位推荐采用左侧卧位。

（5）严密监测生命体征，以高浓度的氧气维持氧合，尽快清理、吸引口咽部和气道内反流物，保持气道通畅，采取头低位将头偏向一侧或右侧卧位，必要时加深麻醉行气管插管，并加用呼气末正压通气（PEEP）（5~10cmH$_2$O）。

（6）遵医嘱应用抗生素、小剂量激素等，如甲强龙、氢化可的松等。

（7）适当补液，维持血容量，行动脉血气分析，及时纠正水电解质紊乱。

（8）肺灌洗（酸性呕吐物不推荐）：误吸为固体食物，可在纤维支气管镜下用少量盐水软化颗粒并灌洗。

第 5 节　水、电解质紊乱的预防与处理

一、容量不足与急性肺水肿

（一）容量不足

1. 病因

（1）麻醉因素：麻醉方法或麻醉药物引起血管扩张和轻度的心肌抑制造成的

相对容量不足，量大约为 5~7mL/kg。

（2）胃肠道因素：术前禁食、灌肠或伴有呕吐、腹泻等。

（3）麻醉手术期间体液在体内再分布和蒸发失液。不同手术创伤的额外液体需要量见表 5-1。

表 5-1　不同手术创伤的额外液体需要量

组织创伤程度	额外液体需要量（mL/kg）
小手术创伤	0~2
中手术创伤（如胆囊切除术）	2~4
大手术创伤（如肠道切除术）	4~8

（4）术中失血失液。

（5）其他情况如心、肝、肾功能障碍，不适当的利尿脱水等。

2. 临床表现

以循环症状为主，表现为心动过速、低血压、心音下降、脉搏细速、中心静脉压降低、尿量减少等。症状加重后出现神经精神症状如嗜睡，甚至昏迷，同时出现脱水症状如皮肤弹性减退等。

3. 预防与处理

（1）严密监测心率、血压、尿量、中心静脉压等。

（2）密切观察患者病情、意识情况、皮肤、口唇、黏膜颜色及末梢温度等；观察切口出血及引流情况，发现异常及时报告医生并配合处置。

（3）遵医嘱进行液体治疗并做好液体管理。

（4）及时行动脉血气分析，维持水电解质平衡。

（5）做好出入量的统计并准确记录。

（二）急性肺水肿

急性肺水肿是由于各种原因导致超常的液体积蓄于肺间质和/或肺泡内，形成间质性和/或肺泡性肺水肿的综合征，临床特征为严重的换气功能障碍和/或粉红色泡沫样痰，如不及时处理常危及生命。临床上分为心源性肺水肿和非心源性肺水肿。

1. 病因

（1）心源性肺水肿：常见于急慢性二尖瓣或主动脉瓣病变、心肌梗死、左心房黏液瘤、三腔心、心肌病、心律失常、左室舒张功能障碍等。

（2）非心源性肺水肿：肺毛细血管静水压升高，如肺静脉狭窄、输液过量或单位时间内输液过快。

（3）肺毛细血管通透性增高，如感染、毛细血管渗漏综合征、弥散性血管内凝血、严重烧伤、免疫反应、ARDS、误吸、氧中毒等。

（4）血浆胶体渗透压降低，如严重的肝肾疾病、营养不良性低蛋白血症等。

（5）淋巴循环障碍如肺移植术后、硅沉着病等。

（6）组织间隙负压增高，如上呼吸道梗阻后肺水肿、复张后肺水肿等。

2. 临床表现

（1）先驱症状：恐惧、面色苍白、心动过速、血压升高、出冷汗。

（2）间质性肺水肿：咳嗽、胸闷、呼吸急促，继而出现呼吸困难、端坐呼吸、发绀、颈静脉怒张、喘鸣、血压下降、PaO_2下降、中心静脉压升高。

（3）肺泡性肺水肿：严重呼吸困难、、咳大量粉红色泡沫痰，听诊可闻及大量湿性啰音。

（4）晚期症状：血容量减少、血压持续下降、心律失常、意识模糊、休克等。

3. 预防与处理

（1）密切监测生命体征的变化，随时注意患者有无缺氧情况。

（2）对老年人、婴幼儿和心功能较差的患者应控制输液速度，成人为每分钟40~60滴，儿童为每分钟20~40滴。

（3）保持呼吸道通畅，充分供氧，必要时给予正压通气。

（4）协助医生对因治疗，控制入量，遵医嘱给予镇静、强心、利尿、扩血管、激素等药物。

（5）给予6~8L/min的高浓度氧气吸入。同时湿化瓶内可加入20%~30%的乙醇溶液。

（6）病情允许的情况下可半卧位或端坐位，双脚下垂，使回心血量减少，减轻肺淤血。

二、低钠血症与高钠血症

（一）低钠血症

低钠血症是指血清钠浓度低于135mmol/L。

1. 病因

（1）钠丢失过多：如过度出汗、呕吐、腹泻、大面积烧伤和排钠利尿药的应用等。

（2）钠摄入不足：麻醉手术后绝大多数患者均禁食、禁饮，若输液中补钠不足，则会造成医源性钠摄入不足。

（3）水摄入过多：麻醉手术后的水摄入过多，主要有两方面，一方面是输液量过多；另一方面是水的吸收过多，主要见于经尿道前列腺切除术中，大量冲洗液冲洗膀胱和创面，可能经血管吸收大量冲洗液。

（4）其他原因：肾衰竭、某些中枢神经疾病、恶性肿瘤尤其支气管肺癌、肾上腺皮质功能不全或应激反应等情况下，抗利尿激素的大量释放增加肾小管对水的重吸收，血钠被稀释而降低。

2. 临床表现

细胞外液减少所致的血容量下降是主要特点，临床上根据其发病的缓急，可分为急性低钠血症（48h内）及慢性低钠血症（>48h）。慢性低钠血症根据缺钠程度，分为轻度缺钠、中度缺钠及重度缺钠；

（1）急性低钠血症的临床表现主要为头痛、恶心、呕吐、无力、木僵、惊厥、昏迷，可见脑水肿，亦可发生脑疝。

（2）慢性低钠血症临床症状及体征较轻。

① 轻度缺钠：血清钠 < 135mmol/L。患者自觉疲乏、头晕、软弱无力，尿量增多。

② 中度缺钠：血清钠 < 130mmol/L。患者除上述表现外，还伴有恶心、呕吐、脉搏细速、血压不稳或下降、脉压变小、浅静脉瘪陷、站立性晕倒等，尿量减少。

③ 重度缺钠：血清钠 < 120mmol/L。患者神志不清，四肢发凉，腱反射减弱或消失，常发生休克。

3. 预防与处理

（1）密切观察中枢神经系统和循环系统的症状及体征。

（2）监测钠的摄入量、血清电解质、血浆渗透压、血浆蛋白含量、肾功能以及24h出入量等，必要时测定尿钠、尿渗透压、心功能和肝功能。

（3）协助医生进行病因治疗，积极处理原发病。治疗低钠血症的目的是纠正血浆渗透浓度使之接近正常水平，以利于脑组织细胞内的水外移，减轻脑水肿。

4. 输液原则

（1）输液种类：

① 轻、中度缺钠者：一般补充5%葡萄糖盐溶液或生理盐水。

② 缺钠较重者：为迅速提高其细胞外液的渗透压并避免输入过多液体，可静脉输注3%~5%浓氯化钠溶液。

③ 重度缺钠并出现休克者：先输晶体溶液，如复方乳酸氯化钠溶液、等渗盐水等；再输胶体溶液，如右旋糖酐、血浆等以补足血容量；最后输高渗盐水以恢复细

胞外液的渗透压。

（2）输液速度：输注高渗盐水时应严格控制滴速，每小时不超过100~150mL，避免造成中枢神经系统的损害。

（3）低渗性缺水的补钠量可按下列公式计算：需补钠量（mmol）= 预期 Na^+ 升高程度 × 体重（kg）× 0.6（女性为 0.5），17mmol Na^+ 相当于 1g 钠盐。一般当日先补充缺钠量的 1/2 以解除急性症状，其余 1/2 量在第 2 日补充。此外，仍需补给每日氯化钠正常需要量约 4.5g。

（二）高钠血症

高钠血症是指血清钠离子浓度高于 145mmol/L。

1. 病因

（1）水摄入不足：术后患者禁食、禁饮，输液量不足引起水摄入不足。

（2）水丢失过多：造成水的丢失多于钠的丢失，血钠浓度高于正常。

① 经肾排出的水过多：渗透性利尿如应用甘露醇、糖尿病酮症酸中毒、高渗性非酮症昏迷、中枢性尿崩症、肾性尿崩症等。

② 经肾外水丢失：患者术后因引流、呕吐、腹泻等消化液丢失，高热大量出汗，大面积烧伤暴露疗法，呼吸道感染等。

（3）钠摄入过多：高渗性钠盐溶液输入过多或昏迷后胃肠外高渗性营养等。

2. 临床表现

（1）口渴：早期的突出症状，是细胞内脱水的重要标志。

（2）中枢神经系统表现：早期为嗜睡、乏力或烦躁不安，逐渐变为激动、肌震颤、肢体动作笨拙、腱反射亢进、肌张力增高，严重者可出现四肢抽搐、惊厥，不可逆性神经损害，甚至昏迷死亡。

（3）循环系统表现：血容量明显增多者可有血压升高，甚至出现充血性心力衰竭。低血容量者可有血压降低、心动过速、皮肤黏膜干燥、脉压减小。

3. 预防与处理

（1）密切观察中枢神经系统和循环系统的症状及体征。

（2）监测钠的摄入量、血清电解质、血浆渗透压、血浆蛋白含量、肾功能检查以及 24h 出入量，必要时测定尿钠、尿渗透压、心功能和肝功能。

（3）协助医生进行病因治疗，积极处理原发病。补充方法：能口服尽量口服，不能口服改用鼻饲方法给予。若两者都不能，则用 5% 葡萄糖液静脉滴注逐步纠正高钠血症。[u4]

（4）关注补钠 [u5] 速度：血清钠降低的速度以不超过 1~2mmol/h 为宜，勿纠正过快，在 48h 内降到 150mmol/L 为止

三、低钾血症与高钾血症

（一）低钾血症

低钾血症是指血清钾浓度低于 3.5mmol/L，血清钾离子浓度在 3.0~3.4mmol/L 为轻度低钾血症，2.5~2.9mmol/L 为中度低钾血症，低于 2.5mmol/L 为重度低钾血症。

1. 病因

（1）钾摄入不足：术前术后患者均需禁食、禁饮而未及时补充钾盐。

（2）钾丢失过多。

① 肾性钾丢失：排钠排钾利尿药的应用，如呋塞米、噻嗪类利尿药；渗透性利尿药的应用，如 20% 甘露醇、高渗葡萄糖液；糖尿病酮症酸中毒；原发性、继发性醛固酮增多症；急性肾衰竭多尿期、肾小管性酸中毒等。

② 胃肠道丢失：因呕吐、腹泻、胃肠道引流、肠瘘、胆瘘等造成钾的肾外丢失。

（3）钾离子向细胞内转移：碱中毒、胰岛素治疗等。

（4）稀释性血钾降低：快速大量输入不含钾的液体可使血钾降低。

2. 临床表现

（1）神经肌肉症状：肌无力是低钾血症最早的临床表现。四肢软弱无力，累及呼吸肌时可出现呼吸困难甚至窒息。

（2）消化道症状：出现恶心、呕吐、腹胀、肠蠕动消失等肠麻痹表现。

（3）心脏症状：心脏节律异常和传导阻滞。典型的心电图改变为 T 波降低、增宽、双相或倒置，随后出现 ST 段降低、U 波增高达 1mV 以上、PR 间期及 Q-T 间期延长。重度低钾者可出现心脏停搏。

（4）肾损害：多尿、夜尿和烦渴，尿浓缩功能降低，尿 pH 升高。

（5）酸碱失衡：低钾性碱中毒可出现头晕、躁动、口周及手足麻木、面部及手足抽搐等表现。

3. 预防与处理

（1）严密观察生命体征、心电图、出入量及尿比重。

（2）必要时进行动脉血气分析，监测电解质、血糖及酸碱平衡情况，关注血钾、钙、钠、镁等情况。

（3）监测肾功能指标如血尿素氮、肌酐等。

（4）协助医生进行病因治疗，积极处理原发病。遵医嘱合理补钾，对严重低钾血症或出现明显并发症者，对症处理。注意补钾原则如下。

① 轻度低钾血症，常选用 10% 氯化钾或枸橼酸钠钾溶液口服。麻醉手术后禁食或病情较重的患者可静脉滴注或泵入氯化钾注射液。

② 补钾不宜过早，每小时尿量 > 40mL 或每日尿量 > 500mL 时方可补钾，以免钾蓄积在体内而引起高钾血症。

③ 浓度不宜过高，静脉补钾时浓度不宜超过 0.3%，即 1000mL 溶液中最多加入 10% 氯化钾 30mL（相当于氯化钾 3g）。

④ 速度不宜过快，成人静脉补钾的速度不宜超过每分钟 60 滴，严禁直接静脉注射氯化钾溶液，以免血钾突然升高导致心搏骤停。

⑤ 总量不宜过多，根据血清钾的降低程度，每日补钾 40~80mmol（以每克氯化钾相当于 13.4mmol 钾计算，每日约需补充氯化钾 3~6g）。

（5）在补钾过程中实时监测心电监护、血钾和尿量，观察患者精神状态、肌张力、腱反射、胃肠道反应，减少跌倒坠床等受伤的风险，保证患者的安全。

（二）高钾血症

高钾血症是指血清钾高于 5.5mmol/L，血清钾大于 7.0mmol/L 为严重高钾血症。

1. 病因

（1）钾摄入过多或过快：口服或静脉补钾过多，大量使用含钾药物。

（2）钾排出减少：如急、慢性肾衰竭，长期应用保钾利尿药，盐皮质激素分泌不足等。

（3）体内钾分布异常：如组织缺氧、剧烈运动、严重挤压伤、大面积烧伤、溶血及代谢性酸中毒时，钾离子从细胞内转移至细胞外。

（4）其他：如大量快速输入库存血时。

2. 临床表现

（1）神经肌肉症状：肌无力、下肢腱反射减低或消失，累及呼吸肌时可出现呼吸困难甚至窒息。

（2）消化道症状：出现恶心、呕吐及腹痛等表现。

（3）心脏症状：出现传导阻滞和各种快速性室性心律失常。心电图改变可分为以下几个阶段。

① 第 1 阶段（早期），血清钾为 5.5~6.0mmol/L，出现高尖 T 波。

② 第 2 阶段，QRS 波变宽，Q-R 间期延长和 ST 段降低。

③第 3 阶段，血清钾 > 8.0mmol/L，P 波降低增宽，最后消失，QRS 波继续增宽和 PR 间期延长。

④第 4 阶段，QRS 波群极度增宽，因与 T 波融合呈正弦曲线。

⑤第 5 阶段，出现心室颤动或心脏停搏。

上述 5 个阶段的心电图变化与血钾的上升高度及上升速度均有关。

（4）中枢神经系统症状：可出现淡漠、迟钝、嗜睡甚至昏迷等。

（5）微循环障碍：常见于病情较重者，表现为皮肤苍白、湿冷、发绀、低血压等。

3. 预防与处理

（1）严密观察生命体征、心电图、出入量及尿比重。

（2）必要时进行动脉血气分析，监测电解质、血糖及酸碱平衡情况，关注血钾、钙、钠、镁等情况。

（3）监测肾功能指标如血尿素氮、肌酐等。

（4）关注有高血钾倾向的患者，如大面积烧伤、严重创伤等患者，应禁止补钾或禁用保钾利尿剂。

（5）协助医生进行病因治疗，积极处理原发病，停止输入含钾的溶液。遵医嘱降低血清钾浓度。

①促使 K^+ 转入细胞内：碱化细胞外液，如静脉给予 5% 碳酸氢钠溶液 100~150mL；促进糖原合成，如胰岛素 12.5U 加入 10% 葡萄糖溶液 500mL 内静脉滴注。

②促使 K^+ 排泄：如呋塞米 40mg 静脉推注；肾功能不全或上述治疗无效时，可采取腹膜透析或血液透析。

（6）对抗心律失常：可用 5% 氯化钙或 10% 葡萄糖酸钙 10~20mL 缓慢静脉推注，如发生心搏骤停，立即实施心肺复苏。

第 6 节　神经系统相关并发症预防与处理

一、苏醒延迟

苏醒延迟是指全身麻醉结束，停止给药超过 1h，患者意识仍未恢复，不能对外界刺激或言语做出有思维的应答或动作。

1. 病因

（1）患者因素：

① 高龄。

② 既往有基础病如高血压、冠心病、慢性阻塞性肺疾病、肝肾功能障碍者等。

③ 糖代谢紊乱如低血糖、糖尿病酮症酸中毒昏迷、糖尿病非酮症高渗性昏迷等。

④ 严重水电解质平衡紊乱，如血钠＞160mmol/L、血钠＜100mmol/L、血镁＜0.5mmol/L 等均可引起意识障碍。

⑤ 中枢神经系统疾病如脑损伤、脑血管意外等。

（2）麻醉因素：

① 麻醉中出现低氧血症、通气不足、低体温、低血压等的患者。

② 麻醉药物绝对或相对过量、麻醉药物残留等。

（3）手术因素：术中出现严重意外，如急性大出血、心肌缺血或梗死等。

2. 临床表现

（1）苏醒延迟的患者生命体征多无明显异常。

（2）可表现为昏睡或不同程度的昏迷，常伴有呼吸抑制。

（3）对刺激无反应或反应轻微。

（4）合并相关疾病者可有相应症状或体征，如瞳孔扩大。

3. 预防与处理

（1）麻醉期间加强生命体征及神经系统监测，如瞳孔的变化，动态监测酸碱平衡及电解质情况，做好保温措施，同时维持氧合及血流动力学稳定。

（2）合并肝肾功能异常的患者，根据代谢途径选择合适的麻醉药物。

（3）观察病情变化，协助医生进行病因治疗。

① 麻醉药物过量或残留：加大通气使吸入的麻醉药尽快呼出；使用呋塞米静推，加速药物排出；有针对性地使用特异性拮抗药。

1）麻醉药物引起：氟马西尼可拮抗苯二氮䓬类药物所致的苏醒延迟；毒扁豆碱可拮抗吸入性麻醉药物所致的苏醒延迟；多普沙仑作为非特异性拮抗剂可拮抗麻醉性镇痛和镇静药引起的呼吸抑制所导致的苏醒延迟。

2）麻醉性镇痛药引起：可由小剂量的纳洛酮进行拮抗。

3）非去极化肌肉松弛药引起：可由新斯的明加阿托品进行拮抗。

② 采取保温措施适当升高体温以加速药物代谢。

③ 低血糖或高血糖：动态监测患者的血糖变化。应用胰岛素控制血糖时应关注电解质钾离子浓度。

二、苏醒期躁动

苏醒期躁动是发生于全身麻醉苏醒前的一种意识障碍，主要表现为躯体和精神两方面的症状，即粗暴的动作和强烈或激动的情绪。患者常伴随意识模糊、定向功能障碍，可出现不同程度的不自主运动等。

1. 病因

（1）患者因素

① 年龄和性别：苏醒期躁动多见于小儿及女性患者。

② 生理功能紊乱如术前脑功能障碍、呼吸功能障碍、循环功能障碍等均是术后发生躁动的危险因素。

③ 术前紧张、焦虑的患者在陌生环境中突然苏醒，更易发生苏醒期躁动。

（2）麻醉因素：麻醉苏醒过快但苏醒不全，可能是苏醒期躁动发生的最直接原因。术前用药如东莨菪碱、阿托品、氯胺酮、吸入麻醉药、麻醉肌松药的残留作用，以及拮抗药物的应用不当等均可引起苏醒期躁动。

（3）各种不良反应的刺激：缺氧、高碳酸血症、疼痛、尿潴留、吸痰操作和各种导管刺激等。

2. 临床表现

患者表现为烦躁、耗氧量增加、血压升高、心率加快等。

3. 预防与处理

（1）术前访视，缓解患者的焦虑与恐惧心理。

（2）清醒的患者做好沟通，加强心理护理；苏醒期患儿可由家属陪伴。

（3）严密监测患者的生命体征变化，保持气道通畅，维持氧供。

（4）充分镇痛。

（5）选择合适型号的尿管并充分润滑，必要时涂抹局部麻醉药如利多卡因软膏；及时拔除气管插管，操作轻柔，减轻刺激。

（6）患者入室后固定床栏，用床带及防抓手套约束，妥善固定静脉通路及各引流管道。

（7）躁动原因未明确之前需加强安全护理，保持舒适体位，避免发生意外性伤害或其他严重的并发症。

（8）遵医嘱给予镇静、镇痛药，观察用药效果及不良反应。氟哌啶醇可有效控制躁动，但可能导致QT间期延长、尖端扭转性室速等，用药期间应加强心电监护，观察心率、心律及血压的变化。

第 7 节　术后急性疼痛的预防与处理

疼痛是组织损伤或潜在组织损伤所引起的不愉快感觉和情感体验，是外科手术术后常见的并发症。

1. 病因
（1）患者因素：年龄、性别、经历、教育背景、痛觉过敏、疼痛耐受性等。
（2）麻醉因素：麻醉方法、镇痛药量、药物持续时间等。
（3）手术因素：手术部位、切口大小、手术应激等。

2. 临床表现
（1）患者主诉疼痛、面容痛苦。
（2）患者出现焦虑、烦躁、耗氧量增加、呼吸浅快、血压升高、心率加快、胃肠蠕动减少及胃肠功能恢复延迟等。

3. 预防与处理
（1）严密监测患者的生命体征变化，保持气道通畅，维持氧供。
（2）各种操作尽量轻柔，避免大幅度活动牵拉切口，咳嗽、深呼吸时注意保护切口。
（3）加强心理护理。
（4）使用多模式镇痛，如镇痛泵等。
（5）评估镇痛评分：VAS 评分 ≤ 3 分者，可转移患者的注意力；VAS 评分 > 3 分者，遵医嘱给予患者神经阻滞镇痛或合理使用镇痛药，观察用药效果及不良反应。

第 8 章

PACU/AICU 术后护理常规

第 1 节　PACU/AICU 术后一般护理常规

1. 严密监测患者的生命体征及病情变化，动态评估患者麻醉复苏进展，及时识别早期麻醉/手术并发症，发现异常情况及时报告医生并配合处置。

2. 根据麻醉方式及患者的病情取合适的体位：患者麻醉恢复期如无特殊体位要求，取 15~30° 的低半卧位。专科手术应采取相应的专科体位：如小儿扁桃体切除术后拔除气管插管后，取侧卧位有利于分泌物排出；胸科手术拔除气管插管后，抬高床头 30°~45° 半卧位有利于呼吸及引流；颅脑手术拔除气管插管后，抬高床头 15°~30° 有利于降低颅内压等。

3. 抢救时护理人员应分工明确、团结协作，配合医生进行抢救。遵医嘱进行各项治疗。口头医嘱在执行前必须复述一遍确认无误后方可执行，并保留空安瓿瓶以备抢救后查对，及时督促医生补开医嘱。

4. 做好机械通气及人工气道的管理。

5. 动态观察患者切口敷料是否干燥，以及各引流管引流液的颜色、性状和量，妥善固定并使其保持通畅，严密观察有无术后出血的发生。

6. 监测患者的体温，必要时给予升温仪等保温措施；避免使用热水袋、暖宝宝等进行保暖，慎防烫伤。

7. 动态评估患者的疼痛程度，根据患者对疼痛的反应及耐受程度，做好疼痛的护理管理，必要时遵医嘱予以处置。

8. 患者麻醉苏醒期躁动时，给予保护性约束；必要时遵医嘱给予镇静药物；预防坠床及非计划拔管等意外事件的发生。

9. 及时将各项护理措施准确记录在护理记录单里。

10. 做好 PACU/AICU 的消毒隔离工作。

11. 做好清醒患者的健康宣教，减轻其焦虑恐惧情绪，加强心理护理。

12. 遵医嘱选择合适的转运工具，做好 PACU/AICU 患者的安全转运。

第 2 节　全身麻醉术后护理常规

1. 严格执行外科疾病一般护理常规及 PACU/AICU 术后一般护理常规。

2. 严密监测患者的生命体征及病情变化，动态观察患者的麻醉苏醒程度。

3. 根据手术方式及全身麻醉后要求安置合适体位。全麻未醒者取去枕平卧、头偏向一侧体位，全麻清醒后根据病情调整体位。

4. 常规吸氧，保持呼吸道通畅。及时清除口腔呕吐物、呼吸道分泌物，密切观察患者呼吸、皮肤、口唇色泽及周围毛细血管床的变化。

5. 做好机械通气及人工气道的管理。

6. 监测患者的体温，必要时给予升温仪等保温措施，避免使用热水袋、暖宝宝进行保暖，谨防烫伤。

7. 麻醉苏醒躁动期的患者应使用保护性约束，必要时遵医嘱给予镇静镇痛药物的应用，预防坠床及非计划拔管。

8. 动态观察患者切口敷料是否干燥，以及各引流管引流液的颜色、性状和量，妥善固定并使其保持通畅，严密观察有无术后出血的发生。

9. 保持静脉输液通畅，根据患者病情、年龄调节输液速度。

10. 未留置导尿管的清醒患者鼓励其自主排尿，避免发生尿潴留。

第 3 节　椎管内麻醉术后护理常规

1. 严格执行外科疾病一般护理常规及 PACU/AICU 术后一般护理常规。

2. 严密监测患者的生命体征及病情变化，动态评估患者椎管内麻醉阻滞平面，做好尚未完全恢复感觉的肢体和阻滞区域的保护。

3. 根据手术方式及椎管内麻醉后的要求安置合适体位。

4. 常规吸氧，保持呼吸道通畅。及时清除口腔呕吐物、呼吸道分泌物，密切观察患者呼吸、皮肤、口唇色泽及周围毛细血管床的变化。

5. 密切观察有无椎管内麻醉术后并发症发生，如恶心、呕吐、头痛、尿潴留、血压下降、呼吸抑制、硬膜外血肿等，并积极配合医生做好并发症的预防与处置。

6. 动态观察患者切口敷料是否干燥，以及各引流管引流液的颜色、性状和量，妥善固定并使其保持通畅，严密观察有无术后出血的发生。

7. 保持静脉输液通畅，根据患者病情、年龄调节输液速度。

第4节　小儿术后护理常规

1. 严格执行外科疾病术后一般护理常规及PACU/AICU术后一般护理常规。

2. 小儿呼吸道尚未发育完全，需加强呼吸道的管理，保持呼吸道的通畅，防止低氧血症的发生。床旁备齐小儿必需物品，如小儿吸痰管、小儿呼吸囊、小儿血压袖带、小儿约束带、小儿呼吸机管道等。

3. 严密观察患儿的生命体征及病情变化，尤其注意观察有无呼吸困难的临床表现。

4. 根据手术及麻醉的方式，取合适体位。麻醉未醒时给予去枕平卧，头偏向一侧。

5. 采取2L/min以下低流量鼻导管吸氧，避免氧流量过高给患儿造成不适和不良后果。

6. 判断拔除气管插管/喉罩的标准为：患儿清醒、自主呼吸恢复、咳嗽、吞咽反射恢复；自主呼吸时潮气量 > 5mL/kg；呼吸频率小儿为 > 30 /min，婴幼儿为 < 40/min；吸入空气的情况下 SaO_2 > 90%，PaO_2 > 60mmHg，$PaCO_2$ < 45mmHg。小儿拔除气管插管/喉罩属于高风险拔管，需充分清除口咽分泌物并在医生的指导下拔除。

7. 加强体温管理，避免使用热水袋、暖宝宝等进行保暖，谨防烫伤。

8. 患儿麻醉苏醒期躁动时使用保护性约束，松紧适宜，做好局部皮肤的观察，严防坠床，并做好安抚工作。

9. 加强患儿疼痛的护理管理。

10. 做好各引流管道的护理：妥善固定并使其保持通畅，观察引流液的颜色、性状和量。

11. 根据患儿的病情程度、年龄、体重、心肺功能等计算输液速度和时间。如输液过程中患儿出现心率快、气促、呼吸困难、呻吟、呛咳、发绀等表现时，应警惕肺水肿的发生。

12. 做好PACU/AICU患儿的消毒隔离及感染管理，玩具类一人一用一消毒。
13. 做好患儿的安全转运。

第5节　老年患者术后护理常规

1. 严格执行外科疾病术后一般护理常规及PACU/AICU术后一般护理常规。
2. 严密监测患者的生命体征及病情变化，尤其是意识、瞳孔变化。当患者出现嗜睡、烦躁甚至昏迷时，提示可能存在缺氧、二氧化碳潴留、循环障碍等严重的并发症。
3. 加强体温的管理，由于老年患者基础代谢率低，对外界温度调节功能差，麻醉恢复期加强保暖。
4. 加强给药后的观察，由于老年人肝肾功能减退，对药物代谢迟缓，应用镇静、镇痛药物时，密切观察有无呼吸抑制等。
5. 加强患者血糖的管理，发现异常及时汇报医生并配合处置。
6. 做好各引流管道的护理：妥善固定并使其保持通畅，观察引流液的颜色、性状和量。
7. 患者麻醉苏醒期躁动时，给予保护性约束，必要时遵医嘱给予镇静。
8. 加强患者的皮肤护理。
9. 加强患者的心理护理。

第6节　机械通气患者的护理常规

1. 正确连接呼吸机管道。
2. 妥善固定人工气道导管及呼吸机管道。
3. 熟练掌握机械通气时参数的意义、报警的原因及处理措施、呼吸机使用的相关应急预案，动态评估呼吸机的工作状态，发现异常及时报告医生并配合处理。机械通气患者床边备简易呼吸囊等急救器械。
4. 严密观察患者生命体征、SpO_2的变化，遵医嘱进行血气分析监测，及时评估机械通气的效果。
5. 密切观察机械通气相关并发症，如过度通气、通气不足、气压伤等，发现异常及时报告医生并配合处理。

6. 严格执行呼吸机相关性肺炎的预防措施：

（1）按规范要求严格执行手卫生，提高医务人员手卫生的依从性。

（2）如无禁忌证将患者床头抬高 30°~45°。

（3）加强口腔护理，每 6~8h 护理 1 次，每日 3~4 次。

（4）严格掌握气管插管或气管切开适应证，应优先考虑无创通气。

（5）当患者符合拔除气管插管的指征时（详见附件），应尽早拔除。

（6）做好人工气道及呼吸机管道、附件装置的管理：

①按需吸痰，及时清除气道分泌物，保持气道通畅。

②长期带机者每周更换呼吸机管道，有明显污染或出现功能障碍时及时更换。

③保持气管插管气囊压力为 25~30cm H_2O，保证正常机械通气的同时，防止黏膜缺血坏死。

④加强气道温湿化护理。

⑤每日评估：对接受机械通气且每日接受镇静治疗的患者执行每日唤醒护理，缩短气管插管机械通气时间。

⑥充分营养支持，尽早实施肠内营养，对存在误吸高风险或不能耐受胃内营养的重症患者，可选择小肠营养。

⑦合理使用抗生素。

7. 患者麻醉苏醒期躁动时，给予保护性约束；必要时遵医嘱给予镇静，防止意外拔管。

8. 加强患者的心理护理。

第 7 节　中心静脉压监测的护理常规

1. 测压前及患者改变体位时重新调试零点，使换能器与右心房处于同一水平。
2. 保持测压管道密闭性，排尽测压管中气泡，防止造成气栓。
3. 保持测压管的通畅，采用持续冲洗装置防止回血堵塞或管道扭曲、受压等。
4. 中心静脉压测量的间隔时间视病情而定。
5. 测压前准确评估患者病情，排除影响测压的因素，如患者腹胀、咳嗽、烦躁时予以处理，待其安静 10~15min 后再行测压，保证测压参数的准确性。
6. 严密观察中心静脉压监测数值及波形，发现异常及时报告医生。

7. 一般不宜在测压的静脉通路输液、输注血管活性药物及其他急救药物或含钾溶液，防止测压时中断药物的输入及测压后药物快速输入体内，引起患者病情变化，甚至危及生命。

8. 严格无菌操作，穿刺部位定时换药，每72h更换测压系统。

第8节　有创动脉压监测的护理常规

1. 测压及改变体位时重新调试零点，使换能器与右心房处于同一水平。
2. 保持测压管道密闭性，排尽测压管中气泡，抽取动脉血气标本等操作过程中防止造成气栓。
3. 抽取血标本时，应将管道中液体全部抽出后再取血，以免因血液稀释而影响检测结果。
4. 保持测压管的通畅，采用持续冲洗装置防止回血堵塞或管道扭曲、受压等。
5. 测压前准确评估患者病情，排除影响测压的因素，保证测压参数的准确性。
6. 严密观察有创动脉压监测数值及波形，发现异常及时报告医生。
7. 妥善固定测压管道，防止动脉穿刺针及测压管道脱落。
8. 严格无菌操作，穿刺部位定时换药，每72h更换测压系统。
9. 并发症的监护：

（1）远端肢体缺血：动脉穿刺时严格执行无菌操作，避免反复穿刺/置管，减少动脉壁损伤；固定动脉穿刺针勿行环形包扎或包扎过紧；保持测压管的通畅；密切观察指/趾端的皮肤颜色、温度，如有苍白、发凉和疼痛等异常情况，予以拔除。

（2）局部出血、血肿：拔除动脉穿刺针后压迫止血5min以上，必要时局部加压包扎30min。

（3）感染：严格执行无菌操作，穿刺部位定时换药，置管时间一般不超过4天。

第9节　气管插管的护理常规

1. 妥善固定气管插管。先用胶布（禁用纸胶布）蝶形固定于面颊，再用寸带进行双固定。固定胶布前清洁面部皮肤，固定带松紧适宜，结扣紧固，一般以放入一指为宜，防止移位和滑出。

2. 气管插管的尖端应位于气管隆突上 2~3cm。每班都应检查气管插管是否在位，如听诊呼吸音是否对称、查看经口气管插管距门齿或经鼻气管插管距鼻尖的距离等，并做好交班。

3. 保持气管插管的通畅：充分湿化气道，按需吸痰，防止导管扭曲、折叠，保持气道通畅。

4. 按规范进行口腔护理，保持牙垫、气管插管、固定胶布清洁干燥，口腔护理前后检查气管插管气囊内压力，保持气囊压力为 25~30cm H_2O，检测气道有无漏气，操作时防止意外脱管。

5. 预防喉头水肿的发生：患者的头应稍后仰，以减轻插管对咽后壁的压迫，但头颈不能弯曲或过度后伸；对于烦躁的患者或小儿，遵医嘱给予适度镇静，防止其头颈部自由摆动，引发喉头水肿。

6. 气管插管患者床边备急救设备如简易呼吸囊等。

7. 按《拔除气管插管的指征及流程》（见附件）做好拔除气管插管的护理。

8. 拔除气管插管后做好口腔护理，密切观察患者气道反射恢复情况、生命体征，并监测 SpO_2；观察有无鼻翼煽动、呼吸急促、唇甲发绀、心率加快等呼吸困难与缺氧的表现。

9. 患者麻醉苏醒期躁动时，给予保护性约束；必要时遵医嘱给予镇静，防止意外拔管。

10. 加强患者心理护理。

11. 拔除气管插管的指征及流程见本章后附件 1。

第 10 节 喉罩的护理常规

1. 妥善固定，防止移位，保持喉罩在位。

（1）判断在位：①连接 $PETCO_2$ 进行监测，可见连续 4 个以上不衰减的正常波形；②听诊双肺呼吸音对称、清晰；③连接麻醉机/呼吸机通气，双侧胸廓对称起伏。

（2）患者有自主呼吸时、麻醉深度不够或受外界刺激时，可能会因咳嗽、屏气、扭动等导致喉罩移位，应及时报告麻醉医生并配合处置。

（3）密切观察患者带喉罩期间有无出现漏气：

①带喉罩机械通气时，保持气道压的峰值 < 20cm H_2O 且潮气量 < 8mL/kg。

②肺部听诊并结合 $PETCO_2$ 监测，在外侧颈区听诊有无异常声音，检查有无出现漏气现象。

③若在正压通气期间出现漏气，检查是否存在以下问题：A. 麻醉深度过浅；B. 神经肌肉阻滞不充分；C. 与手术程序或诊断程序相关的肺顺应性降低，如手术体位限制等；D. 患者头部转动或牵拉引起喉罩错位。

④确定漏气原因后，不可随意增加喉罩套囊压力，麻醉深度足够时应移除喉罩后再重新置入。

（4）每班做好交接。

2. 密切观察患者生命体征及 SpO_2 水平。

3. 避免长时间使用喉罩。当确需长时间使用时，需每 2h 放气 1 次，每次放气 2min，以改善局部血液循环。

4. 预防反流误吸。

（1）监测套囊压力，观察气囊充盈度。

（2）反流早期特征是液体沿导气管上升，当患者有自主呼吸时可出现咳嗽或屏气等先兆信号。

（3）反流误吸时，推荐以下处理方法：

①不要试图拔除喉罩，这样会失去套囊对喉部的保护作用。

②患者头低位并偏向一侧，吸引喉罩内的液体。

③行低流量和小潮气量人工通气，将液体由气管流向小支气管的风险降到最低。

④使用纤维支气管镜评估气管和支气管内的情况，清除残留液体。

5. 达到拔管指征时，遵医嘱拔除喉罩并做好拔除喉罩的护理。

6. 拔除喉罩后护理：给予口腔护理，检查有无口咽黏膜损伤等并发症，密切观察患者气道反射的恢复情况、生命体征和 SpO_2 水平，确定有无喉痉挛、舌后坠等呼吸道梗阻现象。

第 11 节　双腔气管插管的护理常规

1. 妥善固定，防止移位，保持双腔气管插管在位。

（1）定位方法：充气主套囊，双肺通气以确认导管位于气管内；充气支气管套囊，观察通气压力；夹闭一侧连接管，夹闭侧胸廓无运动，听诊夹闭侧无呼吸音，对侧可见明显胸廓运动并可闻及呼吸音；此时打开夹闭侧管腔帽时，如无气体漏出确认导管在位，且双腔气管插管对位良好。纤维支气管镜定位最为准确可靠。

（2）判断在位：①连接 PETCO$_2$ 进行监测，可见连续 4 个以上不衰减的正常波形；②听诊双肺呼吸音对称、清晰；③连接麻醉机/呼吸机通气，双侧胸廓对称起伏；④吸气时透明气管插管管壁清亮，呼气时管壁可见明显雾气。

（3）双腔气管插管位置异常判断，以左侧为例：

① 插入过浅，两侧导管均在气管内，即两侧肺均能闻及呼吸音。

② 插入过深，两侧导管均进入左主支气管，即仅能闻及左侧肺呼吸音。

③ 插入过深，两侧导管均进入右主支气管，即仅能闻及右侧肺呼吸音。

（4）移位处理：患者因咳嗽、改变体位及手术操作等因素，均可导致双腔气管插管移位。为防止充气的导管造成患者黏膜损伤和套囊损坏，应将双腔气管插管双侧套囊放气后，及时调整双腔气管的位置或重新放置。

（5）每班做好交接：

① 记录双腔气管插管与门齿的距离。

② 观察主套囊及支气管套囊的充盈程度。

2. 保持合适的气囊压力：主套囊内充气 5~8mL，支气管套囊不应超过 2~3mL。

3. 保持双腔气管插管的通畅：选用双腔气管插管专用吸痰管，按需吸痰，一侧吸痰时另一侧要保持持续通气。

4. 按《拔除双腔气管插管的指征及流程》做好拔除双腔气管插管护理。

5. 拔除双腔气管插管后护理：给予口腔护理，检查有无口咽黏膜损伤等并发症，密切观察患者气道反射恢复情况、生命体征及 SpO$_2$ 水平，确定有无喉痉挛、舌后坠等呼吸道梗阻现象。

第 12 节　气管切开的护理常规

1. 妥善固定气管切开套管，保持导管处于中立位，不前倾、不后仰，固定带松紧适宜，结扣紧固，一般以放入一指为宜，防止移位和滑出。

2. 观察气管切开处有无渗血、皮下气肿、血肿等并发症，及时给予处理。

3. 每班检查气管切开套管是否在位，保持气囊压力为 25~30cm H$_2$O，并做好交班。

4. 按需吸痰，充分湿化气道，保持人工气道的通畅。

5. 金属气管切开内套管应每日取出清洗，供应室集中消毒处理。

6. 按规范每日进行两次气管切开换药，遇敷料浸湿、污染时及时更换，操作时防止意外脱管。

7. 观察气管切开切口分泌物的颜色、性状、量、气味等，发现异常及时报告医生并配合处置。

8. 拔除气管切开套管前护理：遵医嘱进行堵管，观察有无缺氧及呼吸困难等现象。

9. 拔除气管切开套管后护理：密切观察患者气道反射恢复情况、生命体征及SpO_2水平；观察有无鼻翼扇动、呼吸急促、唇甲发绀、心率加快等缺氧及呼吸困难的表现。

10. 加强心理护理。

第 13 节　口咽通气道的护理常规

1. 妥善固定口咽通气道，放置正确位置，用胶布蝶形固定于面颊。
2. 保持口咽通气道的通畅：按需吸痰、按需湿化，保持管道通畅。
3. 按规范进行口腔护理，保持口咽通气道的清洁。
4. 口咽通气道留置时间不宜超过 48h，必要时应建立人工气道。
5. 拔除口咽通气道后护理：观察有无舌后坠、呼吸急促、唇甲发绀、心率加快等缺氧及呼吸困难的临床表现。
6. 加强心理护理。

第 14 节　头颈部术后护理常规

一、耳部术后护理要点

1. 严格执行外科疾病一般护理常规及 PACU/AICU 术后一般护理常规。
2. 严密观察患者的生命体征及病情变化。
3. 抬高床头 10°~15° 以利于渗液的引流。

4. 预防术后恶心、呕吐：耳部术后患者常会出现恶心、眩晕、眼球震颤等症状，避免摇晃床，同时嘱患者避免突然猛烈地转动头部，必要时遵医嘱应用镇静及止吐药物。

5. 患者出现恶心、呕吐时应避免误吸，保持呼吸道的通畅。

6. 镫骨/鼓室成形术术后要保持绷带及移植物在固定的位置，嘱患者勿揉鼻子、咳嗽及打喷嚏，避免影响移植物的稳定。

二、鼻部术后护理要点

1. 严格执行外科疾病一般护理常规及 PACU/AICU 术后一般护理常规。

2. 严密监测患者的生命体征及病情变化。

3. 鼻部术后病情允许时保持半卧位或坐位，促进鼻腔内液体引流，以减少局部水肿、减轻患者不适及有利呼吸。

4. 待患者完全清醒，咽部反射恢复后拔除气管插管。拔除气管插管前充分吸引口腔内分泌物，拔除气管插管时应防止血液入胃引起呕吐、反流、误吸。

5. PACU/AICU 期间加强心理护理与安全管理：尤其关注鼻腔手术易发生渗血引发患者恐慌；鼻腔术毕使用膨胀海绵填塞，通气不畅易引起患者躁动。

三、咽喉部及口腔颌面术后护理

1. 严格执行外科疾病一般护理常规及 PACU/AICU 术后一般护理常规。

2. 严密监测患者的生命体征及病情变化，尤其是呼吸情况如扁桃体及腺样体摘除术后的患者易发生喉痉挛；唇腭裂修补术及咽喉口腔颌面术后，上颚、鼻咽部、咽后壁组织、鼻腔内及舌肿胀均有可能会导致气道阻塞，若发生喉痉挛应及时行正压面罩通气并配合医生处置。

3. 扁桃体切除术后分泌物较多拔管后取半侧卧位，加强呼吸监测；唇腭裂修补术拔除气管插管后取去枕平卧，头偏向一侧。

4. 按需吸痰，吸痰时动作轻柔，选择合适负压，尽量避开手术创面，预防手术创面出血。

5. 密切观察手术创面有无出血，如手术区域肿胀和有大量渗血，立即报告医生并配合处置。

6. 腭咽成形术由于切口在气道内，需密切观察患者有无呼吸道水肿梗阻、创面出血等情况。

7. 口腔颌面及颈部手术后可引起肌肉松弛、舌后坠、咽或颈部肿胀、渗出或出血、血肿压迫致上呼吸道急性梗阻等，针对此类患者，责任护士应准确判断拔除气管插管的时机，避免在深麻醉下拔除气管插管。具体条件如下。

（1）患者意识完全清醒。

（2）肌张力恢复：咳嗽反射、吞咽反射恢复；能睁眼、皱眉；头能持续抬离床面10s以上等。

（3）安静状态下，呼吸潮气量达8mL/kg，且呼吸频率至少为10/min（小儿为20/min），呼吸空气10min后$SpO_2 \geq 95\%$；拔除气管插管后继续观察有无呼吸困难等征象及发音情况。

8.备好急救器械与物品，拔除气管插管后可因咽喉和颈部肿胀、出血而阻塞呼吸道，故床旁必须备有撤除固定物的器械、气管切开包、气管插管箱和简易呼吸囊等急救器械与物品。

9.患者麻醉苏醒期躁动时，给予保护性约束；必要时遵医嘱给予镇静。

10.加强心理护理。

四、舌部术后护理

1.严格执行外科疾病一般护理常规及PACU/AICU术后一般护理常规。

2.严密监测患者生命体征及病情变化。

3.患者清醒，咳嗽和吞咽反射恢复后，可采取坐位或半卧位以促进静脉及淋巴回流。

4.舌部手术后保持气道通畅是最为重要的护理重点。

（1）术后患者头偏向一侧，防止误吸的发生。

（2）床边必须备有吸痰装置，以备急用。

（3）术后肿胀的舌体可能会阻塞气道，床边需备有气管插管和气管切开的物品。

5.术后密切观察其创面有无出血，若发生出血则局部压迫止血。

五、眼部术后护理

1.严格执行外科疾病一般护理常规及PACU/AICU术后一般护理常规。

2.严密监测患者生命体征及病情变化。

3.为防止术侧眼睛受压，可选择仰卧位或健侧卧位避免压迫患侧；白内障手术后一般要求平卧位；鼻腔泪囊吻合术、眼外伤及手术中眼内出血患者取半卧位或头高位。

4. 维持眼内压稳定。眼部血管神经分布丰富，需使患者保持充分镇静合作，防止因过度刺激、血压升高引起眼内压增高导致出血，尤其在行吸痰、拔除气管插管／喉罩等刺激性操作时更应注意。

5. 观察术眼敷料有无渗血及绷带的松紧情况，保持术眼敷料在位、干燥，预防切口感染，对传染性眼病实行接触性隔离。

6. 患者出现眼痛时，应立即评估疼痛的性质、部位、伴随症状，必要时遵医嘱给予镇痛镇静和高渗脱水药物。

六、甲状腺术后护理

1. 严格执行外科疾病一般护理常规及 PACU/AICU 术后一般护理常规。
2. 严密监测患者的生命体征及病情变化。
3. 病情允许时保持半卧位，利于切口引流及呼吸，减轻患者的不适。
4. 准确判断拔除气管插管的时机。
5. 保持呼吸道通畅。备好紧急气管插管及气管切开包等急救器械与物品，发现呼吸道梗阻甚至窒息时，立即报告医生并配合处置。
6. 做好并发症的预防与处理，尤其应做好呼吸困难和窒息的预防与处理；甲状腺功能亢进的患者应观察其有无高热、抽搐、大汗及心动过速等，警惕甲状腺危象的发生。
7. 颈部护理：患者入 PACU/AICU 时即测量其颈围，动态观察颈围变化是发现皮下出血的重要方法；同时应关注切口敷料及负压引流量等。
8. 甲状腺功能亢进的患者可合并突眼，可给予生理盐水纱布湿敷或涂眼药膏。
9. 加强心理护理。

第15节 神经外科术后护理常规

1. 严格执行外科疾病一般护理常规及 PACU/AICU 术后一般护理常规。
2. 严密监测患者的生命体征及病情变化，尤其是意识、瞳孔、肢体活动度及有无脑疝的临床表现，加强血压的监测如蛛网膜下腔出血、动脉瘤或动脉畸形在手术后短期血压控制目标为该患者的正常血压或略低于正常血压，发现异常及时汇报医生并配合处置。
3. 根据患者病情将其床头抬高 15°~30°，以利于颅内静脉回流，减轻脑水肿；

昏迷患者头偏向一侧，及时清除口鼻腔分泌物，保持呼吸道通畅。

4. 密切观察切口敷料是否干燥，各引流管是否通畅、固定情况，以及引流液的颜色、性状和量，发现异常及时汇报医生。

5. 患者麻醉苏醒期躁动时，给予保护性约束。必要时遵医嘱镇静。

6. 做好疼痛的护理管理。

7. 加强心理护理。

第16节　腹部手术后护理常规

1. 严格执行外科疾病一般护理常规及 PACU/AICU 术后一般护理常规。
2. 严密监测患者的生命体征及病情变化。
3. 妥善固定各引流管道，保持通畅，维持有效的胃肠减压。
4. 密切观察腹腔引流液的颜色、性状和量，若术后持续从腹腔引流管引出血性液体≥200mL/h，应怀疑有腹腔出血，立即报告医生并配合处置。
5. 麻醉清醒后根据患者的病情给予半卧位，减轻腹部切口张力。
6. 做好疼痛的护理管理。
7. 加强心理护理。

第17节　胸外科术后护理常规

1. 严格执行外科疾病一般护理常规及 PACU/AICU 术后一般护理常规。
2. 做好机械通气的护理：

（1）遵医嘱正确设置机械通气的参数。

（2）妥善固定好双腔气管插管防止滑脱打折。

（3）做好气囊的管理，双腔气管插管在不需要肺隔离后，应将支气管套囊放气；放气前需充分吸引口和鼻腔分泌物，以免流入肺内继发感染。

3. 严密监测患者的生命体征及病情变化，尤其应加强呼吸、循环、内环境的监测。

4. 全肺切除术后的患者，注意观察气管有无移位。气管位置是否居中是全肺切除术后了解纵隔位置、判断胸腔内压力的标志。在搬动或改变体位时，操作应轻柔，避免纵隔摆动影响生命体征。

5. 加强胸腔闭式引流的护理，全肺切除患者间断开放胸腔闭式引流管（约每2h开放1次，每次开放约5~10min，引流量＜100mL）；密切观察引流液的颜色、性状和量，发现异常及时报告医生。

6. 体位护理，拔除气管插管后取30°~45°半卧位有利于呼吸和引流。

7. 维持液体平衡，严格掌握输液的量和速度，防止前负荷过重而导致肺水肿。全肺切除术后应控制钠盐的摄入量，24h的补液量应控制在2000mL内，速度控制在每分钟20~30滴，准确记录出入量，维持体液平衡。

8. 做好疼痛的护理管理。

9. 加强心理护理。

第18节　泌尿外科术后护理常规

1. 严格执行外科疾病一般护理常规及PACU/AICU术后一般护理常规。
2. 严密监测患者的生命体征及病情变化。
3. 麻醉恢复期患者一般采取低半卧位，以利于切口引流及尿液引流。
4. 密切观察切口渗血情况，发现异常及时报告医生并配合处置。
5. 密切观察引流管引流液颜色、性状和量，发现异常及时报告医生。
6. 肾部分切除患者术后的护理：

（1）患者卧床休息3~7日，以防继发性出血。

（2）合理调节输液速度，避免加重健侧肾脏负担。

7. 经尿道前列腺切除患者术后的护理：

（1）术中大量的冲洗液被吸收可导致血容量急剧增加，易出现稀释性低钠血症。苏醒期间应监测电解质变化，关注患者有无烦躁不安、血压下降、脉搏缓慢等，发现异常及时报告医生并配合处置。

（2）妥善固定导尿管，避免因坐起或肢体活动导致气囊移位。术后利用其水囊压迫前列腺窝与膀胱颈，起到压迫止血的目的。

（3）术后3~5日应用生理盐水持续膀胱冲洗，冲洗液温度控制在36℃左右以预防膀胱痉挛；冲洗速度可根据尿色而定，色深则快、色浅则慢，保持通畅。

8. 嗜铬细胞瘤患者术后的护理：

（1）肿瘤切除后主要风险是心力衰竭和低血压，应严密监测患者的血流动力学变化。

（2）给予补充血容量，根据中心静脉压、尿量调整输液速度；一般术后保持液体正平衡 1000~1500mL。

（3）由于儿茶酚胺调节的 B 细胞抑制被终止，可能出现术后低血糖，术后应密切监测患者的血糖变化。

9. 做好疼痛的护理管理。

10. 加强心理护理。

第 19 节　骨科术后护理常规

1. 严格执行外科疾病一般护理常规及 PACU/AICU 术后一般护理常规。

2. 严密监测患者的生命体征及病情变化。颈椎手术的患者，如感觉活动异常提示颈髓水肿，如突然出现呼吸困难提示有活动性出血，应及时报告医生并配合处置。

3. 根据患者的手术方式采取合适的体位：

（1）下肢骨折的患者保持外展中立位；腓总神经损伤的患者保持中立位禁止外旋，防止发生再损伤。

（2）颈椎手术的患者注意保护颈椎，佩戴颈围，颈部置于中立位水平，尤其应重点关注翻身、搬运、转运等。

（3）髋关节置换术的患者置于外展中立位，用 T 型枕固定于两下肢之间，防止内收和旋转；且应避免新关节的屈曲和内收，尤其避免苏醒期躁动造成髋关节脱位。

4. 按需吸痰，保持呼吸道通畅。

5. 做好切口及引流管的观察护理。密切观察切口有无出血、渗血，妥善固定各引流管并保持通畅。颈椎后路手术的患者尤其注意观察有无脑脊液漏，如引流液颜色转为淡红色或淡黄色，清亮而量增多，则应改负压引流为正压引流，并及时报告医生。

6. 密切观察患肢血供、感觉及运动情况，如有异常及时报告医生并配合处置。

7. 做好并发症的预防与处理：

（1）颈深部血肿一般发生在术后 24~48h 内，术后严密观察呼吸和血压的变化，如出现进行性呼吸困难并伴有颈部增粗、血压下降、四肢感觉活动异常等，应立即报告医生并配合处置。

（2）喉返神经、喉上神经损伤多见于颈前路手术，上颈椎部位易发生喉上神经损伤出现饮水呛咳，下颈椎部位易发生喉返神经损伤出现术后气憋、发音异常等。

8. 做好疼痛的护理管理。

9. 加强心理护理。

第 20 节　乳腺术后护理常规

1. 严格执行外科疾病一般护理常规及 PACU/AICU 术后一般护理常规。

2. 严密监测患者的生命体征及病情变化，尤其是关注有无呼吸困难，有无因手术损伤胸膜而导致的气胸等。

3. 术后麻醉苏醒、血压平稳后取半卧位，以利呼吸和引流。

4. 加强切口的护理，观察切口的敷料，注意有无渗血、渗液等情况。

（1）保持皮瓣良好血供：手术部位常用弹力绷带加压包扎，包扎的松紧度一般以容纳一指为宜；观察患侧上肢远端的血液循环情况，若手指发麻、皮温下降、皮肤发绀、动脉搏动不能扪及等，提示腋窝部血管受压，应及时调整绷带的松紧度；观察皮瓣的颜色，若皮瓣颜色呈暗红色，提示循环异常，应及时报告医生并配合处置。

（2）维持有效引流，负压吸引的压力大小适宜，保持引流管通畅，密切观察引流液的颜色、性状和量。

5. 预防患侧上肢肿胀：

（1）勿在患侧上肢测血压、抽血、皮下注射、静脉注射或静脉输液等。

（2）患者麻醉苏醒后，指导其活动手指及腕部，如伸指、握拳等。

6. 做好疼痛的护理管理。

7. 加强心理护理。

第 21 节　妇科术后护理常规

1. 严格执行外科疾病一般护理常规及 PACU/AICU 术后一般护理常规。

2. 严密监测患者的生命体征及病情变化。

3. 按手术及麻醉方式取合适体位，妇科手术后的患者一般取平卧位，麻醉清醒血压平稳后可改为半卧位。

4. 观察切口、阴道出血情况及引流液的颜色、性状和量，保持引流管道通畅，发现异常及时报告医生。

5. 子宫切除术可能伤及输尿管，应保持导尿管通畅，观察尿量及其颜色和性状。

6. 保温：宫颈癌根治术等妇科大手术，因手术时间较长、腹腔暴露及使用生理盐水冲洗，容易导致患者低体温，麻醉恢复期应积极采取保温措施。

7. 皮下气肿的护理。腹腔镜下的妇科手术，术后应评估患者有无发生皮下气肿，并根据患者血气分析的结果调节机械通气参数，纠正酸碱失衡。患者麻醉清醒后嘱其深呼吸，以促进二氧化碳的排出。

8. 做好疼痛的护理管理。

9. 加强心理护理。

第22节　产科术后护理常规

1. 严格执行外科疾病一般护理常规及 PACU/AICU 术后一般护理常规。

2. 严密监测患者的生命体征及病情变化。

3. 观察腹部切口、阴道出血情况及引流液的颜色、性状和量，保持引流管道通畅，发现异常及时报告医生。

4. 做好子宫复旧的护理，产后 2h 极易发生因子宫复旧不良导致的产后出血。

（1）术后密切观察患者子宫高度，按压宫底，以免血块积存影响子宫的收缩，发现异常及时报告医生并配合处置，如通过腹壁按摩子宫来刺激宫缩。

（2）保持导尿管的通畅，防止膀胱过度充盈而影响子宫收缩。

5. 做好疼痛的护理管理。

6. 加强心理护理。

第23节　腹腔镜术后护理常规

1. 严格执行外科疾病一般护理常规及 PACU/AICU 术后一般护理常规。

2. 严密监测患者的生命体征及病情变化。

3. 动态监测呼气末二氧化碳分压/动脉二氧化碳分压，观察有无二氧化碳蓄积，有无皮下气肿等并发症发生，发现异常及时报告医生并配合处置。

4. 加强监测心率和血压。腹腔镜手术中由于人工气腹造成腹压增高，可导致血流动力学改变而影响患者的心功能。因此术后监测血压的同时应注意控制输液速度。

5. 做好疼痛的护理管理。

6. 加强心理护理。

第24节　无痛胃肠镜麻醉后护理常规

1. 在患者全麻未清醒前需在PACU监护，直至清醒。

2. 严密监测患者的生命体征及病情变化，尤其是患者的意识状态，以及有无恶心、呕吐等并发症。

3. 患者取头高足低位，头偏向一侧，取出口圈，牙关紧闭者切勿强行取出。

4. 患者意识清醒后如无恶心呕吐，嘱其在有护栏的床上坐起，防止发生直立性低血压。

（1）坐起15min后，患者定向力恢复，可自行穿衣服行走，与家属一起扶患者至休息区休息至少0.5h。

（2）再次评估患者，符合以下条件者在家属的陪同下经麻醉医生评估后可离开医院。

① 神志完全清醒、定位准确、思维清晰、对答清楚。

② 生命体征稳定。

③ 无恶心、呕吐、眩晕等。

④ 运动功能恢复，步态稳定。

5. 健康宣教：

（1）进行无痛胃镜检查后24h内不得驾车、骑车，从事高空作业以及操作机器。

（2）未进行活检检查者2h后可进食温和无刺激的软食，但不可过饱，禁辛辣食物和含乙醇饮料；进行活检检查者4h后可进食温凉软食，不可饮用热水和进食过热食物。

（3）检查后避免用力咳嗽，防止损伤咽喉部黏膜，有异物感者可用淡盐水漱口以减轻不适。

附件1 拔除气管插管的指征及流程

一、拔除低危气管插管

(一)拔除"低危"气管插管指征

1. 呼吸空气的情况下 $PaO_2 > 65mmHg$,$SpO_2 \geq 95\%$。
2. 正常T型管通气10min实验表明,患者能自主呼吸,呼吸不费力,呼吸频率小于30次/分,潮气量大于300mL。
3. 循环系统稳定。
4. 意识恢复可以合作。
5. 保护性咳嗽、吞咽反射恢复。
6. 肌力恢复,持续性握拳有力,抬头试验阳性(无支撑下抬头坚持10秒以上),肌松监测四个成串刺激(TOF)> 90%。

(二)拔除气管插管操作流程

1. 向清醒患者做好解释工作,消除其恐惧心理。
2. 准备物品:注射器、吸痰管,负压装置,吸氧装置等。
3. 建立充分的氧储备,给予纯氧吸入。
4. 患者取合适的拔除气管插管体位,如头高脚低位尤其适用于肥胖患者,左侧卧头低位常用于饱胃患者。
5. 使用一次性吸痰管分别吸引气管插管内、口腔内和咽部分泌物。
6. 去除固定气管插管的寸带和胶布,同时评估患者牙齿有无松动,防止拔除气管插管时因牙齿脱落引起窒息等。
7. 拔除气管插管前将气囊排气,拔除气管插管时操作动作应迅速、轻柔,尽可能减少患者的不适,保留牙垫。
8. 拔除气管插管后保持患者头偏向一侧,防止误吸。
9. 拔除气管插管后常规观察患者口咽部有无遗留异物,以及鼻肠管、胃管等有无盘于口腔等。

二、拔除高危气管插管

（一）适应证

高危患者包括困难气道、颈部手术、肿物压迫气管、创伤大的五官科手术患者，以及瘫痪、精神障碍、昏迷等特殊患者。拔除气管插管除符合拔除气管插管的指征外，还应结合患者的病情并在麻醉医生协助下进行操作。

（二）拔除气管插管注意事项

1. 评估气道及高危因素。
2. 麻醉医生评估患者拔除气管插管的指征。
3. 使患者处于最佳的备拔管状态，并准备紧急插管用物。
4. 由两人执行拔除气管插管操作。
5. 麻醉恢复期不宜拔除气管插管的患者，遵医嘱延期拔除气管插管。
6. 颈椎手术的患者拔除气管插管时，避免因患者头颈部移动影响手术效果，术毕先用颈托固定颈部，再进行吸痰与拔除气管插管等操作。
7. 颌面、口腔、鼻腔手术后如存在张口困难，需待患者完全清醒后再慎重拔除气管插管；必要时行预防性气管切开术，保持气道通畅。
8. 饱胃患者谨防拔除气管插管后误吸；需待患者完全清醒后，在侧卧头低位下拔除气管插管。

三、深麻醉状态下拔除气管插管

（一）适应证

老年患者；高血压、心脏血管疾病患者；神经外科术后防止颅内压升高的患者；眼科术后防止眼内压升高的患者；其他无禁忌证者等。

（二）禁忌证

饱胃患者；颜面、口腔、鼻腔手术后如存在张口困难或呼吸道肿胀的患者；颈部手术，尤其是甲状腺切除术有喉返神经损伤或气管萎陷可能的患者；手术时间长、创面大，应保留气管导管或需转入ICU继续呼吸治疗的患者；鼾症术后的患者等。

（三）拔除气管插管注意事项

1. 根据麻醉性镇痛药和肌松药的药代学特性，应合理适时停用麻醉性镇痛药和肌松药。手术结束前30min不再追加中时效肌松药；手术结束前40~60min不再追加芬太尼，手术结束前60~90min不再追加舒芬太尼；芬太尼靶控输注于手术结束前 40~60min 停止，瑞芬太尼靶控或持续输注到手术结束停药。

2. 于手术切皮前、手术结束前给予非甾体类解热镇痛药，如氟比洛芬酯、特耐，或给予其他术后镇痛措施。

3. 在手术结束前 10~15min 停用吸入性麻醉药，改用丙泊酚维持至术毕。

4. 胸腹腔关闭后如无禁忌，应用新斯的明拮抗肌松药时应距离最后一次追加中时效肌松药至少 40min，并持续进行机械通气，排出残余吸入性麻醉药，同时观察 $PETCO_2$ 波形有无自主呼吸引起的切迹或波形。

5. 手术结束，患者恢复自主呼吸后停止机械通气，观察其自主呼吸的次数、幅度、潮气量、SpO_2 变化和 $PETCO_2$ 波形等。保持血流动力学稳定、酸碱平衡及电解质正常，并常规准备尼卡地平、艾司洛尔等药物。

6. 当自主呼吸 > 每分钟 8 次且每分钟 < 20 次，潮气量 > 6mL/kg，呼吸空气的情况下 $SpO_2 \geq 95\%$，$PETCO_2$ 波形规则，有正常 $PETCO_2$ 平台，可在手术室或者 PACU 内拔除气管插管。

7. 拔除气管插管后保留口咽通气道，防止舌后坠，并注意呼吸道通畅度和氧合情况。在 PACU 内继续面罩吸氧观察至少 30min。待患者神志完全清醒、保护性反射恢复、呼吸空气的情况下 $SpO_2 \geq 95\%$，可遵医嘱转运至病区。

第 9 章

PACU/AICU 情境式护理应急预案

第 1 节 发生火灾的应急预案

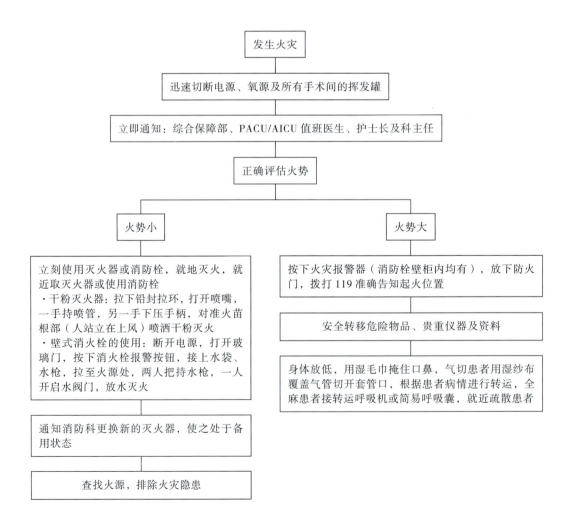

第 9 章 / PACU/AICU 情境式护理应急预案

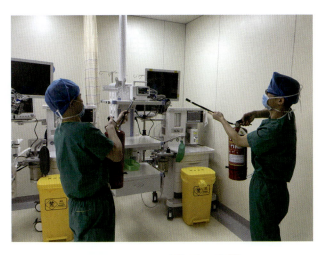

图 9-1-1　正确使用灭火器

第 2 节　停水和突然停水的应急预案

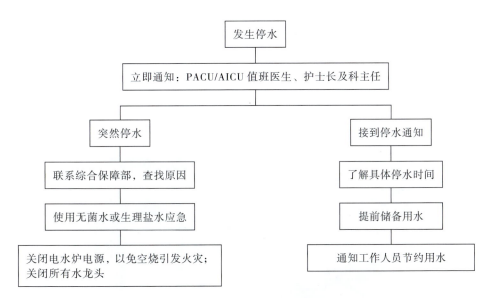

第3节 突然停电的应急预案

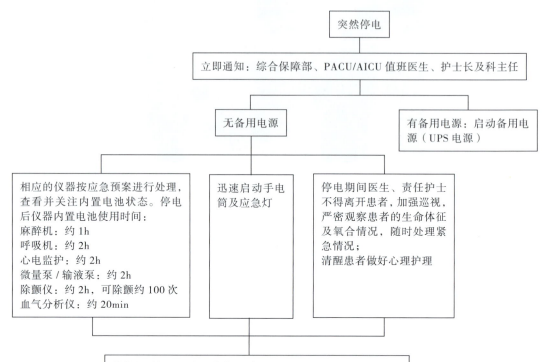

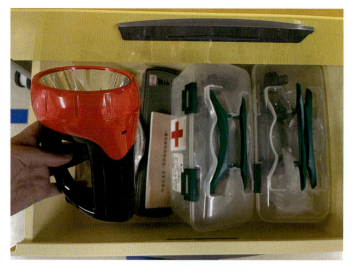

图 9-3-1 抢救车内应急灯

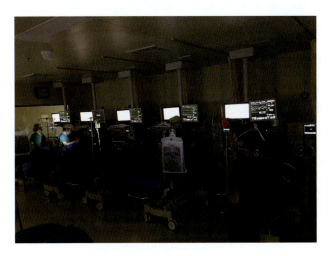

图 9-3-2 停电期间不得离开患者，加强巡视

第 4 节　中心供氧发生故障的应急预案

情境案例：中心供氧发生故障

患者，男，26 岁，术前诊断为"扁桃体肥大"，今日在全麻下行"扁桃体切除术"，9:40 术毕由手术室转入 PACU。入室时患者全麻未醒，予气管插管接呼吸机辅助通气，心电监护显示：HR 70/min、SpO_2 100%、R 12/min、BP 116/70mmHg。监护中责任护士 A 发现呼吸机低氧气供应报警，立即检查呼吸机管路连接紧密，呼吸机氧气源接头连接完好，氧气压力表供氧压力低于正常范围。

①无备用的已连接转运氧气筒的转运呼吸机：呼叫邻床责任护士 B 推氧气筒至床旁。护士 C 通知 PACU 麻醉医生、护士长并紧急打电话给综合保障部，护士 C 接到综合保障部电话，称中心供氧故障需一段时间才能解决，做好应急准备。此时患者心电监护仪显示：HR 85/min，SpO_2 90%，R 12/min，BP 119/65mmHg。护士 A 协助 PACU 麻醉医生断开呼吸机立即进行简易呼吸囊手控通气，护士 B 立即将呼吸机氧气源接头通过氧气减压阀连接至氧气筒上，维持氧气筒输出压力在 0.35~0.4MPa，呼吸机正常运行后连接患者的人工气道进行辅助通气，密切观察其病情变化。

②有备用的已连接转运氧气筒的转运呼吸机：呼叫邻床责任护士 B 将已连接

转运氧气筒的转运呼吸机推至床旁。护士 C 通知 PACU 麻醉医生、护士长并紧急打电话给综合保障部，护士 C 接到综合保障部电话，称中心供氧故障需一段时间才能解决，做好应急准备。此时患者心电监护仪显示：HR 85 /min，SpO_2 90%，R 12/min，BP 119/65mmHg。护士 A 协助 PACU 麻醉医生断开呼吸机立即进行简易呼吸囊手控通气，护士 B 立即调试转运呼吸机，呼吸机正常运行后连接患者的人工气道进行辅助通气，密切观察其病情变化。

10:15 护士 C 接到综合保障部电话，称中心供氧装置恢复正常，护士 A 重新连接中心供氧装置，调试呼吸机，运行正常后继续呼吸机辅助通气，并及时填写麻醉恢复室记录单。

此案例涉及的相关应急预案：

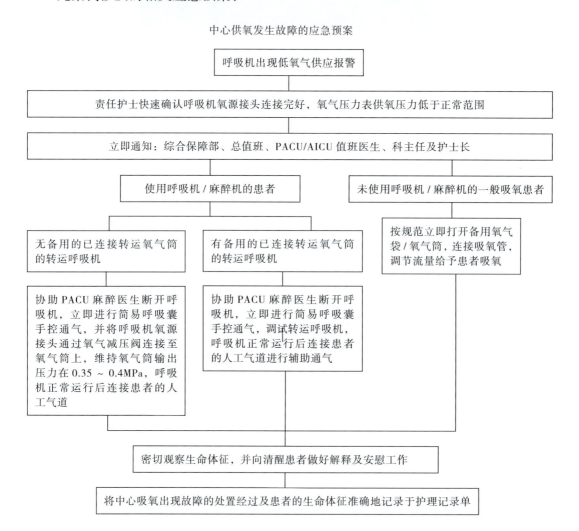

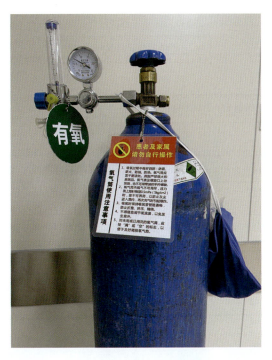

图 9-4-1　备用氧气筒

第 5 节　心电监护仪使用过程中突发故障的应急预案

情境案例：心电监护仪使用过程中突发故障

患者，女，50 岁，术前诊断为"子宫肌瘤"，今日在全身麻醉下行"经腹全子宫切除术"。10:45 术毕由手术室转入 PACU。入室时患者全麻未醒，予气管插管接呼吸机辅助通气，心电监护显示：HR 70 /min，SpO_2 100%，R 12 /min，BP 106/68mmHg。监护中责任护士 A 发现心电监护仪突然黑屏，按键失灵，检查各导联线连接完好，电源接头连接完好，触摸患者颈动脉搏动正常，观察患者胸廓起伏良好，口唇末梢及指甲颜色正常。立即呼叫 PACU 麻醉医生，邻床护士 B 立即取备用心电监护仪，护士 B 打开备用心电监护仪自检性能良好，重新连接好各导联线继续心电监护，备用心电监护仪显示：HR 80/min，SpO_2 100%，R 12/min，BP 123/75mmHg。护士 A 将故障心电监护仪关机重启后仍显示黑屏，悬挂仪器故障牌并登记于《仪器使用维修登记本》，打电话通知心电监护仪专管负责人，同时汇报科室护士长及设备科。

此案例涉及的相关应急预案：

心电监护仪使用过程中突发故障的应急预案

```
┌─────────────────────────────┐
│      心电监护仪使用中发生故障      │
└─────────────────────────────┘
              ↓
┌─────────────────────────────────────────┐
│ 立即通知：PACU/AICU值班医生、护士长、设备科  │
└─────────────────────────────────────────┘
              ↓
┌───────────────────────────────────────────────┐
│ 立即启用备用心电监护仪并重新连接好各导联线继续心电监护  │
└───────────────────────────────────────────────┘
              ↓
┌───────────────────────────────────────────────┐
│   密切观察患者生命体征情况，及时准确做好护理记录      │
└───────────────────────────────────────────────┘
              ↓
┌───────────────────────────────────────────────────────────────┐
│ 故障心电监护仪悬挂仪器故障牌，并登记于《仪器使用维修登记本》，通知心电监护仪专管 │
│ 负责人联系设备科维修                                              │
└───────────────────────────────────────────────────────────────┘
```

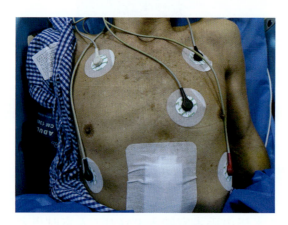

图 9-5-1　电极片放置位置

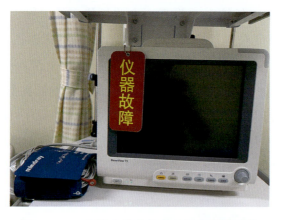

图 9-5-2　故障心电监护仪悬挂仪器故障牌

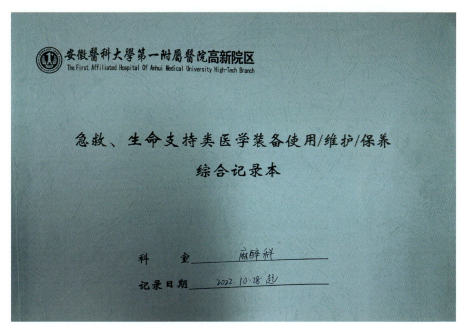

图 9-5-3 仪器使用维修登记本

第 6 节　呼吸机使用过程中发生故障的应急预案

情境案例：呼吸机使用过程中发生故障

患者，男，66 岁，术前诊断为"直肠息肉伴出血"，今日在静吸复合全麻+硬膜外麻醉下行"腹腔镜下直肠肿瘤切除术"。10:45 术毕由手术室入 PACU，入室时患者全麻未醒，予气管插管接呼吸机辅助通气，呼吸机模式：SIMV+PSV，氧浓度 50%、潮气量 450mL、呼吸频率 12 /min、PEEP 3cmH$_2$O。心电监护显示：HR 88 /min、R 12 /min、BP 132/84mmHg、SpO$_2$ 100%。11:10 呼吸机报警低分钟通气量，责任护士 A 检查气管插管在位气囊压力合适、呼吸回路连接完好无漏气、呼吸机分钟通气量报警上下限设置合理、患者胸廓起伏不明显。立即通知 PACU 麻醉医生，协助断开呼吸机与人工气道，予简易呼吸球囊辅助通气，同时呼叫护士 B 将备用转运呼吸机推至床旁开机自检，PACU 麻醉医生设置呼吸机辅助通气模式与参数，试运行正常，连接患者气管插管辅助通气。护士 B 将故障呼吸机关机重新自检接模拟肺检测仍提示低分钟通气量，予悬挂仪器故障牌并在《仪器使用维修记录本》记录呼吸机故障原因，并打电话通知专管负责人汇报设备科及科室护士长。

此案例涉及的相关应急预案：

呼吸机使用过程中发生故障的应急预案

呼吸机使用中发生故障

↓

立即通知：PACU/AICU 值班医生、护士长、设备科

↓

立即断开呼吸机与人工气道，予简易呼吸球囊辅助通气

↓

将转运呼吸机推至床旁开机自检，PACU/AICU 值班医生设置呼吸机辅助通气模式与参数，接模拟肺运行良好，连接患者人工气道辅助通气

↓

密切观察患者生命体征情况，及时准确做好护理记录

↓

故障呼吸机悬挂仪器故障牌，并登记于《仪器使用维修登记本》，通知呼吸机专管负责人联系设备科维修

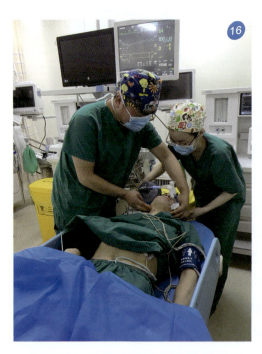

图 9-6-1　简易呼吸球囊辅助通气

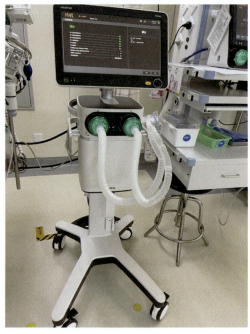

图 9-6-2　将转运呼吸机推至床旁开机自检

第 7 节　输血、输液相关的应急预案

情境案例：1 例 PACU 输血患者发生过敏性休克

患者，女，68 岁，术前诊断为"胃癌"，今日在全麻下行"胃癌根治术"，既往曾有输血史，无过敏症状。15:20 术毕由手术室入 PACU，入室时患者全麻未醒，予气管插管接呼吸机辅助通气，查动脉血气分析示：Hb 68g/L，15:25 遵医嘱按规范予静脉输注去白悬浮红细胞 200mL。输血中责任护士 A 发现患者颈部、颜面部出现荨麻疹，心电监护显示：BP 80/53mmHg，HR 102 / min，SpO_2 90%，腹腔引流管引流量没有明显增加。

护士 A 立即暂停输血并呼叫护士 B 通知 PACU 麻醉医生，护士 B 推治疗车，协助护士 A 更换输血器输注生理盐水保持静脉通路通畅；护士 C 推抢救车，遵医嘱静脉注射肾上腺素 10μg、葡萄糖酸钙 1g、甲强龙 80mg。15:31 护士 A 报告患者 BP 70/35mmHg，麻醉医生下达口头医嘱静脉注射肾上腺素 20μg，护士 C 执行。15:33 护士 A 报告患者 BP 80/40mmHg，护士 C 遵医嘱给予氢化可的松琥珀酸钠 200mg 静脉滴注，快速滴注平衡液扩容，并遵医嘱予肾上腺素 0.1μg/（kg·min）静脉泵注，去甲肾上腺素 0.1μg/（kg·min）静脉泵注。15:50 患者 BP 100/60mmHg，P 83/min，R 15/min，SpO_2 98%，患者颈部、颜面部荨麻疹开始消退，尿液颜色清亮，密切观察其病情变化。护士 B 将换下来剩余血制品和输血器用一次性无菌治疗巾包裹，标注患者信息（科室、床号、姓名、住院号）后放入冰箱保存（温度 4℃），并告知手术医生，由 PACU 麻醉医生、PACU 责任护士、手术医生共同填写输血不良反应登记表上报输血科，同时将患者血袋、输血用品一起送输血科，以便寻找或检验发生输血反应的原因。

此案例涉及的相关应急预案：

一、输血（输液）反应的应急预案

```
输血（输液）中患者出现发冷、寒战、荨麻疹等输血（输液）反应的症状
                    ↓
立即停止输血/输液，更换输血/输液器，生理盐水维持静脉通道通畅，并保留残余血液/药液及输血/输液器
                    ↓
        立即通知PACU/AICU值班医生
                    ↓
遵医嘱肌内注射/静脉应用0.1%肾上腺素及抗过敏治疗等，积极配合医生对症处理与抢救，如心搏骤停予心肺复苏等
                    ↓
        密切观察患者的生命体征与尿量等
                    ↓
            及时准确做好护理记录
                    ↓
          按流程上报输血/输液不良反应
                    ↓
必要时将余血/余液或输血/输液器标本送化验室进行检验，进行原因分析
```

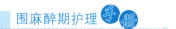

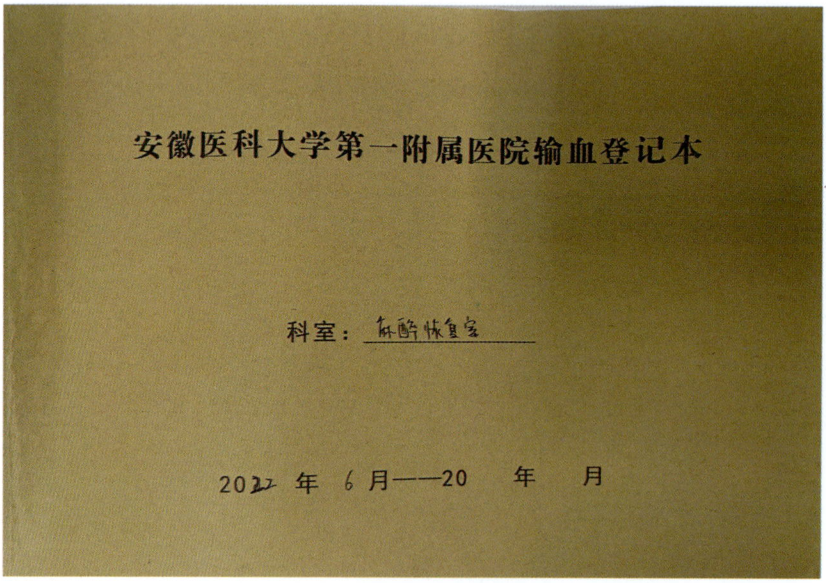

图 9-7-1　输血登记本

二、溶血反应的应急预案

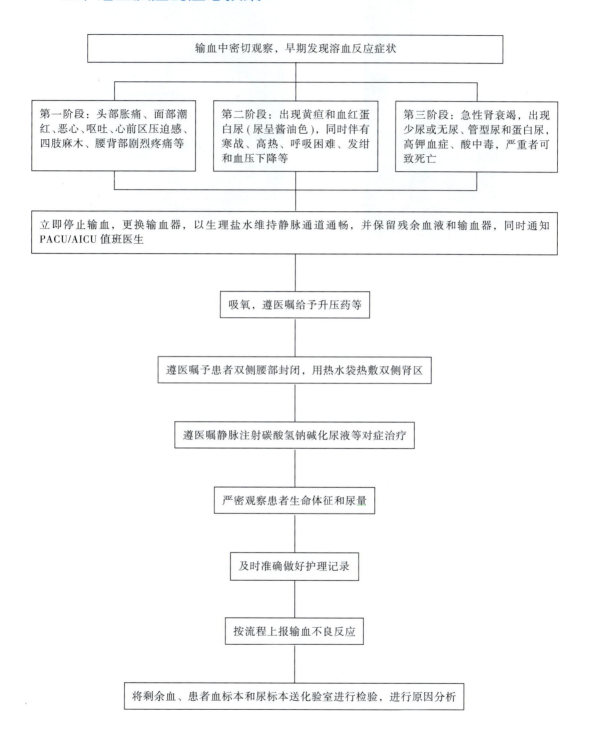

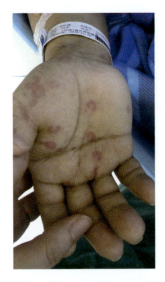

图 9-7-2 手部荨麻疹

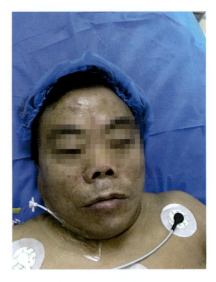

图 9-7-3 面部荨麻疹

三、急性肺水肿的应急预案

输血/输液中密切观察，早期发现胸闷、咳嗽、呼吸困难、粉红色泡沫痰等急性肺水肿的表现

↓

立即停止或减慢输液，通知 PACU/AICU 值班医生

↓

患者病情允许可取端坐位，双腿下垂，同时防坠床

↓

遵医嘱 6~8L/min 高流量给氧，20%~30% 酒精湿化

↓

遵医嘱给药：镇静、平喘、强心、利尿、扩血管等

↓

必要时遵医嘱轮扎四肢：每 5~10min 轮流放松一个肢体

↓

密切观察患者生命体征情况，及时准确做好护理记录

↓

将剩余血、患者血标本和尿标本送化验室进行检验，进行原因分析

第 8 节 局麻药中毒的应急预案

情境案例：一例局麻药中毒

患者，男，64 岁，术前诊断为"右下肢糖尿病足"，今日在静吸复合全麻 + 神经阻滞麻醉下行"右足扩创 +VSD 引流术"。于 11:00 入麻醉诱导间，心电监护显示：BP 120/78mmHg，HR 76/min，R 15/min，SpO_2 99%。11:03 责任护士协助麻醉医生在 B 超引导下行股神经 + 坐骨神经阻滞，11:25 遵医嘱予局麻药 20mL 神经阻滞注射，注射中患者主诉头晕不适伴有恶心，立即汇报麻醉医生，停止注射局麻药。随即患者肢体肌肉抽动明显，意识进行性不清。心电监护显示：BP 99/60mmHg，HR 70/min，R 12/min，SpO_2 97%。责任护士 A 协助麻醉医生立即放平床头，将患者的头偏向一侧，清除口鼻腔分泌物，置入口咽通气道予面罩吸氧，保证气道通畅；护士 A 打电话给护士长及护士 B，告知麻醉诱导间有患者局麻药中毒，需抢救。护士 B 协助备齐急救物品与药品（抢救车、气管插管箱、20% 脂肪乳等），护士 B 遵医嘱予咪达唑仑 3mg 静脉注射，丙泊酚 10mL 静脉注射。同时将平衡液更换为 20% 脂肪乳 250mL 静脉滴注。经处理患者意识恢复，主诉头晕较前好转，肌肉停止颤动。心电监护显示：BP 120/70，HR 75/min，R 16/min，SpO_2 99%，予密切观察患者生命体征变化。

此案例涉及的相关应急预案：

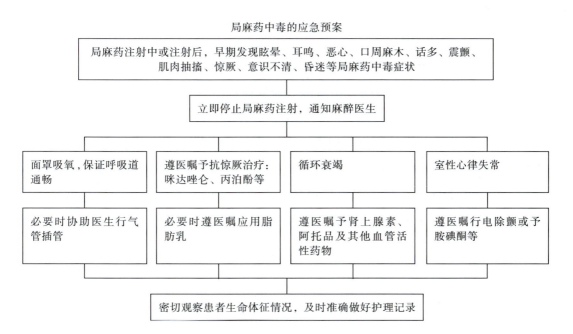

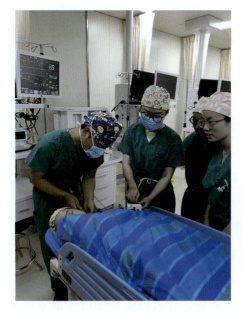
图 9-8-1 局麻药注射

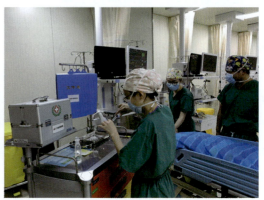
图 9-8-2 局麻药中毒，遵医嘱给药

第 9 节 使用呼吸机患者意外拔管的应急预案

情境案例：一例气管插管使用呼吸机患者意外拔管

患者，女，56 岁，术前诊断为"肝脏血管瘤"，今日在静吸复合全麻＋硬膜外麻醉下行"肝右叶切除术"，术毕由手术室转入 PACU，入室时患者全麻未醒，予气管插管接呼吸机辅助通气，呼吸机模式：SIMV+PSV，氧浓度 50%、潮气量 500mL、呼吸频率 14/min、PEEP 3cmH$_2$O。心电监护示：HR 98/min、R 14/min、BP 128/80mmHg、SpO$_2$ 100%。患者麻醉恢复期躁动明显，责任护士 A 遵医嘱抽取药液时，患者自行拔除气管插管，护士 A 立即通知 PACU 麻醉医生及护士 B，并用手电筒检查患者口咽部有无意外损伤、出血及口咽部有无滞留物等情况后，清除患者口腔分泌物，调高氧流量予以面罩加压给氧，密切观察患者生命体征与自主呼吸情况。护士 B 携带气管插管箱并推抢救车至患者床旁，麻醉医生再次判断患者胸廓起伏良好，肌力恢复，神志清楚予以继续面罩吸氧，同时严密观察患者生命体征和呼吸情况。

此案例涉及的相关应急预案：

第 9 章 / PACU/AICU 情境式护理应急预案

使用呼吸机患者意外拔管的应急预案

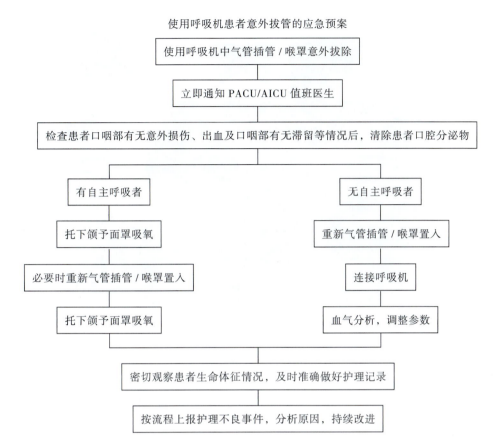

使用呼吸机中气管插管/喉罩意外拔除

↓

立即通知 PACU/AICU 值班医生

↓

检查患者口咽部有无意外损伤、出血及口咽部有无滞留等情况后,清除患者口腔分泌物

有自主呼吸者:
- 托下颌予面罩吸氧
- 必要时重新气管插管/喉罩置入
- 托下颌予面罩吸氧

无自主呼吸者:
- 重新气管插管/喉罩置入
- 连接呼吸机
- 血气分析,调整参数

↓

密切观察患者生命体征情况,及时准确做好护理记录

↓

按流程上报护理不良事件,分析原因,持续改进

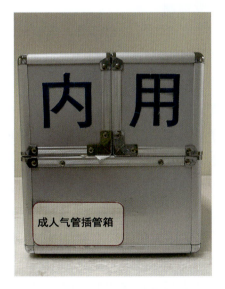

图 9-9-1　备用成人气管插管箱

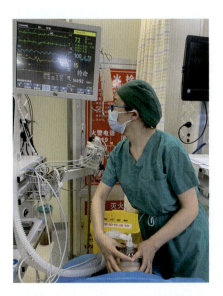

图 9-9-2　托下颌予面罩吸氧

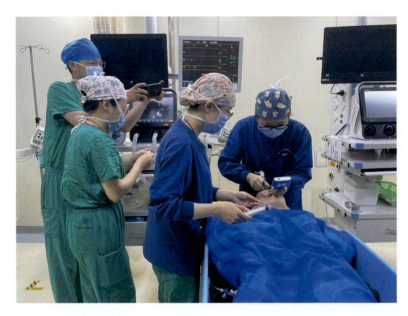

图 9-9-3　协助再次气管插管

第10节　拔除气管插管后发生呼吸抑制的应急预案

情境案例：一例拔除气管插管后发生呼吸抑制

患者，男，66岁，术前诊断为"直肠肿瘤"，今日在静吸复合全麻＋硬脊膜外腔阻滞麻醉下行"腹腔镜下直肠肿瘤切除术"，术毕于手术室转入PACU，入室时患者全麻未醒予气管插管接呼吸机辅助通气，心电监护示：HR 88/min、R 18/min、BP 132/84mmHg、SpO_2 100%。麻醉恢复期责任护士A评估患者神志清楚，生命体征平稳，双手握持有力，肌力恢复，遵医嘱予充分吸痰后拔除气管插管，予面罩氧疗中，5min后责任护士A发现患者呼吸浅慢，胸廓起伏不明显，心电监护显示患者SpO_2逐渐下降至88%，护士A检查脉氧指套在位、脉氧波形正常，呼喊患者，患者呼之不应，立即取平卧位并调节呼吸机参数：模式SIMV、潮气量500mL、R 20/min、氧浓度60%、PSV $12cmH_2O$，予托下颌面罩加压辅助患者呼吸；同时护士A立即呼喊邻床护士B，护士B通知PACU值班医生，并准备急救用物（抢救车、喉罩、气管插管箱）；经PACU值班医生评估患者后立即予以紧急喉罩置入接呼吸机辅助通气，并遵医嘱予新斯的明2.0mg及阿托品0.5mg静脉注射，密切观察其病情变化。

此案例涉及的相关应急预案：

第 9 章 / PACU/AICU 情境式护理应急预案

拔除气管插管后发生呼吸抑制的应急预案

气管插管拔管后密切观察，早期发现呼吸困难、SpO_2下降等呼吸抑制临床表现

↓

立即通知 PACU/AICU 值班医生

↓

立即托下颌予呼吸机无创加压面罩通气

↓

必要时重新气管插管 / 喉罩置入，连接呼吸机辅助通气

↓

密切观察患者生命体征情况，及时准确做好护理记录

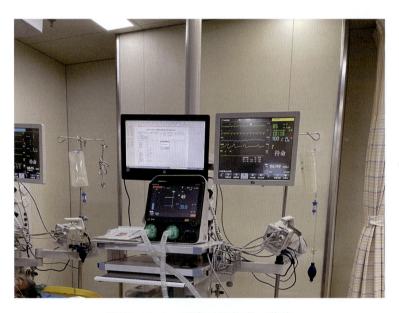

图 9-10-1　观察呼吸频率、节律

第11节 拔除气管插管后发生舌后坠并发低氧血症的应急预案

情境案例：一例拔除气管插管后发生舌后坠并发低氧血症

患者，男，56岁，体重60kg，术前诊断为"右下肺占位性病变"，今日在静吸复合全麻加硬脊膜外腔阻滞麻醉下行"右经胸右下肺叶切除术"，术毕由手术室转入PACU。入室时患者全麻未醒予气管插管接呼吸机辅助通气，心电监护显示：HR 70/min、SpO_2 100%、R 12/min，BP 110/64mmHg，麻醉恢复期责任护士A评估患者神志清楚，生命体征平稳，双手握持有力，肌力恢复，遵医嘱予充分吸痰后拔除气管插管，予面罩氧疗中。监护中责任护士A发现患者SpO_2为89%，鼾声明显，吸气时出现轻度三凹征，口唇轻度发绀，患者可唤醒，立即通知PACU值班医生同时放平床头，将头偏向一侧，清除口腔分泌物，置入口咽通气道并调节呼吸机参数：模式SIMV、潮气量500mL、R 20/min、氧浓度60%、PSV 12cmH₂O。予托下颌面罩加压辅助患者呼吸，并遵医嘱予新斯的明1mg及阿托品0.5mg静脉注射，随后患者SpO_2逐渐上升至96%，予密切观察其病情变化。

此案例所涉及的相关应急预案：

一、舌后坠的应急预案

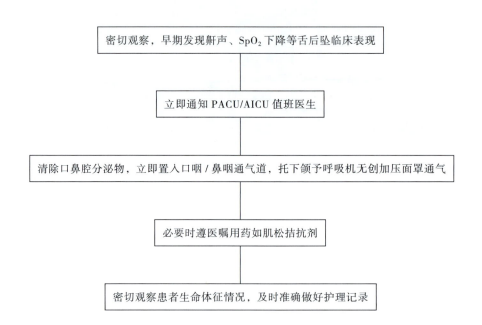

二、低氧血症的应急预案

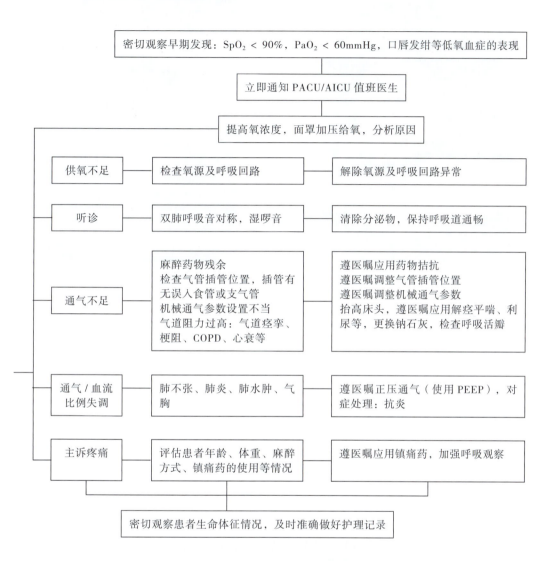

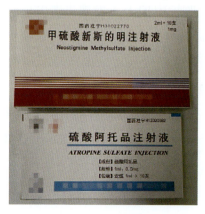

图 9-11-1　肌松拮抗剂

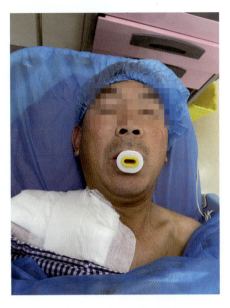

图 9-11-2　口咽通气道置入

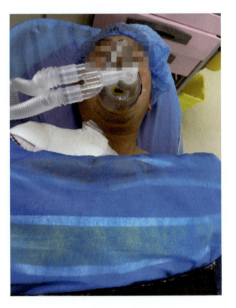

图 9-11-3　呼吸机辅助面罩通气

第 12 节　气道痉挛的应急预案

情境案例：一例拔除气管插管后喉痉挛

患者，男，66 岁，体重 83kg，术前诊断为"前列腺恶性肿瘤"，今日在静吸复合全麻＋硬膜外腔阻滞麻醉下行"腹腔镜下前列腺根治术"。术毕由手术室转入 PACU，入室时患者全身麻醉未醒，予气管插管接呼吸机辅助通气，心电监护显示：BP 129/70mmHg，HR 66/min，R 12/min，SpO_2 99%。麻醉恢复期责任护士 A 评估患者神志清楚，生命体征平稳，双手握持有力，肌力恢复，遵医嘱予充分吸痰后拔除气管插管，予面罩氧疗。监护中护士 A 发现患者发出高亢的喉鸣音，三凹征明显，SpO_2 呈进行性下降至 85%。护士 A 在通知 PACU 值班医生的同时立即将患者取平卧位，协助麻醉医生托起下颌开放气道，调节呼吸机模式 CPAP，FiO_2 100%，面罩加压通气保持呼吸道通畅；同时呼叫邻床责任护士 B，护士 B 立即推抢救车、备气管插管箱至患者床旁。护士 B 遵医嘱予丙泊酚、甲强龙静脉注射。经处置患者意识恢复，听诊双肺呼吸音正常。BP 120/70 mmHg，HR 75/min，R 16/min，SpO_2 99%，患者病情逐渐平稳。

此案例涉及的相关应急预案：

第9章 / PACU/AICU 情境式护理应急预案

气道痉挛的应急预案

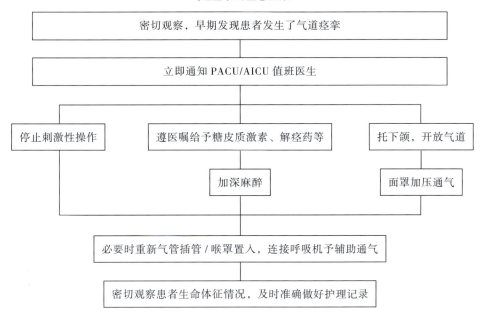

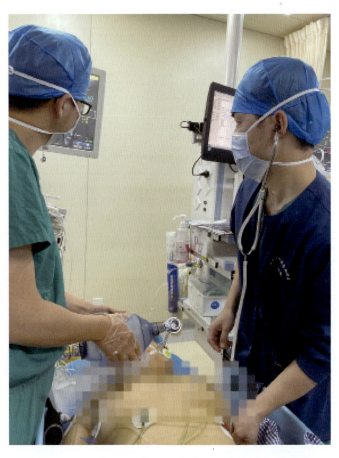

图 9-12-1　密切观察，早期发现患者发生气道痉挛

第13节 术后出血的应急预案

情境案例：一例甲状腺患者术后出血

患者，女，46岁，术前诊断为"甲状腺肿物"，今日在全麻下行"甲状腺切除术"，术毕由手术室转入PACU，入室时患者全麻未醒予气管插管接呼吸机辅助通气，带入切口引流管一根接一次性负压引流瓶，引流出暗红色血性液体约20mL，负压良好引流通畅，颈部切口敷料外观干燥无渗出，妥善固定中。麻醉恢复期责任护士A评估患者神志清楚，生命体征平稳，双手握持有力，肌力恢复，遵医嘱予充分吸痰后拔除气管插管，予面罩氧疗。监护中责任护士A发现患者颈部切口引流管引流液约250mL，较前明显增多。此时患者呼吸急促，面色青紫，心率进行性增快至125/min、R 34/min、SpO_2 75%、BP 75/46mmHg，护士A立即通知PACU值班医生，同时双手托下颌开放气道，予呼吸机面罩辅助呼吸，并呼叫邻床责任护士B。护士B予加快补液速度，电话呼叫病区手术医生；护士C协助备齐急救物品：站灯、无菌剪、抢救车、气切包、气管插管箱等并携至床旁，协助麻醉医生紧急气管插管接呼吸机辅助通气。病区手术医生到达PACU迅速剪开切口缝线，将患者转至手术间准备二次手术，及时填写护理记录交接单。

此案例所涉及的相关应急预案：

一、颈部术后出血的应急预案

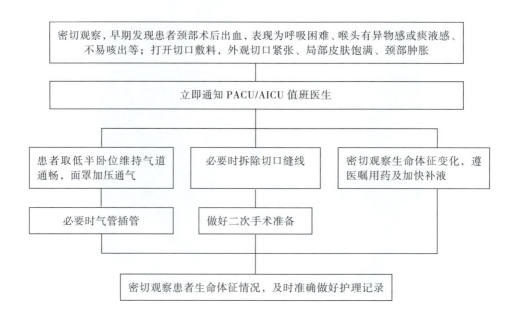

二、失血性休克应急预案

```
·患者出现心率加快，血压下降，CVP 下降
①轻度：患者神志清楚，精神紧张，口渴，脉搏 100/min 以下，收缩压正常或稍高，舒张压升高，脉压减小，尿量正常或减少，估计失血量在 20% 以下或 800mL 以下
②中度：患者神志尚清楚，表情淡漠，很口渴，皮肤苍白，出冷汗，脉搏 100~120/min，收缩压 90~70mmHg，脉压小，尿少，估计失血量为 20%~40% 或 800~1600mL
③重度：患者意识模糊或昏迷，皮肤显著苍白，肢端发绀、厥冷，脉搏细速或摸不清，收缩压 70mmHg 以下或测不到，尿少或无尿，估计失血量在 40% 以上或 1600mL 以上
·引流管内引出大量血性液体
```

| 保持呼吸道通畅，密切观察病情变化 | 开放两条静脉通路，加快补液速度 | 通知值班医生 |

| 立即去枕平卧，病情许可时可取中凹卧位，头偏向一侧；吸氧、清除口腔内分泌物，必要时气管插管 | 扩容：遵医嘱补充血容量，维持体液平衡，同时进行血型鉴定及交叉配血试验，必要时进行术前准备 | 遵医嘱给予止血药物；协助医生排除导致休克的因素 |

密切观察患者神志、瞳孔及生命体征情况，积极配合抢救，遵医嘱对症处理

准确书写抢救记录，做好交接班

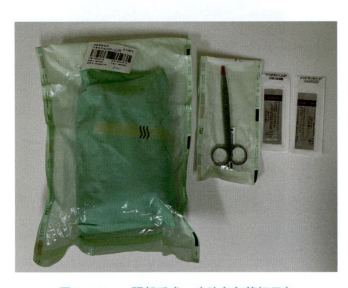

图 9-13-1　颈部手术，床边备气管切开包

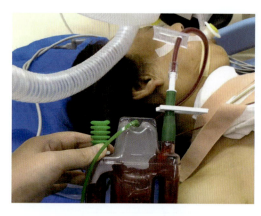
图 9-13-2 密切观察引流液颜色、性质、量

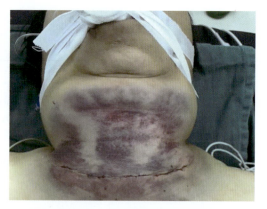
图 9-13-3 观察颈部有无肿胀

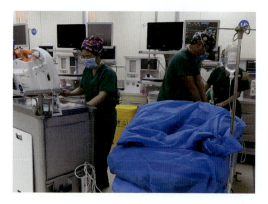
图 9-13-4 发现出血、积极配合医生进行各项处置

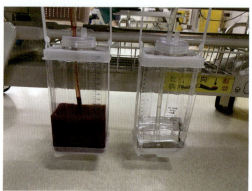
图 9-13-5 密切观察引流液颜色、性质、量

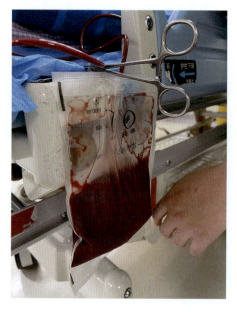
图 9-13-6 密切观察引流液颜色、性质、量

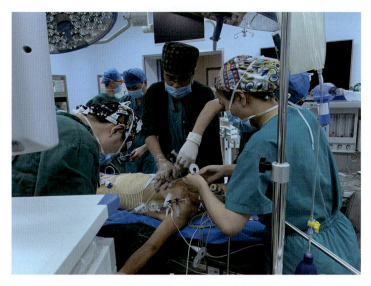

图 9-13-7　失血性休克、积极配合医生进行各项处置

第 14 节　呕吐、误吸的应急预案

情境案例：一例全麻术后患者在 PACU 发生呕吐误吸

患者，男，46 岁，体重 75kg，术前诊断为"开放性髌骨骨折"。今日在全麻下行"髌骨骨折切开复位内固定术"，术毕由手术室转入 PACU，入室时患者全麻未醒，予气管插管接呼吸机辅助通气。麻醉恢复期责任护士 A 评估患者神志清楚，生命体征平稳，双手握持有力，肌力恢复，遵医嘱予充分吸痰后拔除气管插管，予面罩氧疗。监护中，责任护士 A 发现患者呕吐大量胃内容物，立即放平床头，协助患者取右侧卧位头偏向一侧，及时清理口腔内呕吐物，此时患者出现气促，R 34/min，HR 128/min、SpO_2 下降至 83%。护士 A 立即通知 PACU 值班医生，护士 B 立即备抢救车、气管插管箱等推至床旁。麻醉医生评估患者后，立即予以气管插管，拟行纤维支气管镜下肺灌洗术。护士 B 准备纤维支气管镜到位，协助医生进行纤维支气管镜下肺灌洗术，密切观察患者病情，及时准确填写护理记录。

此案例所涉及的相关应急预案：

呕吐、误吸的应急预案

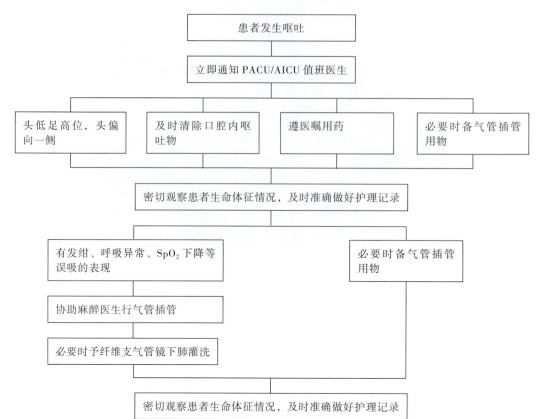

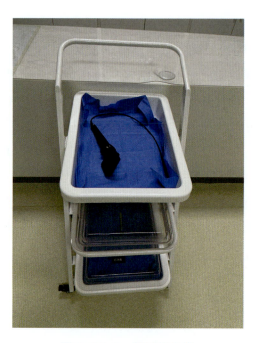

图 9-14-1　备用纤支镜

第9章 / PACU/AICU 情境式护理应急预案

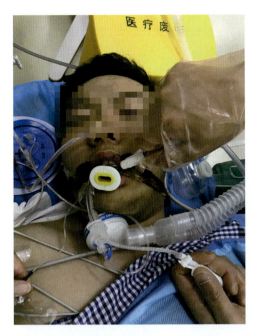

图 9-14-2　及时清除口腔内呕吐物

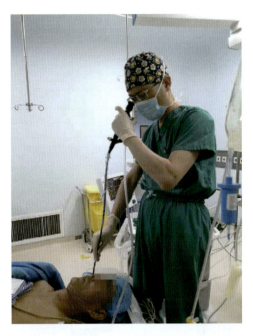

图 9-14-3　必要时予纤维支气管镜下肺灌洗

第 15 节　寒战的应急预案

情境案例：一例全麻术后低体温并发寒战

患者，女，56 岁，体重 54kg，术前诊断为"宫颈恶性肿瘤"，今日在全麻＋硬膜外腔阻滞麻醉下行"经腹腔镜广泛子宫＋双侧附件切除＋盆腔淋巴结清扫＋腹主动脉旁淋巴结清扫术"，术毕由手术室转入 PACU。入室时患者全麻未醒，予气管插管接呼吸机辅助通气，T 35.5℃、P 70/min、R 12/min、BP 105/64mmHg、SpO_2 100%，予升温仪保暖。监护中患者出现四肢及全身不自主颤抖，责任护士 A 通知 PACU 值班医生，遵医嘱予氟哌利多 2mg 静脉注射，舒芬太尼 5μg 静脉注射，同时加强保暖，密切观察患者的病情变化。

此案例所涉及的相关应急预案：

寒战的应急预案

```
患者发生寒战
      ↓
通知 PACU/AICU 值班医生
      ↓
┌─────────┬─────────────┬──────────────────┬─────────┐
吸氧放松  应用升温仪保暖  提高室温，应用恒    遵医嘱用药
                        温箱液体静脉输注
      ↓
密切观察生命体征、皮肤情况，监测体温
      ↓
密切观察患者生命体征情况，及时准确做好护理记录
```

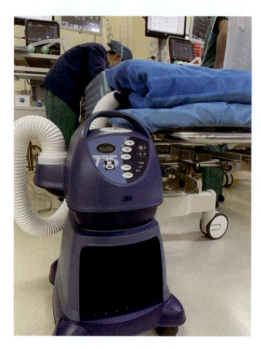

图 9-15-1　应用升温仪保暖

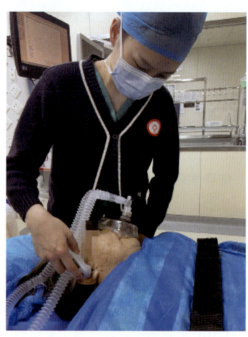

图 9-15-2　监测体温

第 16 节　躁动、坠床的应急预案

情境案例：一例直肠癌术后患者在 PACU 恢复期发生躁动的应急预案

患者，男，53 岁，术前诊断为"直肠癌"。今日在全麻下行"直肠癌根治术"，术毕由手术室转入 PACU。入室时患者全麻未醒，予气管插管接呼吸机辅助通气，心电监护显示：HR 78/min、SpO$_2$ 100%、R 12/min、BP 126/78mmHg，腹腔引流管引流通畅，妥善固定。监护中责任护士 A 发现患者意识不清、躁动不安、欲坐起。护士 A 立即通知 PACU 麻醉医生，同时再次确认转运床车轮已固定、床档已拉起固定，已戴约束手套；护士 B 遵医嘱给予丙泊酚 60mg 静脉注射。患者随即安静，护士 A 再次评估气管插管在位，各管道固定良好无管道滑脱发生，密切观察患者生命体征，约束期间定期查看患者约束部位的皮肤、血运情况，以及约束肢体是否处于功能位。

此案例涉及的相关应急预案

一、躁动的应急预案

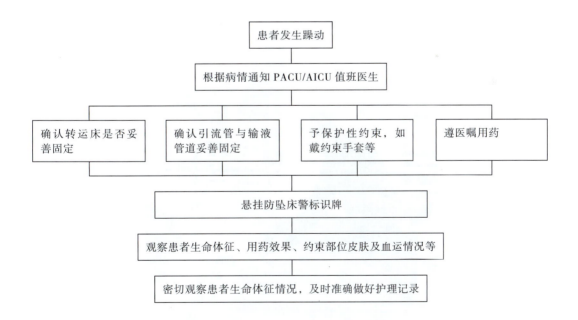

二、坠床的应急预案

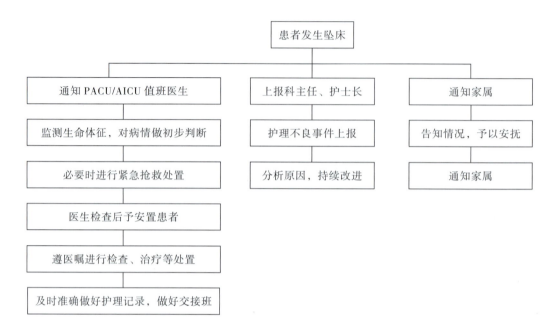

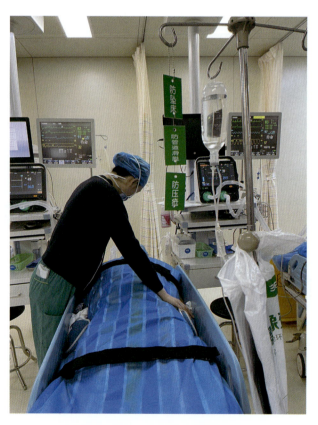

图 9-16-1　悬挂警标识牌、正确使用转运床约束带及约束手套

第 10 章

PACU/AICU 专科操作评分标准

第 1 节 心电监护操作评分标准

项目	评分细则	分值	扣分标准	扣分	得分
操作前准备（20分）	1.护士准备：衣帽整洁，洗手，戴口罩	2	□衣帽不整洁扣0.5分 □未洗手扣1分 □洗手不规范扣0.5分 □未戴口罩扣0.5分		
	2.核对：双人核对医嘱	2	□未双人核对扣2分		
	3.评估患者： (1)核对患者信息 (2)向患者及家属解释心电监护的目的、注意事项及配合要点 (3)评估患者病情、意识状态、酒精过敏史；患者皮肤状况、指甲有无异常、双上肢有无偏瘫等 (4)评估患者需求、心理状态及合作程度	10	□未正确核对患者信息扣1分 □未向患者及家属解释目的、注意事项及配合要点扣1分 □向患者及家属解释不全面扣0.5分 □未评估患者病情扣1分 □未评估患者意识状态扣1分 □未评估患者酒精过敏史1分 □未评估患者皮肤状况扣1分 □未评估患者指甲有无异常扣1分 □未评估患者双上肢有无偏瘫扣1分 □未评估患者需求扣0.5分 □未评估患者心理状态扣0.5分 □未评估患者合作程度扣1分		
	4.环境准备：安静、整洁、温湿度适宜，无电磁波干扰	1	□未评估环境是否适宜扣0.5分 □未评估有无电磁波干扰扣0.5分		

续

项目	评分细则	分值	扣分标准	扣分	得分
操作前准备（20分）	5.用物准备： (1)完好备用的监护仪 (2)治疗车上层：治疗盘内备电极片、75%酒精/生理盐水、棉签、弯盘、护理记录单、速干手消毒剂 (3)治疗车下层：医疗垃圾桶、生活垃圾桶	5	□未备监护仪扣0.2分 □未检查监护仪性能扣0.3分 □未备电极片扣1分 □电极片少备一个扣0.2分 □未备75%酒精/生理盐水扣0.5分 □未备棉签扣0.5分 □未备弯盘扣0.5分 □未备护理记录单扣0.5分 □未备速干手消毒剂扣0.5分 □未备医疗垃圾桶扣0.5分 □未备生活垃圾桶扣0.5分		
操作方法与程序（70分）	1.洗手	1	□未洗手扣1分 □洗手不规范扣0.5分		
	2.核对：携用物至床旁，核对患者，并解释取得合作	3	□未核对扣2分 □核对不正确扣1分 □未解释扣1分 □解释不全面扣0.5分		
	3.体位：根据病情取合适体位	2	□未取合适体位扣2分		
	4.监护仪连接： (1)连接监护仪电源并启动，连接电极片 (2)进入"主菜单"，输入患者的一般信息；根据病情设置相应的监护通道（心电、SpO_2、呼吸、血压） (3)暴露胸部，清洁患者皮肤 (4)粘贴电极片于患者身体正确部位：右上（RA）：右锁骨中线第1肋间；左上（LA）：左锁骨中线第1肋间；右下（RL）：右锁骨中线平剑突水平处；左下（LL）：左锁骨中线平剑突水平处；胸导（C）：胸骨左缘第4肋间 (5)根据SpO_2传感器类型正确放置于手指、足趾或耳廓处，使其接触良好 (6)连接血压袖带于正确部位，启动测血压	27	□未连接电源扣1分 □未及时开机扣1分 □未连接电极片扣1分 □未正确输入患者的一般信息扣2分 □监护通道一项未设置扣1分 □未清洁患者皮肤扣2分 □电极片位置少清洁一处扣1分 □粘贴位置一处不正确扣1分 □SpO_2监测不符合要求扣2分 □血压袖带位置错误扣2分 □血压袖带松紧不符合要求扣1分 □未测量血压扣1分		

续

项目	评分细则	分值	扣分标准	扣分	得分
操作方法与程序（70分）	5. 监护仪设置： (1)进入心电子菜单，设置合适导联，调节振幅，监测波形清晰，无干扰 (2)进入 NBP 子菜单设置测量血压方式、间隔时间 (3)报警处于"ON"位置，并设置报警上下限	15	□未进入心电子菜单设置扣 1 分 □设置不合理扣 1 分 □未观察波形扣 1 分 □未正确设置测压方式扣 1 分 □未合理设置测量间隔时间扣 1 分 □报警未处于"ON"位置扣 2 分 □心电、血压、SpO$_2$、呼吸上下限一项未设置扣 2 分 □心电、血压、SpO$_2$、呼吸上下限一项设置不合理扣 1 分		
	6. 识别心电图：正确读取监护参数、正确识别心电图	6	□未正确读取监护参数扣 2 分 □未能正确识别心电图扣 4 分		
	7. 告知患者注意事项	2	□未告知患者注意事项扣 2 分 □告知患者注意事项不全面扣 1 分		
	8. 洗手、记录	2	□未洗手扣 1 分 □洗手不规范扣 0.5 分 □未正确记录扣 1 分		
	9. 停止心电监护： (1)核对患者，并解释取得合作 (2)关闭监护仪，撤离导线 (3)清洁皮肤，协助患者取舒适体位，整理床单位 (4)处理用物、洗手、记录	12	□未正确核对患者信息扣 2 分 □未合理解释取得合作扣 1 分 □未关闭监护仪扣 1 分 □未正确撤离监护仪导线扣 2 分 □未清洁皮肤扣 1 分 □未协助患者取舒适体位扣 1 分 □未整理床单位扣 1 分 □未处理用物扣 1 分 □处理用物不规范扣 0.5 分 □未洗手扣 1 分 □洗手不规范扣 0.5 分 □未正确记录扣 1 分		
综合评价（10分）	1. 关爱患者，体现以患者为中心的服务理念	2	□未体现关爱患者扣 2 分		
	2. 操作熟练、规范，程序流畅	3	□操作不熟练扣 1.5 分 □操作不规范扣 1.5 分		
	3. 有效沟通	2	□未有效沟通扣 2 分		
	4. 操作中严格遵守查对制度与职业防护原则	3	□未严格遵守查对制度扣 2 分 □未严格遵守职业防护原则扣 1 分		

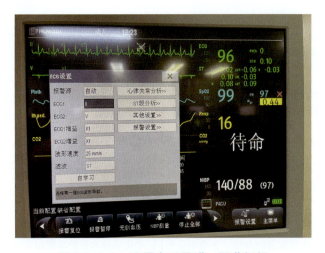

图 10-1-1　设置合适导联、调节振幅

第 2 节　有创呼吸机操作评分标准

项目	评分细则	分值	扣分标准	扣分	得分
操作前准备（20分）	1.护士准备：衣帽整洁，洗手，戴口罩	2	□衣帽不整洁扣 0.5 分 □未洗手扣 1 分 □洗手不规范扣 0.5 分 □未戴口罩扣 0.5 分		
	2.核对：双人核对医嘱	1	□未双人核对扣 1 分		
	3.评估患者： （1）核对患者信息 （2）向患者及家属解释使用有创呼吸机的目的、注意事项及配合要点 （3）评估患者年龄、病情、意识状态、生命体征、缺氧程度 （4）评估患者气道情况：患者气道是否通畅，气管插管/气管切开套管/喉罩型号、深度、套囊压力及固定情况 （5）评估患者需求、心理状态及合作程度	8.5	□未正确核对患者信息扣 1 分 □未向患者及家属解释目的、注意事项及配合要点扣 1 分 □向患者及家属解释不全面扣 0.5 分 □未评估患者年龄扣 0.5 分 □未评估患者病情扣 0.5 分 □未评估患者意识状态扣 0.5 分 □未评估患者生命体征扣 0.5 分 □未评估患者缺氧程度扣 0.5 分 □未评估患者气道是否通畅扣 0.5 分 □未评估气管插管/气管切开套管/喉罩的型号扣 0.5 分 □未评估气管插管/气管切开套管的深度扣 0.5 分 □未评估气管插管/气管切开套管/喉罩套囊压力扣 0.5 分 □未评估气管插管/气管切开套管/喉罩的固定情况扣 0.5 分 □未评估患者需求扣 0.5 分 □未评估患者心理状态扣 0.5 分 □未评估患者合作程度扣 0.5 分		
	4.环境准备：安静、整洁、安全、光线充足，有合适电源、空气源、氧气源	1	□未评估环境是否适宜扣 0.5 分 □未评估电源、空气源、氧气源扣 0.5 分		
	5.用物准备 （1）完好备用的呼吸机、备（负压吸引装置一套、吸氧装置一套并检查其性能） （2）治疗车上层：呼吸机管道、湿化器、模拟肺、简易呼吸囊、听诊器、灭菌注射用水、一次性输液器、胶布、吸氧管、弯盘、护理记录单、速干手消毒剂 （3）治疗车下层：医疗垃圾桶、生活垃圾桶	7.5	□未备呼吸机扣 1 分 □未备负压吸引装置扣 0.5 分 □未备吸氧装置扣 0.5 分 □未备呼吸机管道扣 1 分 □未备湿化器扣 1 分 □未备模拟肺扣 0.3 分 □未备简易呼吸囊扣 0.3 分 □未备听诊器扣 0.3 分 □未备灭菌注射用水扣 0.3 分 □未备一次性输液器扣 0.3 分 □未备胶布扣 0.2 分 □未备吸氧管扣 0.2 分 □未备弯盘扣 0.2 分 □未备速干手消毒剂扣 0.2 分 □未备护理记录单扣 0.2 分 □未备医疗垃圾桶扣 0.5 分 □未备生活垃圾桶扣 0.5 分		

续

项目	评分细则	分值	扣分标准	扣分	得分
操作方法与程序（70分）	1. 洗手	1	□未洗手扣1分 □洗手不规范扣0.5分		
	2. 核对：携用物至床旁，核对患者，并解释取得合作	3	□未核对扣2分 □核对不正确扣1分 □未解释扣1分 □解释不全面扣0.5分		
	3. 体位：根据病情取合适体位	2	□未取合适体位扣2分		
	4. 连接电源、空气源、氧气源	2	□未正确连接电源扣1分 □未正确连接空气源、氧气源扣1分		
	5. 正确安装湿化器，紧密连接管道，接模拟肺，湿化罐加入灭菌注射用水	2	□未正确安装扣0.5分 □未检查连接密闭性扣0.5分 □未加灭菌注射用水扣1分 □加水不规范扣0.5分		
	6. 开机：湿化罐开关→主机开关	3	□未开湿化罐扣1分 □未开主机扣1分 □开机顺序错误扣1分		
	7. 调节参数：根据病情遵医嘱选择呼吸模式、设置参数及报警范围	11	□模式选择不合理扣4分 □参数设置不合理扣4分 □未设置报警范围扣3分 □报警范围设置不合理扣1.5分		
	8. 试运行：观察呼吸机运行是否正常	4	□未试运行扣4分		
	9. 正确连接呼吸机：断开模拟肺，将呼吸机与患者人工气道正确连接	4	□未正确连接人工气道扣4分		
	10. 观察：患者胸廓起伏情况，听诊双肺呼吸音，评估患者通气后状况，及时排除呼吸机故障。根据患者通气状况再次评估参数及报警范围，做适当调整	16	□未观察患者胸廓起伏扣4分 □未听诊双肺呼吸音扣2分 □未评估患者通气状况扣2分 □未及时排除呼吸机障碍扣2分 □未根据患者实际参数再次调整呼吸机参数扣4分 □根据患者实际参数再次调整呼吸机参数不合理扣2分 □未根据患者实际参数调整呼吸机报警范围扣2分 □根据患者实际参数再次调整呼吸机报警范围不合理扣1分		
	11. 记录：通气0.5h后予动脉血气分析，根据血气结果调节参数，做好记录	4	□0.5h后未予动脉血气分析扣2分 □未根据血气结果调整参数扣1分 □根据血气结果调整参数不合理扣0.5分 □未记录扣1分		

项目	评分细则	分值	扣分标准	扣分	得分
操作方法与程序（70分）	12.掌握撤机指征，核对患者并解释，取得合作，断开呼吸机，及时吸氧，观察胸廓起伏，尤其是呼吸频率、节律、幅度，有无其他缺氧症状及心率，血压等生命体征情况（停机程序：脱机→关主机→关湿化罐→拔气源→拔电源）	12	□未掌握脱机指征扣1分 □脱机指征掌握不全面扣0.5分 □未正确核对扣1分 □未合理解释取得配合扣1分 □解释不全面扣0.5分 □未选择合适的吸氧流量扣1分 □脱机后未观察胸廓起伏扣2分 □未观察呼吸频率、节律及幅度变化扣2分 □未观察有无其他缺氧症状扣1分 □未观察生命体征扣1分 □停机程序不符合要求扣2分		
	13.整理床单位，协助患者取舒适体位，交代注意事项	3	□未整理床单位扣1分 □未协助取舒适体位扣1分 □未交待注意事项扣1分 □交待注意事项不全面扣0.5分		
	14.处理用物、洗手、记录	3	□未处理用物扣1分 □处理用物不规范扣0.5分 □未洗手扣1分 □洗手不规范扣0.5分 □未正确记录扣1分		
综合评价（10分）	1.关爱患者，体现以患者为中心的服务理念	2	□未体现关爱患者扣2分		
	2.操作熟练、规范，程序流畅	3	□操作不熟练扣1.5分 □操作不规范扣1.5分		
	3.有效沟通	2	□未有效沟通扣2分		
	4.操作中严格遵守查对制度与职业防护原则	3	□未严格遵守查对制度扣2分 □未严格遵守职业防护原则扣1分		

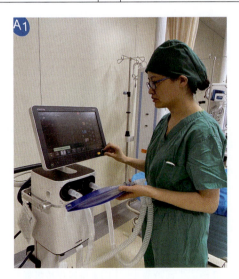

图10-2-1 观察呼吸机试运行状态

第3节 麻醉机操作评分标准

项目	评分细则	分值	扣分标准	扣分	得分
操作前准备（28分）	1.护士准备：衣帽整洁，洗手，戴口罩	2	□衣帽不整洁扣0.5分 □未洗手扣1分 □洗手不规范扣0.5分 □未戴口罩扣0.5分		
	2.核对：双人核对医嘱	2	□未双人核对扣2分		
	3.评估患者 双人核对患者信息 向患者及家属解释目的、注意事项及配合要点 评估患者年龄、病情、意识状态、生命体征、缺氧程度评估患者年龄、体重、生命体征、意识状态、缺氧程度 评估患者气道情况：患者气道是否通畅，气管插管/气管切开套管/喉罩型号、深度、套囊压力及固定情况 评估患者需求、心理状态及合作程度	10	□未正确核对患者信息扣1分 □未向患者及家属解释目的、注意事项及配合要点扣1分 □向患者及家属解释不全面扣0.5分 □未评估患者年龄扣0.5分 □未评估患者病情扣0.5分 □未评估患者意识状态扣0.5分 □未评估患者体重扣0.5分 □未评估患者生命体征扣0.5分 □未评估患者缺氧程度扣1分 □未评估患者气道情况是否通畅扣1分 □未评估气管插管/气管切开套管/喉罩的型号扣0.5分 □未评估气管插管/气管切开套管的深度扣0.5分 □未评估气管插管/气管切开套管/喉罩套囊压力扣0.5分 □未评估患者气管插管/气管切开套管/喉罩的固定情况扣0.5分 □未评估患者需求扣0.5分 □未评估患者心理状态扣0.5分 □未评估患者合作程度扣0.5分		
	4.环境准备：安静、整洁、安全、光线充足，有合适电源、空气源、氧气源	2	□未评估环境是否适宜、光线是否充足扣1分 □未评估电源、空气源、氧气源扣1分		
	5.用物准备 （1）完好备用的麻醉机，备负压吸引装置一套和吸氧装置一套并检查其性能、钠石灰 （2）治疗车上层：合适型号的麻醉回路、麻醉面罩、面罩固定带、模拟肺、麻醉回路固定架、人工鼻、听诊器、弯盘、麻醉记录单、速干手消毒液 （3）治疗车下层：医疗垃圾桶、生活垃圾桶	12	□未备麻醉机扣1分 □未备负压吸引装置扣1分 □未备吸氧装置扣1分 □未备钠石灰扣0.5分 □未备合适型号麻醉回路扣1分 □未备合适型号面罩扣1分 □未备合适面罩固定带扣1分 □未备模拟肺扣1分 □未备麻醉回路固定架扣0.5分 □未备人工鼻扣1分 □未备听诊器扣0.5分 □未备弯盘扣0.5分 □未备麻醉记录单0.5分 □未备速干手消毒液扣0.5分 □未备医疗垃圾桶扣0.5分 □未备生活垃圾桶扣0.5分		

续

项目	评分细则	分值	扣分标准	扣分	得分
操作方法与程序（62分）	1. 洗手	1	□未洗手扣1分 □洗手不规范扣0.5分		
	2. 核对：携用物至床旁，双人核对患者信息，并解释取得合作	2	□未双人核对扣1分 □核对不正确扣0.5分 □未解释扣1分 □解释不全面扣0.5分		
	3. 体位：根据病情取合适体位	2	□未取合适体位扣2分		
	4. 安装麻醉机 （1）安装麻醉机附件、连接麻醉回路 （2）连接电源、空气源、氧气源 （3）正确安装并检查二氧化碳吸收罐 （4）检查麻醉蒸发器药液是否充足 （5）检查中央供气系统是否正确连接	5	□未安装扣1分 □安装不合理扣0.5分 □未连接电源、空气源、氧气源扣1分 □未正确安装二氧化碳吸收罐扣0.5分 □未检查二氧化碳吸收罐扣0.5分 □未检查麻醉蒸发器药液是否充足扣1分 □未检查中央供气系统是否正确连接扣1分		
	5. 检查麻醉机 (1) 开启麻醉机主机开关 (2) 流量表测试：将所有气体流量表开至满流量，观察浮标移动是否平稳，有无损坏 (3) 进行麻醉回路系统泄漏试验 关闭全部气流 关闭APL阀 堵住Y接头，快速充氧，麻醉回路内压力升至30~40cmH₂O 压力维持至少10s (4) 检查麻醉机和单向阀 Y接头连接模拟肺 设置麻醉机呼吸模式及参数 快速充氧，使风箱充盈，证实风箱在吸气期能输出相应的潮气量，而呼气期能自动充满 证实麻醉机能使模拟肺张缩正常，呼气末无过高的压力 检查单向活瓣活动正常 关闭麻醉机，转换为手控模式 手控气囊：模拟肺张缩正常、阻力及顺应性无异常	15	□未开启麻醉机主机开关扣1分 □未进行流量表测试扣2分 □未关闭全部气流扣1分 □未关闭APL阀扣1分 □未执行快速充氧，使回路内达到合适压力扣1分 □压力维持少于10s扣1分 □未连接模拟肺扣1分 □未设置麻醉机呼吸模式及参数扣1分 □未观察风箱伸缩情况扣2分 □未观察模拟肺张缩情况扣2分 □未观察单向活瓣功能扣1分 □未检查麻醉机手控模式功能扣1分		
	6. 调节参数 根据患者病情、体重，遵医嘱设置通气模式、设置参数及报警范围	7	□模式设置不合理扣2分 □参数设置不合理扣2分 □未设置报警范围扣3分 □报警范围设置不合理扣1.5分		
	7. 试运行：观察麻醉机运行是否正常	2	□未试运行扣2分		
	8. 正确连接麻醉机 （1）与麻醉医生再次确认麻醉机模式及参数 （2）断开模拟肺，将麻醉机与患者人工气道正确连接	4	□未再次确认麻醉机模式及参数扣2分 □未正确连接人工气道扣2分		

续

项目	评分细则	分值	扣分标准	扣分	得分
操作方法与程序（62分）	9. 观察 （1）评估患者通气后状况： ①患者胸廓起伏情况 ②听诊双肺呼吸音 ③观察麻醉回路的密闭性 ④观察风箱伸缩情况 （2）根据患者实际参数及血气分析结果，调整合适的参数及报警范围，及时排除麻醉机故障 通气过程中密切观察患者生命体征、呼气末二氧化碳、气道压情况 （4）及时做好记录	11	□未评估患者通气状况扣4分 □未观察胸廓起伏情况扣1分 □未听诊双肺呼吸音扣1分 □未观察麻醉回路密闭性扣1分 □未观察风箱伸缩情况扣1分 □未根据患者实际参数调整麻醉机参数扣1分 □根据患者实际参数调整麻醉机参数不合理扣0.5分 □未遵医嘱查血气分析扣1分 □未根据血气分析结果调整参数扣1分 □根据血气结果调整参数不合理扣0.5分 □未根据患者实际参数及血气分析结果调整麻醉机报警范围扣1分 □根据患者实际参数及血气分析结果调整麻醉机报警范围不合理扣0.5分 □未及时排除麻醉机障碍扣1分 □未观察患者生命体征、呼气末二氧化碳、气道压情况扣1分 □未记录扣1分		
	10. 停用麻醉机，核对患者信息，清醒患者解释并取得合作 （1）遵医嘱按需停麻醉机：断开麻醉机，评估停机后患者意识状态、生命体征、胸廓起伏情况，尤其是呼吸频率、节律、幅度、血氧饱和度以及有无其他缺氧症状 （2）停机程序：关挥发罐→关气源→关主机开关→拔气源→拔电源 （3）停机后根据患者情况遵医嘱选择合适的氧疗	7	□未正确核对患者信息扣0.5分 □清醒患者未合理解释取得配合0.5分 □未正确断开麻醉机扣1分 □未观察停机后患者意识状态扣0.5分 □未观察患者生命体征扣0.5分 □未观察胸廓起伏扣0.5分 □未观察呼吸频率、节律及幅度变化扣0.5分 □未观察血氧饱和度扣0.5分 □未观察有无其他缺氧症状扣0.5分 □停机程序不符合要求扣1分 □停机后未予患者合适的氧疗扣1分		
	11. 整理床单位，协助患者取舒适体位，交代注意事项	3	□未整理床单位扣1分 □未协助取舒适体位扣1分 □未交待注意事项扣1分 □交待注意事项不全面扣0.5分		
	12. 处理用物、洗手、记录	3	□未处理用物扣1分 □处理用物不规范扣0.5分 □未洗手扣1分 □洗手不规范扣0.5分 □未正确记录扣1分		
综合评价（10分）	1. 关爱患者，体现以患者为中心的服务理念	2	□未体现关爱患者扣2分		
	2. 操作熟练、规范，程序流畅	3	□操作不熟练扣1.5分 □操作不规范扣1.5分		
	3. 有效沟通	2	□未有效沟通扣2分		
	4. 操作中严格遵守查对制度与职业防护原则	3	□未严格遵守查对制度扣2分 □未严格遵守职业防护原则扣1分		

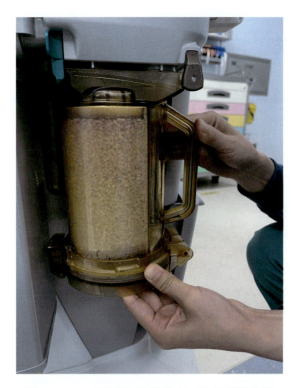

图 10-3-1　正确安装并检查二氧化碳吸收罐

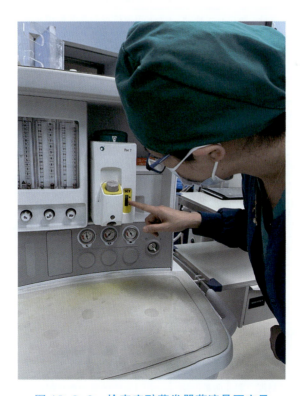

图 10-3-2　检查麻醉蒸发器药液是否充足

第 4 节　麻醉蒸发器加药操作评分标准

项目	评分细则	分值	扣分标准	扣分	得分
操作前准备（25分）	1.护士准备：衣帽整洁，洗手，戴口罩	2	□衣帽不整洁扣0.5分 □未洗手扣1分 □洗手不规范扣0.5分 □未戴口罩扣0.5分		
	2.核对：双人核对医嘱	2	□未双人核对扣2分		
	3.环境准备：整洁、安静、温湿度适宜、光线充足	1	□未评估环境是否适宜扣1分		
	4.用物准备： （1）治疗车上层：治疗盘、麻醉吸入药、型号合适的加药器、一次性手套、弯盘、速干手消毒剂 （2）治疗车下层：医疗垃圾桶、生活垃圾桶	20	□未备麻醉吸入药扣5分 □未备型号合适的加药器扣10分 □未备弯盘扣1分 □未备速干手消毒剂扣2分 □未备医疗垃圾桶扣1分 □未备生活垃圾桶扣1分		
操作方法与程序（65分）	1.洗手	1	□未洗手扣1分 □洗手不规范扣0.5分		
	2.检查核对药品名称、质量（瓶口有无松动、瓶体有无裂痕）、有效期	20	□未检查药品名称扣8分 □未检查药品质量扣8分 □未检查药品有效期扣4分		
	3.打开麻醉吸入药瓶盖，将瓶口与加药器紧密连接	6	□未将瓶口与加药器紧密连接扣6分		
	4.确认麻醉蒸发器流量开关处于关闭状态，打开麻醉蒸发器盖子，将加药器口与蒸发器的注药口正确连接	8	□未确认麻醉蒸发器流量开关处于关闭状态扣4分 □加药器口与蒸发器注药口连接不正确扣4分		
	5.向下按压瓶体加药至合理范围	10	□加药方法不正确扣5分 □药液加入量不合理扣5分		
	6.拔出加药器，关闭注药口	6	□未关闭注药口扣6分		
	7.检查麻醉蒸发器是否漏液	6	□未检查麻醉蒸发器是否漏液扣6分		
	8.处理用物、洗手、记录	8	□未处理用物扣3分 □处理用物不规范扣1.5分 □未洗手扣2分 □洗手不规范扣1分 □未正确记录扣3分		
综合评价（10分）	1.操作规范、动作熟练，药液未泄露	6	□操作不规范扣2分 □动作不熟练扣2分 □药液泄露扣2分		
	2.操作中严格遵守查对制度与职业防护原则	4	□未严格遵守查对制度扣2分 □未严格遵守职业防护原则扣2分		

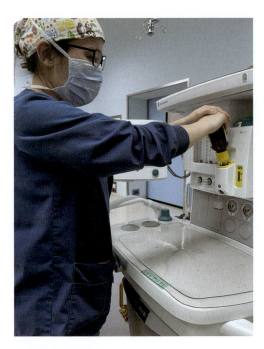

图 10-4-1　麻醉吸入药加药器口与蒸发器注药口正确连接并加药至合理范围

第 5 节　升温仪（MD775）操作评分标准

项目	评分细则	分值	扣分标准	扣分	得分
操作前准备（20分）	1.护士准备：衣帽整洁，洗手，戴口罩	2	□衣帽不整洁扣 0.5 分 □未洗手扣 1 分 □洗手不规范扣 0.5 分 □未戴口罩扣 0.5 分		
	2.核对：双人核对医嘱	2	□未双人核对扣 2 分		
	3.评估患者： （1）核对患者信息 （2）向患者解释目的、注意事项及配合要点 （3）评估患者的病情、生命体征、意识状态、体温 （4）评估患者需求、心理状态及合作程度	8	□未正确核对患者信息扣 1 分 □未向患者解释目的扣 1 分 □未解释注意事项扣 1 分 □未解释配合要点扣 1 分 □未评估患者病情扣 0.5 分 □未评估患者意识状态扣 0.5 分 □未评估患者生命体征扣 0.5 分 □未评估患者体温扣 1 分 □未评估患者需求扣 0.5 分 □未评估患者心理状态扣 0.5 分 □未评估患者合作程度扣 0.5 分		
	4.环境准备：整洁、安静、温湿度适宜、光线充足	2	□未评估环境是否适宜扣 2 分		
	5.用物准备： （1）完好备用的升温仪 （2）治疗车上层：温度计、合适的升温毯、弯盘、护理记录单、速干手消毒剂 （3）治疗车下层：医疗垃圾桶、生活垃圾桶	6	□未备升温仪扣 2 分 □未检查升温仪性能扣 1 分 □未备升温毯扣 0.5 分 □未备温度计扣 0.5 分 □未备弯盘扣 0.5 分 □未备护理记录单扣 0.5 分 □未备速干手消毒剂扣 0.5 分 □未备医疗垃圾桶、生活垃圾桶扣 0.5 分		
操作方法与程序（70分）	1.洗手	2	□未洗手扣 2 分 □洗手不规范扣 1 分		
	2.核对：携用物至床旁，核对患者并解释取得合作	3	□未核对扣 2 分 □核对不正确扣 1 分 □未解释扣 1 分 □解释不全面扣 0.5 分		
	3.体位：根据病情取合适体位	2	□未取合适体位扣 2 分		
	4.铺升温毯：平整铺好升温毯，升温毯的进风口置于方便连接升温仪的位置，升温毯上覆盖垫被	12	□未平铺升温毯扣 4 分 □升温毯的进风口位置不合适扣 4 分 □升温毯上未覆盖垫被扣 4 分		
	5.正确连接升温仪和升温毯，检查确保无漏气	10	□未正确连接扣 5 分 □未检查有无漏气扣 5 分		

续

项目	评分细则	分值	扣分标准	扣分	得分
操作方法与程序（70分）	6. 连接电源，开启升温仪，选择合适温度、风速，询问患者有无不适	10	□未连接电源扣2分 □未正确开启升温仪扣2分 □未选择合适温度扣2分 □未选择合适风速扣2分 □未询问患者有无不适扣2分		
	7. 加强巡视：观察患者面色，末梢皮肤颜色，升温毯覆盖部位皮肤情况，动态监测体温情况	9	□未观察患者面色扣2分 □未观察患者末梢情况扣2分 □未观察患者升温毯覆盖部位皮肤情况扣2分 □未动态监测患者体温扣3分		
	8. 洗手、记录	2	□未洗手扣1分 □洗手不规范扣0.5分 □未正确记录扣1分		
	9. 停用升温仪 核对患者，并解释取得合作 关闭升温仪： 按 Ambient 键，降至室温；按关闭升温仪，Standby 键，撤离电源导线 分离升温仪和升温毯 撤出升温毯	14	□未正确核对患者信息扣2分 □未合理解释取得合作扣2分 □升温仪关闭程序不正确扣3分 □未撤离电源导线扣2分 □未正确分离升温仪和升温毯扣3分 □未撤出升温毯扣2分		
	10. 整理床单位，协助患者取舒适体位，交代注意事项	3	□未整理床单位扣1分 □未协助取舒适体位扣1分 □未交待注意事项扣1分 □交待注意事项不全面扣0.5分		
	11. 处理用物、洗手、记录	3	□未处理用物扣1分 □处理用物不规范扣0.5分 □未洗手扣1分 □洗手不规范扣0.5分 □未正确记录扣1分		
综合评价（10分）	1. 关爱患者，体现以患者为中心的服务理念	2	□未体现关爱患者扣2分		
	2. 操作熟练、规范，程序流畅	3	□操作不熟练扣1.5分 □操作不规范扣1.5分		
	3. 有效沟通	2	□未有效沟通扣2分		
	4. 操作中严格遵守查对制度与职业防护原则	3	□未严格遵守查对制度扣2分 □未严格遵守职业防护原则扣1分		

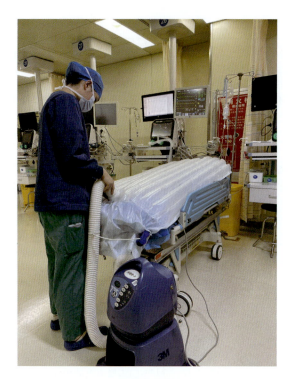

图 10-5-1　正确连接升温仪和升温毯

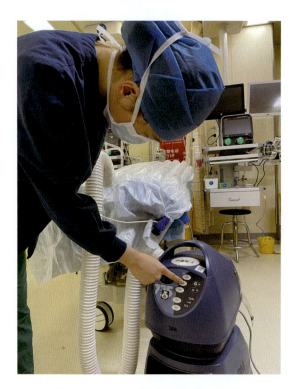

图 10-5-2　设置合适温度、风速

第 6 节 血气分析仪 (GEM 4000) 操作评分标准

项目	评分细则	分值	扣分标准	扣分	得分
操作前准备（35分）	1.护士准备：衣帽整洁，洗手，戴口罩	2	□衣帽不整洁扣 0.5 分 □未洗手扣 1 分 □洗手不规范扣 0.5 分 □未戴口罩扣 0.5 分		
	2.核对：双人核对医嘱	2	□未双人核对扣 2 分		
	3.评估患者： （1）核对患者信息 （2）向患者解释血气分析的目的、注意事项及配合要点 （3）评估患者的病情、凝血功能 （4）评估患者体温、生命体征、当前吸氧浓度 （5）评估血标本有无血凝块、有无气泡 （6）评估血气分析仪打印纸是否安装 （7）评估患者需求、心理状态及合作程度	19	□未正确核对患者信息扣 1 分 □未向患者解释目的、注意事项及配合要点扣 1 分 □向患者解释不全面扣 0.5 分 □未评估患者病情扣 2 分 □未评估患者凝血功能扣 1 分 □未评估患者体温扣 2 分 □未评估患者生命体征扣 2 分 □未评估患者吸氧浓度扣 2 分 □未评估血标本有无血凝块扣 2 分 □未评估血标本有无气泡扣 2 分 □未评估打印纸有无安装扣 1 分 □未评估患者需求扣 1 分 □未评估患者心理状态扣 1 分 □未评估患者合作程度扣 1 分		
	4.环境准备：整洁、安静、温湿度适宜、光线充足	2	□未评估环境是否适宜扣 2 分		
	5.用物准备： （1）完好备用的血气分析仪 （2）治疗车上层：化验单、打印纸（备用）、弯盘、护理记录单、速干手消毒剂 （3）治疗车下层：医疗垃圾桶、生活垃圾桶、锐器盒	10	□未备血气分析仪扣 2 分 □未检查血气分析仪性能扣 1 分 □未备化验单扣 1 分 □未备打印纸扣 1 分 □未备弯盘扣 1 分 □未备护理记录单扣 1 分 □未备速干手消毒剂扣 1 分 □未备医疗垃圾桶、生活垃圾桶扣 1 分 □未备锐器盒扣 1 分		
操作方法与程序（55分）	1.洗手	1	□未洗手扣 1 分 □洗手不规范扣 0.5 分		
	2.核对：核对患者标本信息	3	□未核对扣 3 分 □核对不正确扣 1.5 分		
	3.操作步骤：正确打开血气分析仪	4	□未正确打开血气分析仪扣 4 分		
	确认血气分析仪主屏幕所有参数均为绿色，处于【Ready】状态	5	□未确认血气分析仪主屏幕处于【Ready】状态扣 5 分		
	根据所抽取的血标本动脉血或静脉血，确认样本类型	6	□未确认样本类型扣 6 分 □样本类型选择错误扣 3 分		

续

项目	评分细则	分值	扣分标准	扣分	得分
操作方法与程序（55分）	点击"GO"，去除注射器针头，排除头两滴血后，把注射器套入自动转出的进样针内至接近底部（但不能触碰底部）	10	□未排除头两滴血扣5分 □注射器套入过深扣5分		
	按【OK】键后进样针会自动吸取足量血，听到"哔哔哔"提示音后，移开样本	5	□提前或延迟移开样本扣5分		
	输入患者信息（住院号、体温、当前吸氧浓度）	9	□未正确输入患者信息扣9分 □患者信息输入不全，一项扣3分		
	等待数十秒后，点击"打印"，查看血气分析结果并汇报医生	9	□未打印血气分析结果扣4分 □血气分析结果未汇报医生扣5分		
	4.处理用物、洗手、记录	3	□未处理用物扣1分 □处理用物不规范扣0.5分 □未洗手扣1分 □洗手不规范扣0.5分 □未记录扣1分 □记录不正确扣0.5分		
综合评价（10分）	1.关爱患者，体现以患者为中心的服务理念	2	□未体现关爱患者扣2分		
	2.操作熟练、规范，程序流畅	3	□操作不熟练扣1.5分 □操作不规范扣1.5分		
	3.有效沟通	2	□未有效沟通扣2分		
	4.操作中严格遵守查对制度与职业防护原则	3	□未严格遵守查对制度扣2分 □未严格遵守职业防护原则扣1分		

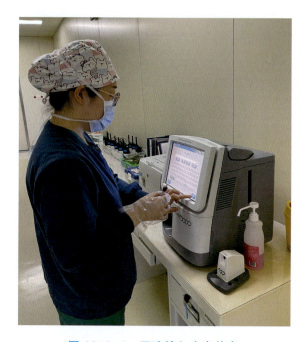

图 10-6-1　正确输入患者信息

第 7 节　自体血回输机（费森尤斯）操作评分标准

项目	评分细则	分值	扣分标准	扣分	得分
操作前准备（24分）	1. 护士准备：衣帽整洁，洗手，戴口罩	2	□衣帽不整洁扣 0.5 分 □未洗手扣 1 分 □洗手不规范扣 0.5 分 □未戴口罩扣 0.5 分		
	2. 核对：双人核对医嘱	2	□未双人核对扣 2 分		
	3. 评估患者： （1）核对患者信息 （2）向患者（家属）解释自体血回输的目的、 （3）注意事项及配合要点 （4）评估患者病情、手术类型及术中失血情况 （5）评估患者血常规及凝血功能 （6）评估患者血液是否受恶性肿瘤细胞、胃肠道内容物、消化液或尿液等污染		□未正确核对患者信息扣 1 分 □未向患者（家属）解释目的、注意事项及配合要点扣 0.5 分 □未评估患者病情、手术类型及术中失血情况扣 1 分 □未评估患者血常规及凝血功能扣 1 分 □未评估患者血液是否受恶性肿瘤细胞、胃肠道内容物、消化液或尿液等污染扣 1 分		
	（6）评估患者是否有脓毒血症或菌血症 （7）评估患者是否是胸腹腔开放性损伤超过 4h （8）评估患者是否合并心功能不全、肝肾功能不全或原有贫血 （9）评估患者需求、心理状态及合作程度	10	□未评估患者是否有脓毒血症或菌血症扣 1 分 □未评估患者是否为胸腹腔开放性损伤且超过 4h 扣 1 分 □未评估患者是否合并心功能不全、肝肾功能不全或贫血扣 1 分 □未评估患者需求扣 1 分 □未评估患者心理状态扣 1 分 □未评估患者合作程度扣 0.5 分		
操作前准备（24分）	4. 环境准备：整洁、安静、温湿度适宜、光线充足	1	□未评估环境是否适宜扣 1 分		
	5. 用物准备： （1）完好备用的自体血回输机、血液回输耗材一套（储血罐、双腔吸管、AT1 分离腔、管路套件）、合适型号的负压吸引装置一套 （2）治疗车上层：肝素（12500U/支）、0.9%生理盐水 500mL 若干袋、输血器、弯盘、护理记录单、速干手消毒剂 （3）治疗车下层：医疗垃圾桶、生活垃圾桶、锐器盒	9	□未备自体血回输机扣 1 分 □未检查自体血回输机性能扣 0.5 分 □未备储血罐扣 1 分 □未备双腔吸管扣 1 分 □未备 AT1 分离腔、管路套件扣 1 分 □未备合适型号的负压吸引装置扣 0.5 分 □未备肝素扣 0.5 分 □未备 0.9% 生理盐水扣 0.5 分 □未备输血器扣 0.5 分 □未备弯盘扣 0.5 分 □未备护理记录单扣 0.5 分 □未备速干手消毒剂扣 0.5 分 □未备医疗垃圾桶、生活垃圾桶扣 0.5 分 □未备锐器盒扣 0.5 分		

续

项目	评分细则	分值	扣分标准	扣分	得分
操作方法与程序（66分）	1.洗手	1	□未洗手扣1分 □洗手不规范扣0.5分		
	2.核对：携用物至床旁，核对患者并解释取得合作	2	□未核对扣1分 □核对不正确扣0.5分 □未解释扣1分 □解释不全面扣0.5分		
	3.体位：根据病情取合适体位	1	□未取合适体位扣1分		
	4.操作步骤： （1）配置抗凝液：生理盐水500mL+肝素2支（12500U/支）混合。开启设备电源，完成设备自检 （2）安装附件装置： ① 安装储血罐于固定支架上并连接负压吸引管道，调节负压在10.7~16.0kPa ② 无菌操作下将双腔吸管放置于手术台上（进血管道一端在手术部位连接吸引器接头，另一端一根管道连接储血罐的进血端接口，另一根管道插头插入肝素盐水中）		□未正确配置肝素抗凝液扣5分 □未正确安装储血罐扣4分 □未正确连接负压吸引管道扣2分 □未调节合适负压扣1分		
	③ 连接电源，开机，按"打开离心舱盖"键，打开离心舱盖，打开AT1分离腔、管路套件 ④ 取出废液袋悬挂在设备右侧的3个固定挂勾上 ⑤ 取出盐水连接管路，将Y型接头连接清洗用生理盐水 ⑥ 将红细胞回输袋悬挂于推杆上 ⑦ 取出泵适配管路，将固定器中间孔对准放入泵床固定柱中，使适配器管路卡放在泵床中间的导槽中，按"装/卸泵管"键，泵管自动安装 ⑧ 转动离心转子，使开口朝向正前方，将清洗腔顺势放入离心转子中，将离心管路方形适配器从上方插入到固定支架上，位置进入正确时会听到"咔"一声，按"锁紧清洗腔"键，并手动检查离心腔是否锁定 ⑨ 关闭离心舱盖，将AT1装置中带红色夹子血液管路与储血罐下端带红色夹子的管路相连 ⑩ 在洗涤套件安装完毕并连接盐水后，按"灌注"键，设备自动用生理盐水预充整个套件 （3）预冲抗凝液150~200mL，收集失血、抗凝，抗凝液在机器运行期间，设定滴注速度为每秒1~2滴，随处理的血液速率而定		□未正确打开双腔吸管扣1分 □未正确连接双腔吸管扣1分 □未正确打开AT1分离腔、管路套件扣1分 □未正确连接废液袋扣2分 □未正确连接生理盐水管路扣2分 □未正确连接红细胞回输袋扣2分 □未正确安装泵管扣2分 □未正确安装清洗腔扣3分 □未正确安装方形适配器扣2分 □未手动检查离心腔是否锁定扣2分 □未将AT1装置中带红色夹子血液管路与储血罐下端带红色夹子的管路相连扣2分 □未用生理盐水预充管路扣2分		

续

项目	评分细则	分值	扣分标准	扣分	得分
操作方法与程序（66分）	(4) 选择清洗程序，按"开始键"可开始连续性血液回收处理过程，储血罐中的血液被转动的滚轮泵泵入分离腔进行离心、清洗，浓缩成红细胞回输至红细胞回输袋 (5) 清洗结束，按停止键结束清洗程序，显示屏显示各种数据 (6) 将红细胞回输袋取下后连接输血器，即可将血液回输给患者 (7) 遵医嘱停用自体血回输机： 关闭负压，打开离心舱盖 断开红细胞回输袋与回输机的连接 将废液袋内的废液倾倒 将使用后耗材依次取下，放入医疗垃圾袋 关闭离心舱盖，关机，拔下电源	58	□未预冲抗凝液扣2分 □未正确调整抗凝液滴速扣2分 □未正确选择清洗程序扣2分 □未完成血液浓缩回输过程扣5分 □未点击结束清洗程序扣2分 □未将收集的红细胞正确回输给患者扣2分 □未关闭负压扣1分 □未断开红细胞回输袋与清洗腔的连接扣2分 □未倾倒废液袋内的废液扣2分 □未将使用后耗材取下扣2分 □未关闭机器电源扣2分		
	5. 处理用物、洗手、记录	4	□未处理用物扣1分 □处理用物不规范扣0.5分 □未洗手扣1分 □洗手不规范扣0.5分 □未记录扣2分 □记录不正确扣1分		
综合评价（10分）	1. 关爱患者，体现以患者为中心的服务理念	2	□未体现关爱患者扣2分		
	2. 操作熟练、规范，程序流畅	3	□操作不熟练扣1.5分 □操作不规范扣1.5分		
	3. 有效沟通	2	□未有效沟通扣2分		
	4. 操作中严格遵守查对制度与职业防护原则	3	□未严格遵守查对制度扣2分 □未严格遵守职业防护原则扣1分		

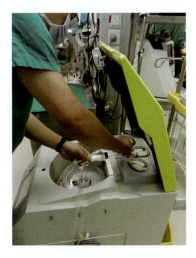

图 10-7-1　正确安装自体血回输附件装置

第8节 一次性镇痛泵加药操作评分标准

项目	评分细则	分值	扣分标准	扣分	得分
操作前准备（26分）	1.护士准备：衣帽整洁，洗手，戴口罩	4	□衣帽不整洁扣1分 □未洗手扣2分 □洗手不规范扣1分 □未戴口罩扣1分 □戴口罩不规范扣0.5分		
	2.核对：双人核对医嘱	2	□未双人核对医嘱扣2分		
	3.环境准备：整洁、安静、温湿度适宜、光线充足	2	□未评估环境是否适宜扣2分		
	4.用物准备： （1）治疗车上层：流速合适的一次性镇痛泵、无菌盘、按医嘱准备药品、0.9%生理盐水、棉签、安多福、无菌注射器、砂轮、弯盘、护理记录单、速干手消毒剂 （2）治疗车下层：医疗垃圾桶、生活垃圾桶、锐器盒	18	□未备镇痛泵扣3分 □镇痛泵选择不合适扣1.5分 □未备无菌盘扣2分 □未按医嘱准备药品扣1分 □未备0.9%生理盐水扣1分 □未备棉签扣1分 □未备安多福扣1分 □未备无菌注射器扣1分 □未备砂轮扣1分 □未备弯盘扣1分 □未备护理记录单扣0.5分 □未备速干手消毒剂扣0.5分 □未备医疗垃圾桶扣1分 □未备生活垃圾桶扣1分 □未备锐器盒扣1分		
	1.洗手	2	□未洗手扣2分 □洗手不规范扣1分		
	2.操作步骤： （1）加药前： ①核对医嘱信息并正确配置药液 ②将含有配置药液的注射器放入无菌盘中备用 ③确认镇痛泵流速 ④注药前关闭镇痛泵滑动开关 （2）加药时： ①注射器与注入口连接，将药液缓慢注入储液囊		□未核对医嘱信息扣2分 □未正确配置药液扣5分 □配置过程中有污染扣3分 □未正确放入无菌盘中扣5分 □未确认镇痛泵的流速扣4分 □注药前未关闭滑动开关扣4分 □注入药液量不符合要求扣5分 □未观察储液囊是否漏液扣6分		

项目	评分细则	分值	扣分标准	扣分	得分
	②注药过程中要观察储液囊是否漏液 （3）加药后： ①核对医嘱信息 ②镇痛泵标签上注明患者病区、住院号、姓名、药物剂量、浓度等信息 ③打开滑动开关，排气 ④排气完毕，确认管路连接紧密，无气泡，关闭滑动开关	54	□未核对医嘱信息扣2分 □未正确书写镇痛泵标签信息扣5分 □未排气扣5分 □未确认管路连接紧密扣3分 □未确认管路有无气泡扣4分 □排气后未关闭滑动开关扣4分		
	3. 处理用物：按要求正确处理用物	4	□未正确处理用物扣4分 □处理用物不规范扣2分		
	4. 洗手、记录	4	□未洗手扣2分 □洗手不规范扣1分 □未正确记录扣2分		
综合评价（10分）	1. 操作规范、动作熟练	6	□操作部规范扣3分 □动作不熟练扣3分		
	2. 操作中严格遵守查对制度与职业防护原则	4	□未严格遵守查对制度扣2分 □未严格遵守职业防护原则扣2分		

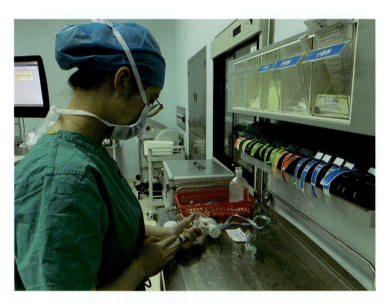

图 10-8-1　注射器与注入口正确连接、规范加药

第 9 节 输液泵操作评分标准

项目	评分细则	分值	扣分标准	扣分	得分
操作前准备（20分）	1.护士准备：衣帽整洁，洗手，戴口罩	2	□衣帽不整洁扣 0.5 分 □未洗手扣 1 分 □洗手不规范扣 0.5 分 □未戴口罩扣 0.5 分		
	2.核对：双人核对医嘱	2	□未双人核对医嘱扣 2 分		
	3.评估患者： （1）核对患者信息 （2）向患者及家属解释操作目的、注意事项及配合要点 （3）评估患者病情、年龄、生命体征、心肺功能，评估患者所输注药物的作用、副作用 （4）铺治疗巾，评估患者静脉通道穿刺时间及穿刺部位皮肤情况，管道通畅情况 （5）评估患者需求、心理状态及合作程度	9	□未正确核对患者信息扣 1 分 □未向患者及家属解释目的、注意事项及配合要点扣 1 分 □向患者及家属解释不全面扣 0.5 分 □未评估患者病情扣 0.5 分 □未评估患者年龄扣 0.5 分 □未评估患者生命体征扣 0.5 分 □未评估患者心肺功能扣 0.5 分 □未交待药物的作用扣 0.5 分 □未交待药物的副作用扣 0.5 分 □未铺治疗巾扣 0.5 分 □未评估留置针有效期扣 0.5 分 □未评估穿刺部位皮肤扣 0.5 分 □未评估管道是否通畅扣 1 分 □未评估患者需求扣 0.5 分 □未评估患者心理状态扣 0.5 分 □未评估患者合作程度扣 0.5 分		
	4.环境准备：整洁、安静、温湿度适宜、光线充足，有合适电源	1	□未评估环境是否适宜扣 0.5 分 □未评估电源是否合适扣 0.5 分		
	5.用物准备： （1）完好备用的输液泵，床边备输液架 （2）治疗车上层：专用输液器、配置好的液体、75%酒精、安多福、棉签、消毒治疗巾、封管液、弯盘、护理记录单、速干手消毒剂		□未备静脉输液泵扣 0.5 分 □未检查输液泵性能扣 0.5 分 □未备输液架扣 0.5 分 □未备输液器扣 0.5 分 □未备配置好的液体扣 0.5 分 □未备安多福扣 0.5 分 □未备棉签扣 0.5 分 □未备消毒治疗巾扣 0.5 分		
操作前准备（20分）	（3）治疗车下层：医疗垃圾桶、生活垃圾桶、锐器盒	6	□未备封管液扣 0.5 分 □未备弯盘扣 0.5 分 □未备护理记录单扣 0.2 分 □未备速干手消毒剂扣 0.2 分 □未备医疗垃圾桶扣 0.2 分 □未备生活垃圾桶扣 0.2 分 □未备锐器盒扣 0.2 分		

续

项目	评分细则	分值	扣分标准	扣分	得分
操作方法与程序（70分）	1. 洗手（时间＞15s）	1	□未洗手扣1分 □洗手不规范扣0.5分		
	2. 核对：携用物至床旁，核对患者信息并解释取得合作	3	□未核对扣2分 □核对不正确扣1分 □未解释扣1分 □解释不全面扣0.5分		
	3. 体位：根据病情取合适体位	2	□未取合适体位扣2分		
	4. 安装输液泵：安装输液泵至输液架上，接通电源，开机自检	2	□未接电源扣1分 □未开机自检扣1分		
	5. 输液前： 核对患者及医嘱信息 （2）将配置好的药液连接专用输液器，悬挂于输液架上，排气，关闭调节器 （3）正确安装输液器于输液泵内，关闭泵门，打开调节器 （4）根据医嘱设定输液速度和预定输液量，试运行	16	□未核对患者信息扣2分 □患者信息核对不正确扣1分 □未核对医嘱信息扣1分 □未排气扣2分 □排气不成功扣1分 □未关闭调节器扣1分 □未正确安装扣2分 □未关闭泵门扣1分 □未打开调节器扣1分 □未正确设定输液速度扣2分 □未正确设预定输液量扣2分 □未试运行扣2分		
	6. 输液时： （1）核对患者信息 （2）消毒可来福接头且时间≥15s，检查输液管路有无气泡，将输液器与患者静脉通道相连，按"Start"键，开始输液	9	□未核对患者信息扣2分 □未正确消毒扣2分 □未检查管路有无气泡扣2分 □输液器或患者静脉通道污染扣2分 □未按"Start"键扣1分		
	7. 输液后： （1）再次核对患者信息 （2）撤除治疗巾，交代注意事项 （3）洗手、记录	8	□未核对患者信息扣2分 □未撤治疗巾扣1分 □未交代注意事项扣2分 □未正确洗手扣1分 □未正确记录扣2分		
	8. 观察：输液过程中加强巡视，观察输液部位情况及用药效果，及时处理报警	8	□未巡视扣2分 □未观察输液部位扣2分 □未观察用药效果扣2分 □未及时处理报警扣2分		

续

项目	评分细则	分值	扣分标准	扣分	得分
操作方法与程序（70分）	9.停止输液： （1）核对患者信息，解释取得合作 （2）按"Stop"键暂停输液，铺治疗巾，撤除输液器，关闭电源 （3）脉冲式正压封管，取下输液泵	12	□未核对患者信息扣2分 □未解释扣1分 □解释不全面扣0.5分 □未按"Stop"键扣1分 □未铺治疗巾扣1分 □未撤除输液器扣1分 □未关闭电源扣1分 □未正确封管扣4分 □未取下输液泵扣1分		
	10.安置患者： （1）撤除治疗巾 （2）整理床单位，协助患者取舒适体位，交代注意事项	5	□未撤除治疗巾扣1分 □未整理床单位扣1分 □未协助取舒适体位扣1分 □未交代注意事项扣2分		
	11.处理用物、洗手、记录	4	□未处理用物扣1分 □处理用物不规范扣0.5分 □未洗手扣1分 □洗手不规范扣0.5分 □未正确记录扣2分		
综合评价（10分）	1.关爱患者，体现以患者为中心的服务理念	2	□未体现关爱患者扣2分		
	2.操作熟练、规范，程序流畅	3	□操作不熟练扣1.5分 □操作不规范扣1.5分		
	3.有效沟通	2	□未有效沟通扣2分		
	4.操作中严遵守查对制度与职业防护原则	3	□未严格遵守查对制度扣2分 □未严格遵守职业防护原则扣1分		

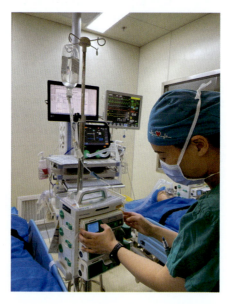

图10-9-1 设定输液速度和预定输液量

第 10 节　微量注射泵操作评分标准

项目	评分细则	分值	扣分标准	扣分	得分
操作前准备（20分）	1. 护士准备：衣帽整洁，洗手，戴口罩	2	□衣帽不整洁扣 0.5 分； □未洗手扣 1 分； □洗手不规范扣 0.5 分； □未戴口罩扣 0.5 分		
	2. 核对：双人核对医嘱	2	□未双人核对医嘱扣 2 分		
	3. 评估患者： （1）核对患者信息 向患者及家属解释目的、注意事项及配合要点 评估患者病情、年龄、生命体征、心肺功能、评估患者所输注药物的作用、副作用 （4）铺治疗巾，评估患者静脉通道穿刺时间及穿刺部位皮肤情况；管道通畅情况 （5）评估患者需求、心理状态及合作程度	9	□未正确核对患者信息扣 1 分 □未向患者及家属解释目的、注意事项及配合要点扣 1 分 □向患者及家属解释不全面扣 0.5 分 □未评估患者病情扣 0.5 分 □未评估患者年龄扣 0.5 分 □未评估患者生命体征扣 0.5 分 □未评估患者心肺功能扣 0.5 分 □未交待药物的作用扣 0.5 分 □未交待药物的副作用扣 0.5 分 □未铺治疗巾扣 0.5 分 □未评估留置针有效期扣 0.5 分 □未评估穿刺部位皮肤扣 0.5 分 □未评估管道是否通畅扣 1 分 □未评估患者需求扣 0.5 分 □未评估患者心理状态扣 0.5 分 □未评估患者合作程度扣 0.5 分		
操作前准备（20分）	4. 环境准备：整洁、安静、温湿度适宜、光线充足，有合适电源	1	□未评估环境是否适宜扣 0.5 分 □未评估电源是否合适扣 0.5 分		
	5. 用物准备： (1)完好备用的微量注射泵，床边备输液架 (2)治疗车上层：微量泵管、配置好的液体、安多福、75% 酒精、棉签、消毒治疗巾、封管液、弯盘、护理记录单、速干手消毒剂 (3)治疗车下层：医疗垃圾桶、生活垃圾桶、锐器盒	6	□未备静脉微量泵扣 0.5 分 □未检查微量泵性能扣 0.5 分 □未备输液架扣 0.5 分 □未备微量泵管扣 0.5 分 □未备配置好的液体扣 0.5 分 □未备安多福、75% 酒精扣 0.5 分 □未备棉签扣 0.5 分 □未备消毒治疗巾扣 0.5 分 □未备封管液扣 0.5 分 □未备弯盘扣 0.5 分 □未备护理记录单扣 0.2 分 □未备速干手消毒剂扣 0.2 分 □未备医疗垃圾桶扣 0.2 分 □未备生活垃圾桶扣 0.2 分 □未备锐器盒扣 0.2 分		

续

项目	评分细则	分值	扣分标准	扣分	得分
操作方法与程序（70分）	1. 洗手（时间＞15s）	1	□未洗手扣1分； □洗手不规范扣0.5分；		
	2. 核对：携用物至床旁，核对患者信息并解释取得合作	3	□未核对扣2分 □核对不正确扣1分 □未解释扣1分 □解释不全面扣0.5分		
	3. 体位：根据病情取合适体位	2	□未取合适体位扣2分		
	4. 安装微量注射泵：安装微量泵至输液架上，接通电源，开机自检	2	□未接电源扣1分， □未开机自检扣1分		
	5. 泵注前： （1）核对患者及医嘱信息 （2）将配置好的药液连接微量泵泵管，排气，将注射器安装在微量泵上，并设置型号 （3）根据医嘱设定泵注速度，试运行	16	□未核对患者信息扣2分 □患者信息核对不正确扣1分 □未核对医嘱信息扣1分 □未排气扣2分 □排气不成功扣1分 □未正确安装注射器扣2分 □未正确设置型号扣2分 □未正确设定泵注速度扣3分 □未试运行扣3分		
	6. 泵注时： （1）核对患者信息 （2）消毒可来福接头且时间≥15s，检查有无气泡，将微量泵泵管下端与患者静脉通道相连，按"Start"键，开始泵液	9	□未核对患者信息扣2分 □未正确消毒扣2分 □未检查管路气泡扣2分 □微量泵管或患者静脉通道污染扣2分 □未按"Start"键扣1分		
	7. 泵注后： （1）再次核对患者信息 （2）撤治疗巾，交代注意事项 （3）洗手、记录	8	□未核对患者信息扣2分 □未撤治疗巾扣1分 □未交代注意事项扣2分 □未正确洗手扣1分 □未正确记录扣2分		
	8. 观察：药液泵注过程中加强巡视，观察输液部位情况及用药效果，及时处理报警	8	□未巡视扣2分 □未观察输液部位扣2分 □未观察用药效果扣2分 □未及时处理报警扣2分		
	9. 停止泵注： （1）核对患者信息，解释取得合作 （2）按"Stop"键暂停泵注，铺治疗巾，撤除微量注射泵管及注射器，关闭电源 （3）脉冲式正压封管，取下微量注射泵	12	□未核对患者信息扣2分 □未解释扣1分 □解释不全面扣0.5分 □未按"Stop"键扣1分； □未铺治疗巾扣1分， □未撤除微量注射泵管及注射器扣1分 □未关闭电源扣1分 □未正确封管扣4分； □未取下微量泵扣1分		

续

项目	评分细则	分值	扣分标准	扣分	得分
	10. 安置患者： （1）撤除治疗巾 （2）整理床单位，协助患者取舒适体位，交代注意事项	5	□未撤除治疗巾扣 1 分 □未整理床单位扣 1 分 □未协助取舒适体位扣 1 分 □未交代注意事项扣 2 分		
	11. 处理用物、洗手、记录	4	□未处理用物扣 1 分 □处理用物不规范扣 0.5 分 □未洗手扣 1 分 □洗手不规范扣 0.5 分 □未正确记录扣 2 分		
综合评价（10分）	1. 关爱患者，体现以患者为中心的服务理念	2	□未体现关爱患者扣 2 分		
	2. 操作熟练、规范，程序流畅	3	□操作不熟练扣 1.5 分 □操作不规范扣 1.5 分		
	3. 有效沟通	2	□未有效沟通扣 2 分		
	4. 操作中严格遵守查对制度与职业防护原则	3	□未严格遵守查对制度扣 2 分 □未严格遵守职业防护原则扣 1 分		

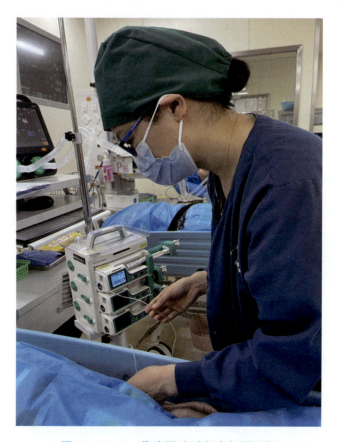

图 10-10-1　药液泵注过程中加强巡视

第 11 节　非同步电除颤操作评分标准

项目	评分细则	分值	扣分标准	扣分	得分
操作前准备（16 分）	1. 护士准备：衣帽整洁，态度严肃，反应敏捷	2	□衣帽不整洁扣 0.5 分 □态度不严肃扣 0.5 分 □反应不敏捷扣 1.0 分		
	2. 评估患者：判断患者意识、心律；检查导联连接完好情况（有心电监护者）；轻拍患者双肩，俯身分别对左、右耳高声呼叫："喂，你怎么啦？"	5	□未检查导联连接完好扣 2 分 □未判断患者意识丧失扣 1 分 □未拍肩未呼喊扣 1 分 □呼喊时距离大于 5cm 扣 1 分		
	3. 环境准备：脱离危险环境，使用隔帘，清除与抢救无关人员	2	□未评估环境扣 1 分 □未拉隔帘扣 0.5 分 □未清除无关人员扣 0.5 分		
	4. 用物准备： (1) 模拟人、备硬板、备踏脚凳 (2) 治疗车上层：完好备用的除颤仪、电极片、导电糊或生理盐水纱布、纱布 5 块（3 块干纱布，2 块酒精纱布）、手电筒、血压计、听诊器、弯盘、护理记录单、速干手消毒剂 (3) 治疗车下层：医疗垃圾桶、生活垃圾桶、锐器盒	6	□未备合适模拟人扣 0.5 分 □未备硬板、踏脚凳扣 0.5 分 □未备除颤仪扣 0.5 分 □未备电极片扣 0.5 分 □未备导电糊/生理盐水纱布扣 0.5 分 □未备纱布扣 0.5 分 □纱布少备一块扣 0.1 分 □未备手电筒扣 0.5 分 □未备血压计扣 0.5 分 □未备听诊器扣 0.5 分 □未备弯盘扣 0.5 分 □未备护理记录单扣 0.2 分 □未备速干手消毒剂 0.2 分 □未备医疗垃圾桶扣 0.2 分 □未备生活垃圾桶扣 0.2 分 □未备锐器盒扣 0.2 分		
操作方法与程序（75 分）	1. 呼救：口述："*** 床患者需要抢救，通知医生，准备除颤仪，看开始复苏时间	2	□未通知医生扣 1 分 □未看时间扣 1 分		
	2. 安置体位：去枕平卧，左臂外展，确认硬板床或置硬板，解开上衣暴露胸前区、松解裤带	4	□未安置体位扣 2 分 □体位安置不当扣 1 分 □未充分暴露胸前区皮肤扣 0.5 分 □未松解裤带扣 0.5 分 □未确认硬板床或置硬板扣 1 分		
	3. 快速评估：评估患者年龄、体重、是否安装起搏器、有无佩戴金属饰物、局部皮肤情况，并迅速用一块干纱布擦干患者胸前皮肤	5	□未评估患者年龄、体重扣 1 分 □未评估是否有植入性起搏器扣 1 分 □未评估有无金属饰物扣 1 分 □未评估患者皮肤扣 1 分 □未擦干患者皮肤扣 1 分		
	4. 除颤仪到位：连接电源，打开除颤仪，评估除颤仪性能及电极板，调至监护状态	6	□未检查除颤仪性能扣 2 分 □电极板选择不当扣 2 分 □除颤仪状态调节错误扣 2 分		

续

项目	评分细则	分值	扣分标准	扣分	得分
操作方法与程序（75分）	5. 确认除颤模式：电极板均匀涂抹导电糊或包裹生理盐水纱布，确认非同步除颤模式	6	□未涂导电糊或未包裹盐水纱布扣3分 □未确认除颤模式扣3分		
	6. 遵医嘱选择合适能量： 成人：双相波形除颤200J，单相波形除颤360J 婴儿和儿童：首次电击能量2J/kg，后续电击能量4J/kg	5	□未正确选择能量扣5分 □能量选择不当扣3分		
	7. 充电	6	□未充电扣6分 □充电能量不足扣3分		
	8. 放置电极板： （1）位置：心尖部：左腋中线平第5肋间 心底部：右锁骨中线第2肋间，两电极板相距10cm以上 （2）方法：操作者两臂伸直固定电极板，每个电极板上施加10～12kg的重量，使电极板与胸壁皮肤紧密接触	14	□电极板位置1处不正确扣4分 □电极板位置2处不正确扣8分 □两臂未伸直扣2分 □施加重量不足扣2分 □电极板未充分接触胸壁扣2分		
	9. 再次观察：口述："心电监护显示仍为室颤，需紧急除颤，旁人请'离床'，环顾四周，确定周围人员离床后，操作者身体后退一小步，不得与患者或病床接触，双手拇指同时按压放电按钮进行除颤，放电充分，口述："立即行5个循环CPR"	9	□未再次确认除颤指征扣3分 □未口述"心电示波显示仍为室颤，需紧急除颤，旁人请离床"扣1分 □未确认除颤环境是否安全扣1分 □未正确放电扣3分 □放电不充分扣1.5分 □未口述"立即行5个循环CPR"扣1分		
	10. 判断除颤效果：心电监护显示患者恢复窦性心律，予继续监护，报告复苏成功时间、纱布清洁皮肤（先酒精纱布，后干纱布），观察有无皮肤灼伤等并发症	8	□未评价除颤效果扣3分 □未确认复苏成功时间扣1分 □未用纱布清洁皮肤扣1分 □未评价并发症扣3分		
	11. 安置患者：判断患者意识情况，安置患者合适体位，整理床单位，再次核对患者信息	4	□未判断患者意识情况扣1分 □未安置患者合适体位扣1分 □未整理床单位扣1分 □未正确核对患者信息扣1分		
	12. 处理用物、洗手、记录：用物处置符合要求，纱布清洁（先酒精纱布后干纱布）处理除颤仪电极板，除颤仪充电备用；洗手；记录除颤的时间、能量、效果	6	□未正确处理用物扣1分 □未正确处理电极板扣1分 □除颤仪未充电扣1分 □未洗手扣2分 □洗手不规范扣1分 □未正确记录扣1分		
综合评价（10分）	1. 关爱患者，急救意识强	3	□未体现关爱患者扣1分 □无急救意识扣2分		
	2. 操作熟练，动作规范，无并发症	4	□操作不熟练扣2分 □操作不规范扣1分 □出现并发症扣1分		
	3. 结合案例，提问回答正确、流畅	3	□未结合案例扣1.5分 □回答错误扣1分 □回答不完整扣0.5分		

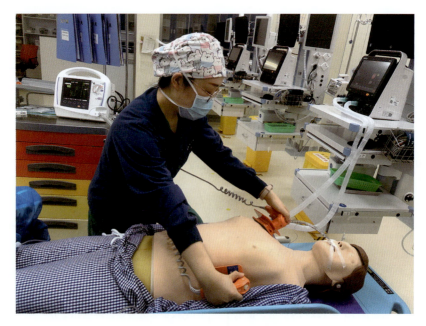

图 10-11-1　电极板放置位置

第 12 节　简易呼吸囊操作评分标准

项目	评分细则	分值	扣分标准	扣分	得分
操作前准备（16分）	1. 护士准备：衣帽整洁，态度严肃，反应敏捷	2	□衣帽不整洁扣 0.5 分 □态度不严肃扣 0.5 分 □反应不敏捷扣 1 分		
	2. 评估患者： （1）核对患者信息，清醒患者需解释操作目的 （2）评估患者的年龄、体位、意识状态、合作程度 （3）患者有无义齿，自主呼吸，呼吸的频率、节律、深浅度，呼吸道是否通畅，皮肤黏膜的颜色，SpO_2 或血气分析等	6	□未正确核对患者信息扣 1 分 □未对清醒患者解释操作目的扣 1 分 □未评估患者年龄扣 0.5 分 □未评估患者体位扣 0.5 分 □未评估患者意识状态扣 0.5 分 □未评估患者合作程度扣 0.5 分 □未评估患者有义齿扣 0.5 分 □未评估患者有无自主呼吸扣 0.5 分 □未评估患者呼吸频率、节律、深浅度扣 0.5 分 □未评估患者呼吸道是否通畅扣 0.5 分 □未评估患者皮肤黏膜颜色扣 0.5 分 □未评估患者 SpO_2 或血气分析情况扣 0.5 分		
	3. 环境准备：脱离危险环境，使用隔帘，清除与抢救无关人员，保持环境整洁、安静	2	□未评估环境扣 1 分 □未拉隔帘扣 0.5 分 □未清除无关人员扣 0.5 分		
	4. 用物准备： (1) 模拟人、备硬板、备踏脚凳 (2) 治疗车上层：球囊-面罩、储氧袋、氧气连接管、纱布、备(负压吸引装置一套、吸氧装置一套并检查其性能)、弯盘、护理记录单、速干手消毒剂、酌情备注射器、口咽通气道、胶布等 (3) 治疗车下层：医疗垃圾桶、生活垃圾桶、锐器盒	6	□未备合适模拟人扣 0.5 分 □未备硬板扣 0.5 分 □未备踏脚凳扣 0.2 分 □未备球囊-面罩扣 0.5 分 □未备储氧袋扣 0.5 分 □未备氧气连接管扣 0.5 分 □未备纱布扣 0.5 分 □未备吸氧装置扣 0.5 分 □未备负压吸引装置扣 0.5 分 □未备弯盘扣 0.2 分 □未备护理记录单扣 0.2 分 □未备速干手消毒剂扣 0.2 分 □未备注射器扣 0.2 分 □未备口咽通气道扣 0.2 分 □未备胶布扣 0.2 分 □未备医疗垃圾桶 0.2 分 □未备生活垃圾桶扣 0.2 分 □未备锐器盒扣 0.2 分		
操作方法程序（74分）	1. 呼救：通知医生，推抢救车，报告抢救时间	3	□未通知医生扣 1 分 □未推抢救车扣 1 分 □未报告抢救时间扣 1 分		
	2. 安置体位：将患者去枕平卧，解开衣领暴露胸前区	3	□未去枕平卧扣 2 分 □未解开衣领暴露胸前区扣 1 分		
	3. 提高氧流量吸氧并判断效果	1	□未提高氧流量吸氧扣 0.5 分 □未评价吸氧效果扣 0.5 分		

续

项目	评分细则	分值	扣分标准	扣分	得分
操作方法程序（74分）	4. 清理呼吸道：确定有无颈椎骨折，双手轻转头部（疑有颈椎骨折的除外），检查口腔，去除异物或义齿，保持呼吸道通畅	2	□未排除颈椎骨折扣1分 □未检查口腔去除异物或活动性义齿扣0.5分 □未清理呼吸道扣0.5分		
	5. 检查：检查并连接简易呼吸囊各部件（呼吸囊、面罩、储氧袋）	5	□各部件连接错误扣2分 □连接不紧密、漏气扣2分 □未连接储氧袋扣1分		
	6. 连接：将连接管与氧气装置连接并调节氧流量8~10L/min，充氧	5	□未连接扣2分 □未调节氧流量扣3分 □调节错误扣1.5分		
	7. 再次评估：患者呼吸道是否通畅、皮肤黏膜的颜色、SpO_2 或血气分析等	3	□未评估呼吸道是否通畅扣1分 □未评估皮肤黏膜颜色扣1分 □未评估SpO2或血气分析扣1分		
	8. 开放气道：操作者站在患者头侧，双手托颌法开放气道，根据病情置口咽通气道并固定	6	□站位不正确扣2分 □气道未打开扣2分 □手法不符合扣2分		
	9. EC法：小指托下颌角，中指及无名指放在下颌骨处，示指及拇指尽量分开压在面罩上面	9	□小指手法错误扣3分 □中指及无名指手法错误扣3分 □示指及拇指手法错误扣3分		
	10. 辅助呼吸： ①挤压呼吸囊1/3~2/3为宜，相当于400~600mL气体进入气道内 ②通气频率：有脉搏者成人10~12/min，儿童12~20/min；无脉搏者以30:2的比例进行按压－通气	13	□辅助通气一次无效扣1分 □辅助通气频率不符合要求扣3分		
	11. 观察病情：观察患者胸廓起伏情况，经由面罩透明部分，观察患者口唇与面部颜色的变化，通过监护观察SpO2的情况（口述）	9	□未观察胸廓起伏情况扣3分 □未观察口唇与面部颜色变化扣3分 □未观察SpO2的情况扣3分		
	12. 终末判断：根据患者情况遵医嘱采取后续呼吸支持方法，报告复苏成功时间	5	□未报告时间扣2分 □未给予氧疗方案扣3分 □未给予合适的氧疗方案扣2分		
	13. 安置患者：纱布清洁患者面部，判断患者意识情况，安置患者合适体位，整理床单位，再次核对患者信息	4	□未清洁面部扣0.5分 □未判断患者意识情况扣0.5分 □未安置患者合适体位扣1分 □未整理床单位扣1分 □未正确核对患者信息扣1分		
	14. 处理用物、洗手、记录	6	□未处理用物扣2分 □处理用物不规范扣1分 □未洗手扣2分 □洗手不规范扣1分 □未正确记录扣2分		

续

项目	评分细则	分值	扣分标准	扣分	得分
综合评价（10分）	1. 关爱患者，具有急救意识	3	□未体现关爱患者扣 1 分 □急救意识差扣 2 分		
	2. 操作熟练，动作规范	4	□操作不熟练扣 2 分 □动作不规范扣 2 分		
	3. 结合案例，提问回答正确、流畅	3	□未结合案例扣 1.5 分 □回答错误扣 1 分 □回答不完整扣 0.5 分		

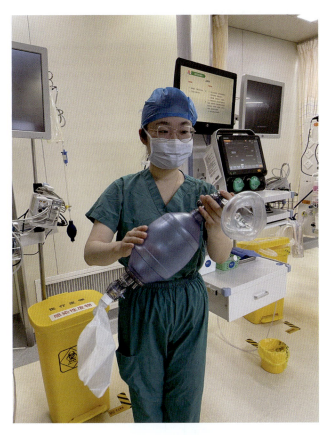

图 10-12-1　检查并连接简易呼吸囊各部件

第13节 成人单人心肺复苏操作评分标准

项目	操作规程	分值	扣分标准	扣分	得分
操作前准备（5分）	1. 护士准备：衣帽整洁，态度严肃，反应敏捷	1	□衣帽不整洁扣0.5分 □态度不严肃扣0.5分		
	2. 环境准备：脱离危险环境，使用隔帘，清除与抢救无关人员	1	□未评估环境扣0.4分 □未拉隔帘扣0.3分 □未清除无关人员扣0.3分		
	3. 用物准备： （1）模拟人、备硬板、备踏脚凳 （2）治疗车上层：纱布、手电筒、血压计、听诊器、弯盘、护理记录单、速干手消毒剂 （3）治疗车下层：医疗垃圾桶、生活垃圾桶、锐器盒	3	□未备合适模拟人扣0.4分 □未备硬板扣0.4分 □未备踏脚凳扣0.2分 □未备手电筒扣0.2分 □未备纱布扣0.2分 □未备血压计扣0.2分 □未备听诊器扣0.2分 □未备弯盘扣0.2分 □未备护理记录单扣0.2分 □未备速干手消毒剂扣0.2分 □未备医疗垃圾桶扣0.2分 □未备生活垃圾桶扣0.2分 □未备锐器盒扣0.2分		
操作方法与程序（85分）	1. 判断患者意识：轻拍患者双肩，俯身分别对左、右耳高声呼叫："喂，你怎么啦？"判断患者意识丧失	2	□未拍肩未呼喊扣0.5分 □呼喊时距离大于5cm扣0.5分 □未判断患者意识丧失扣1分		
	2. 呼叫："***患者需要抢救，快来人"，看开始复苏时间，解开衣领	2	□未呼救扣0.5分 □未看时间扣0.5分 □未解开衣领扣1分		
	3. 同时判断呼吸和大动脉搏动：触摸颈动脉（右手食、中二指并拢，由喉结向内侧[患者右侧]滑移2cm检查颈动脉搏动），同时俯身耳听、面感、眼视患者胸廓判断呼吸，时间应超过5s而短于10s，口述"自主呼吸消失，大动脉搏动消失"	4	□未判断大动脉搏动扣2分 □判断大动脉方法错误扣1分 □未判断呼吸扣2分 □判断呼吸方法错误扣1分		
	4. 安置体位：去枕平卧，确认硬板床或置按压板，解开上衣、松解裤带	2	□未去枕扣0.5分 □未确认硬板床或置按压板0.5分 □未解上衣扣0.5分 □未松解裤带扣0.5分		

项目	操作规程	分值	扣分标准	扣分	得分
操作方法与程序（85分）	5.行胸外心脏按压： （1）术者站位：位于患者一侧，根据个人身高及患者位置高低选用踏脚凳或跪式体位 （2）按压部位：胸骨中下段 （3）按压姿势：双手按压；双手掌跟重叠、十指相扣、指端翘起；双臂肘关节绷直；重心垂直向下用力 （4）按压深度：成人为胸骨下陷5~6cm （5）按压频率：100~120/min （6）按压与放松时间比1:1，每次按压后使胸廓充分回弹，不可在每次按压后倚靠在患者胸壁上，按压过程中注意观察患者面色及四肢循环改变	15	□术者站位不当扣2分 □定位错误扣2分 □按压姿势一项不规范扣1分 □按压深度不符合要求扣2分 □按压频率不符合要求扣2分 □按压与放松比例不当扣1分 □有倚靠患者胸壁现象扣1分 □未观察患者面色及四肢循环改变扣1分		
	6.开放气道： (1)检查确定有无颈椎骨折，双手轻转头部（疑有颈椎骨折的除外），检查口腔，去除异物或义齿 (2)开放气道 ①无颈椎损伤者采用仰头提颏法：抢救者一手小鱼际置于患者前额，向后下方施力，使其头部后仰，同时右手示指、中指指端置于患者下颌骨下方，旁开中点2cm，将颏部向前上抬起，使头部充分后仰，下颌角与耳垂连接和身体水平面呈90°； ②疑似颈椎损伤者采用双手托颌法或推举下颌法	6	□未排除颈椎骨折扣1分 □未检查口腔扣0.5分 □未去除异物或活动性义齿扣0.5分 □开放气道方法不正确扣2分 □未注意保护颈椎扣2分		
	7.口对口人工呼吸：每次吹气超过1秒，同时观察患者胸廓是否隆起	14	□人工呼吸一次无效扣1分 □未观察胸廓起伏一次扣0.4分		
	8.按压-吹气比：30:2，连续操作5个循环	30	□按压一次无效扣0.2分		
	9.终末判断：同时判断大动脉搏动和自主呼吸是否恢复，时间应超过5s而短于10s，测量血压，同时查看瞳孔和面色，观察有无并发症，报告复苏成功时间 （心肺复苏成功：大动脉搏动与自主呼吸恢复，瞳孔较前缩小、面色转红润，测量血压超过90/60mmHg）	4	□未判断大动脉扣0.5分 □未判断自主呼吸扣0.5分 □未测血压扣0.5分 □未查看患者瞳孔扣0.5分 □未查看患者面色扣0.5分 □未观察并发症扣0.5分 □未报告复苏成功时间扣1分		
	10.安置患者：判断患者意识情况，安置患者合适体位，整理床单位，再次核对患者信息	3	□未判断患者意识情况扣0.5分 □未安置患者合适体位扣0.5分 □未整理床单位扣1分 □未正确核对患者信息扣1分		

续

项目	操作规程	分值	扣分标准	扣分	得分
	11. 处理用物、洗手、记录抢救过程	3	□未处理用物扣 1 分 □处理用物不规范扣 0.5 分 □未洗手扣 1 分 □洗手不规范扣 0.5 分 □未正确记录扣 1 分		
综合评价（10分）	1. 关爱患者，急救意识强	3	□未体现关爱患者扣 1 分 □无急救意识扣 2 分		
	2. 操作熟练，动作规范，无并发症	4	□操作不熟练扣 2 分 □操作不规范扣 1 分 □出现并发症扣 1 分		
	3. 结合案例，提问回答正确、流畅	3	□未结合案例扣 1.5 分 □回答错误扣 1 分 □回答不完整扣 0.5 分		

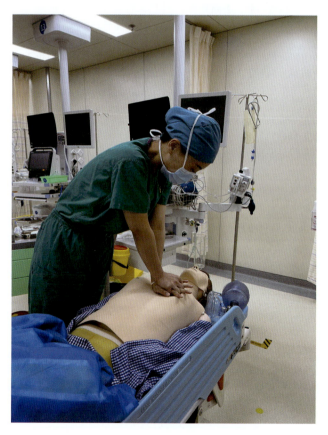

图 10-13-1　按压部位：胸骨中下段

第14节　简易呼吸囊辅助下双人心肺复苏操作评分标准（成人）

项目	评分细则	分值	扣分标准	扣分	得分
操作前准备（8分）	1. 护士准备：衣帽整洁，态度严肃，反应敏捷	1	□衣帽不整洁扣0.5分 □态度不严肃扣0.5分		
	2. 环境准备：脱离危险环境，使用隔帘，清除与抢救无关人员	1	□未评估环境扣0.4分 □未拉隔帘扣0.3分 □未清除无关人员扣0.3分		
	3. 用物准备： (1) 模拟人、备硬板、备踏脚凳		□未备合适模拟人扣0.5分 □未备硬板扣0.5分		
操作前准备（8分）	(2) 治疗车上层：纱布、手电筒、简易呼吸囊（球囊-面罩、储氧袋、氧气连接管）、注射器（酌情备口咽通气道、胶布）、血压计、听诊器、弯盘、护理记录单、速干手消毒剂 (3) 治疗车下层：医疗垃圾桶、生活垃圾桶、锐器盒	6	□未备踏脚凳扣0.5分 □未备手电筒扣0.5分 □未备纱布扣0.5分 □未备简易呼吸囊扣0.5分 □未备注射器扣0.5分 □未备血压计扣0.5分 □未备听诊器扣0.5分 □未备弯盘扣0.5分 □未备护理记录单扣0.2分 □未备速干手消毒剂扣0.2分 □未备医疗垃圾桶扣0.2分 □未备生活垃圾桶扣0.2分 □未备锐器盒扣0.2分		
操作方法与程序（82分）	1. 判断患者意识（护士A）：轻拍患者双肩，俯身分别对左、右耳高声呼叫："喂，你怎么啦？"判断患者意识丧失	2	□未拍肩未呼喊扣0.5分 □呼喊时距离大于5cm扣0.5分 □未判断患者意识丧失扣1分		
	2. 呼叫（护士A）："***床患者需要抢救，快来人"，看开始复苏时间，解开衣领	2	□未呼叫扣1分 □未看时间扣0.5分 □未解开衣领扣0.5分		
	3. 同时判断呼吸和大动脉搏动（护士A）：触摸颈动脉（右手食、中二指并拢，由喉结向内侧[患者右侧]滑1~2cm检查颈动脉搏动），同时俯身耳听、面感、眼视患者胸廓判断呼吸，时间应超过5s而短于10s 口述"自主呼吸消失，大动脉搏动消失，准备简易呼吸囊！"	3	□未判断大动脉搏动扣2分 □判断大动脉方法错误扣1分 □未判断呼吸扣1分 □判断呼吸方法错误扣0.5分		

续

项目	评分细则	分值	扣分标准	扣分	得分
	4.安置体位、连接呼吸囊装置 （护士A）去枕平卧、确认硬板床或置按压板，解开上衣、松解裤带 （护士B）检查并连接简易呼吸囊各部件（呼吸气囊、面罩、储氧袋），将连接管与氧气装置连接，调节氧流量8～10L/min，充氧	3	□未去枕平卧扣0.2分 □未确认硬板床或置按压板扣0.2分 □未解开上衣扣0.2分 □未松解裤带扣0.2分 □未检查并正确连接简易呼吸囊各部件扣1分 □未正确连接氧气装置扣0.2分 □未充氧扣1分 □氧流量调节错误扣0.5分		
	5.行胸外心脏按压（护士A）： （1）护士A站位：位于患者一侧，根据个人身高及病人位置高低选用踏脚凳或跪式体位 （2）按压部位：胸骨中下段 （3）按压姿势：双手按压，双手掌跟重叠，十指相扣、指端翘起，双臂肘关节绷直，重心垂直向下用力 （4）按压深度：成人为胸骨下陷5~6cm （5）按压频率：100~120/min （6）按压与放松时间比1:1，每次按压后使胸廓充分回弹，不可在每次按压后倚靠在患者胸壁上，按压过程中注意观察患者面色及四肢循环改变	14	□术者站位不当扣2分 □定位错误扣2分 □按压姿势一项不规范扣1分 □按压深度不符合要求扣1分 □按压频率不符合要求扣1分 □按压与放松比例不当扣1分 □有倚靠患者胸壁现象扣1分 □未观察患者面色及四肢循环改变扣1分		
	6.开放气道： （1）（护士A）检查确定有无颈椎骨折，并报告，双手轻转头部(疑有颈椎骨折的除外)，检查口腔，去除异物或义齿，清理呼吸道	2	□未排除颈椎骨折扣0.5分 □未检查口腔扣0.5分 □未去除异物或活动性义齿扣0.5分 □未清理呼吸道扣0.5分		
	（2）（护士B）EC法固定面罩，开放气道：操作者站在患者头侧，用双手托颌法开放气道，EC法（E手法：小指托下颌角，中指及无名指放在下颌骨处；C手法：示指及拇指成C型压在面罩上面），使下颌角与耳垂连线和身体水平面呈90°，根据病情注意保护颈椎	2	□开放方法不正确扣1分 □未注意保护颈椎扣1分		
	7.简易呼吸囊辅助呼吸2次：（护士B）持续开放气道，扣紧面罩；操作者用手挤压呼吸囊1/3~2/3为宜，相当于400~600mL气体进入气道内；频率10~12/min（儿童12~20/min）；同时观察胸廓是否隆起	14	□辅助通气一次无效扣1分 □未观察胸廓起伏一次扣0.4分		
	8.按压–通气比：30:2，连续操作5个循环	30	□按压一次无效扣0.2分		

续

项目	评分细则	分值	扣分标准	扣分	得分
	9.终末判断(护士A):同时判断大动脉搏动和自主呼吸是否恢复,时间应超过5s而短于10s,测量血压,同时查看瞳孔和面色,观察有无并发症,报告复苏成功时间(心肺复苏成功:大动脉搏动与自主呼吸恢复,瞳孔较前缩小、面色转红润,测量血压超过90/60mmHg)	6	□未判断大动脉搏动扣1分 □未判断自主呼吸扣1分 □未测量血压扣1分 □未查看患者瞳孔扣0.5分 □未查看患者面色扣0.5分 □未观察有无并发症扣1分 □未报告复苏成功时间扣1分		
	10.安置患者:清洁患者面部,协助患者取合适卧位,整理床单位,再次核对患者信息	2	□未清洁面部扣0.5分 □未安置患者体位扣0.5分 □未整理床单位扣0.5分 □未正确核对患者信息扣0.5分		
	11.处理用物、洗手、记录抢救过程	2	□未处理用物扣1分 □处理用物不规范扣0.5分 □未洗手扣0.5分 □未正确记录扣0.5分		
综合评价(10分)	1.关爱患者,急救意识强	3	□未体现关爱患者扣1分 □无急救意识扣2分		
	2.操作熟练,动作规范,无并发症	4	□操作不熟练扣2分 □操作不规范扣1分 □出现并发症扣1分		
	3.结合案例,提问回答正确、流畅	3	□未结合案例扣1.5分 □回答错误扣1分 □回答不完整扣0.5分		

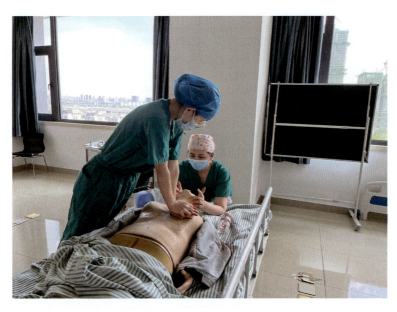

图 10-14-1　双人心肺复苏

第15节 中心静脉压（CVP）监测操作评分标准

项目	评分细则	分值	扣分标准	扣分	得分
操作前准备（20分）	1. 护士准备：衣帽整洁，洗手，戴口罩	2	□衣帽不整洁扣0.5分 □未洗手扣1分 □洗手不规范扣0.5分 □未戴口罩扣0.5分		
	2. 核对：双人核对医嘱	1	□未双人核对扣1分		
	3. 评估患者： 核对患者信息 向患者及家属解释CVP监测的目的、注意事项及配合要点 评估患者年龄、病情、生命体征、意识状态 评估深静脉导管固定情况、置管深度、穿刺点有无肿胀、渗出，深静脉管道是否通畅（铺无菌巾，戴无菌手套，抽回血，冲管） 评估患者需求、心理状态及合作程度	7.5	□未正确核对患者信息扣1分 □未向患者及家属解释目的、注意事项及配合要点扣1分 □向患者及家属解释不全面扣0.5分 □未评估患者年龄扣0.5分 □未评估患者病情扣0.5分 □未评估患者生命体征扣0.5分 □未评估患者意识状态扣0.5分 □未评估深静脉导管固定情况扣0.5分 □未评估置管深度扣0.5分 □未评估穿刺点有无肿胀、渗出扣0.5分 □未评估深静脉管道是否通畅扣0.5分 □未评估患者需求扣0.5分 □未评估患者心理状态扣0.5分 □未评估患者合作程度扣0.5分		
	4. 环境准备：整洁、安静、温湿度适宜、光线充足	1	□未评估环境是否适宜扣1分		
	5. 用物准备： （1）治疗车上层：一次性压力传感器、压力导线、肝素稀释液（2-4U/mL）或生理盐水、加压袋、无菌巾、输液接头、注射器/预冲液、无菌手套、棉签、酒精/酒精棉片、安多福、弯盘、胶布、护理记录单、速干手消毒剂 （2）治疗车下层：医疗垃圾桶、生活垃圾桶、锐器盒	8.5	□未备一次性压力传感器扣0.5分 □未备压力导线扣0.5分 □未备肝素稀释液或生理盐水扣0.5分 □未备加压袋扣0.5分 □未备无菌巾扣0.5分 □未备输液接头扣0.5分 □未备注射器/预冲液扣0.5分 □未备无菌手套扣0.5分 □未备棉签扣0.5分 □未备酒精/酒精棉片扣0.5分 □未备安多福扣0.5分 □未备弯盘扣0.5分 □未备胶布扣0.5分 □未备护理记录单扣0.5分 □未备速干手消毒剂扣0.5分 □未备医疗垃圾桶、生活垃圾桶扣0.5分 □未备锐器盒扣0.5分		

续

项目	评分细则	分值	扣分标准	扣分	得分
操作方法与程序（70分）	1. 洗手	1	□未洗手扣1分 □洗手不规范扣0.5分		
	2. 核对：携用物至床旁，核对患者，并解释取得合作	3	□未核对扣2分 □核对不正确扣1分 □未解释扣1分 □解释不全面扣0.5分		
	3. 体位：根据病情取合适体位	2	□未取合适体位扣2分		
	4. 连接导线：将压力导线连接于压力模块上	2	□未正确连接扣2分		
	5. 连接压力传感器：将肝素稀释液或生理盐水放置加压袋内，并悬挂于输液架上，消毒肝素稀释液或生理盐水瓶口，一次性压力传感器插入液面下；加压150～300mmHg，将一次性压力传感器与导线连接，打开冲管阀排气，确认管路连接紧密，无气泡	16	□未消毒扣2分 □消毒不规范扣1分 □未正确使用传感器扣2分 □传感器污染扣1分 □加压袋未加压扣2分 □加压袋压力不足扣1分 □未正确连接导线扣2分 □未排气扣2分 □排气不成功扣1分 □未确认管路连接紧密扣3分 □未确认管路有无气泡扣3分		
	6. 连接中心静脉导管：戴手套，消毒中心静脉导管端口输液接头，将一次性压力传感器与中心静脉导管相连接，冲管	8	□未带无菌手套扣2分 □带手套不规范扣1分 □未消毒扣2分 □消毒不规范扣1分 □未正确连接管路扣2分 □未冲管扣2分		
	7. 置零点：脱手套，洗手，将传感器置于患者右心房水平（即第四肋间腋中线）	10	□未脱手套扣3分 □脱手套不规范扣1.5分 □未洗手扣2分 □洗手不规范扣1分 □传感器固定位置不正确扣5分		
	8. 归零：先将传感器通向患者端关闭，使传感器与大气端相通，按归零键，屏幕显示归零结束，关闭大气端，将传感器与中心静脉导管相通	12	□未归零扣12分 □归零方法不正确6分		
	9. 正确读数：观察屏幕CVP典型波形稳定时，正确读取数值并记录，选择合适标尺，设置报警上下线	10	□未观察CVP波形扣2分 □未读取数值扣2分 □未记录扣2分 □未选择合适标尺扣2分 □未设置报警上下限扣2分 □报警上下限设置不合理扣1分		

续

项目	评分细则	分值	扣分标准	扣分	得分
操作方法与程序（70分）	10. 整理床单位，协助患者取舒适体位，交代注意事项	3	□未整理床单位扣1分 □未协助取舒适体位扣1分 □未交待注意事项扣1分 □交待注意事项不全面扣0.5分		
	11. 处理用物、洗手、记录	3	□未处理用物扣1分 □处理用物不规范扣0.5分 □未洗手扣1分 □洗手不规范扣0.5分 □未正确记录扣1分		
综合评价（10分）	1. 关爱患者，体现以患者为中心的服务理念	2	□未体现关爱患者扣2分		
	2. 操作熟练、规范，程序流畅	3	□操作不熟练扣1.5分 □操作不规范扣1.5分		
	3. 有效沟通	2	□未有效沟通扣2分		
	4. 操作中严格遵守查对制度与职业防护原则	3	□未严格遵守查对制度扣2分 □未严格遵守职业防护原则扣1分		

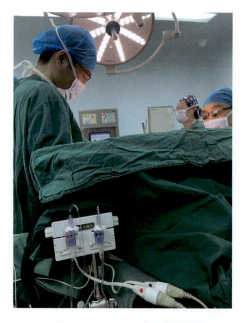

图 10-15-1 正确设置零点：传感器置于右心房水平

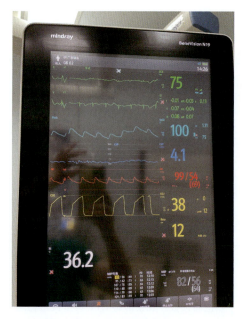

图 10-15-2 CVP 典型波形稳定时，正确读数

第 16 节　有创动脉压监测操作评分标准

项目	评分细则	分值	扣分标准	扣分	得分
操作前准备（20分）	1. 护士准备：衣帽整洁，洗手，戴口罩	2	□衣帽不整洁扣 0.5 分 □未洗手扣 1 分 □洗手不规范扣 0.5 分 □未戴口罩扣 0.5 分		
	2. 核对：双人核对医嘱	1	□未双人核对扣 1 分		
	3. 评估患者： 核对患者信息 向患者及家属解释有创动脉压监测的目的、注意事项及配合要点 评估患者年龄、病情、生命体征、意识状态 评估动脉导管固定情况、穿刺点有无肿胀、渗出，动脉管道是否通畅（铺治疗巾，戴无菌手套，抽回血，冲管） 评估患者需求、心理状态及合作程度	7.5	□未正确核对患者信息扣 1 分 □未向患者及家属解释目的、注意事项及配合要点扣 1 分 □向患者及家属解释不全面扣 0.5 分 □未评估患者年龄扣 0.5 分 □未评估患者病情扣 0.5 分 □未评估患者生命体征扣 0.5 分 □未评估患者意识状态扣 0.5 分 □未评估动脉导管固定情况扣 0.5 分 □未评估穿刺点有无肿胀、渗出扣 0.5 分 □未评估动脉管道是否通畅扣 1 分 □未评估患者需求扣 0.5 分 □未评估患者心理状态扣 0.5 分 □未评估患者合作程度扣 0.5 分		
	4. 环境准备：整洁、安静、温湿度适宜、光线充足	1	□未评估环境是否适宜扣 1 分		
操作前准备（20分）	5. 用物准备： (1) 治疗车上层：一次性压力传感器、压力导线、肝素稀释液（2-4U/mL）、加压袋、无菌巾、注射器/预冲液、无菌手套、棉签、安多福、酒精/酒精棉片、弯盘、胶布、护理记录单、速干手消毒剂 (2) 治疗车下层：医疗垃圾桶、生活垃圾桶、锐器盒	8.5	□未备一次性压力传感器扣 0.5 分 □未备压力导线扣 0.5 分 □未备肝素稀释液扣 0.5 分 □未备加压袋扣 0.5 分 □未备无菌巾扣 0.5 分 □未备注射器/预冲液扣 0.5 分 □未备无菌手套扣 0.5 分 □未备棉签扣 0.5 分 □未备安多福扣 0.5 分 □未备酒精/酒精棉片扣 0.5 分 □未备弯盘扣 0.5 分 □未备胶布扣 0.5 分 □未备护理记录单扣 0.5 分 □未备速干手消毒剂扣 0.5 分 □未备医疗垃圾桶扣 0.5 分 □未备生活垃圾桶扣 0.5 分 □未备锐器盒扣 0.5 分		

续

项目	评分细则	分值	扣分标准	扣分	得分
操作方法与程序（70分）	1. 洗手	1	□未洗手扣0.5分 □洗手不规范扣0.5分		
	2. 核对：携用物至床旁，核对患者，并解释取得合作	3	□未核对扣2分 □核对不正确扣1分 □未解释扣1分 □解释不全面扣0.5分		
	3. 体位：根据病情取合适体位	2	□未取合适体位扣2分		
	4. 连接导线：将压力导线连接于压力模块上	2	□未正确连接扣2分		
	5. 连接压力传感器：将肝素稀释液放置加压输液袋内，并悬挂于输液架上，消毒肝素稀释液瓶口，将一次性压力传感器插入液面下；加压150~300mmHg，将一次性压力传感器与导线连接，打开冲管阀排气，确认管路连接紧密，无气泡	16	□未消毒扣2分 □消毒不规范扣1分 □未正确使用传感器扣2分 □传感器污染扣1分 □加压袋未加压扣2分 □加压袋压力不足扣1分 □未正确连接管路2扣 □未排气扣2分 □排气不成功扣1分 □未确认管路连接紧密扣3分 □未确认管路有无气泡扣3分		
	6. 连接动脉导管：戴手套，消毒动脉导管端，将一次性压力传感器与动脉导管相连接，冲管	8	□未带无菌手套扣2分 □带手套不规范扣1分 □未消毒扣2分 □消毒不规范扣1分 □未正确连接管路或管路污染扣2分 □未冲管扣2分		
操作方法与程序（70分）	7. 置零点：脱手套，洗手，将传感器置于患者右心房水平（即第四肋间腋中线）	10	□未脱手套扣3分 □脱手套不规范扣1.5分 □未洗手扣2分 □洗手不规范扣1分 □传感器固定位置不正确扣5分		
	8. 归零：先将传感器通向患者端关闭，使传感器与大气端相通，按归零键，屏幕显示归零结束，关闭大气端，将传感器与动脉导管相通	12	□未归零扣12分 □归零方法不正确6分		
	9. 正确读数：观察屏幕有创动脉压典型波形稳定时，正确读取数值并记录，选择合适标尺，设置报警上下线	10	□未观察有创动脉压波形扣2分 □未读取数值扣2分 □未记录扣2分 □未选择合适标尺扣2分 □未设置报警上下限扣2分 □报警限设置不合理扣1分		

续

项目	评分细则	分值	扣分标准	扣分	得分
操作方法与程序（70分）	10. 整理床单位，协助患者取舒适体位，交代注意事项	3	□未整理床单位扣1分 □未协助取舒适体位扣1分 □未交待注意事项扣1分 □交待注意事项不全面扣0.5分		
	11. 处理用物、洗手、记录	3	□未处理用物扣1分 □处理用物不规范扣0.5分 □未洗手扣1分 □洗手不规范扣0.5分 □未正确记录扣1分		
综合评价（10分）	1. 关爱患者，体现以患者为中心的服务理念	2	□未体现关爱患者扣2分		
	2. 操作熟练、规范、程序流畅	3	□操作不熟练扣1.5分 □操作不规范扣1.5分		
	3. 有效沟通	2	□未有效沟通扣2分		
	4. 操作中严格遵守查对制度与职业防护原则	3	□未严格遵守查对制度扣2分 □未严格遵守职业防护原则扣1分		

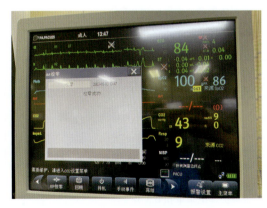

图10-16-1　正确归零，直至监护屏幕显示归零结束

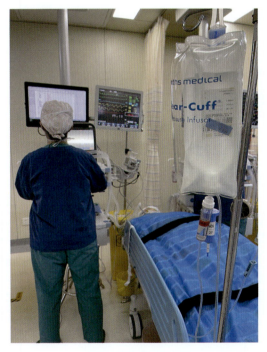

图10-16-2　将肝素稀释液放置加压输液袋内并加压至150~300mmHg

第17节 动脉血气分析标本采集操作评分标准

项目	评分细则	分值	扣分标准	扣分	得分
操作前准备（33分）	1.护士准备：衣帽整齐，洗手，戴口罩	2	□衣帽不整洁扣0.5分 □未洗手扣1分 □洗手不规范扣0.5分 □未戴口罩扣0.5分		
	2.核对：双人核对医嘱	2	□未双人核对扣2分		
	3.评估患者： （1）核对患者信息 （2）向患者及家属解释动脉采血的目的、注意事项及配合要点 （3）评估患者的年龄、病情、生命体征、意识状态、肢体活动度及凝血功能等 （4）评估患者体温、当前吸氧浓度 （5）评估患者有无血液性传染疾病 （6）检查患者穿刺部位的皮肤情况，桡动脉采血时进行Allen实验 （7）评估患者需求、心理状态及合作程度	15	□未正确核对患者信息扣1分 □未向患者及家属解释目的、注意事项及配合要点扣1分 □向患者及家属解释不全面扣0.5分 □未评估患者年龄扣0.5分 □未评估患者病情扣0.5分 □未评估患者生命体征扣1分 □未评估患者意识状态扣1分 □未评估患者肢体活动度扣1分 □未评估患者凝血功能扣1分 □未评估患者体温扣2分 □未评估患者当前吸氧浓度扣1分 □未评估患者有无血液性传染疾病扣1分 □未评估穿刺部位皮肤情况扣1分 □桡动脉采血时未进行Allen实验扣1分 □未评估患者需求扣1分 □未评估患者心理状态扣0.5分 □未评估患者合作程度扣0.5分		
	4.环境准备：整洁、安静、温湿度适宜、光线充足	1	□未评估环境是否适宜扣1分		
	5.用物准备： （1）治疗车上层：动脉血气针或（一次性注射器，肝素稀释液：12.5U/mL，橡皮塞）、安多福、无菌棉签、弯盘、化验单、体温表、小垫枕、消毒治疗巾、护理记录单、速干手消毒剂 （2）治疗车下层：医疗垃圾桶、生活垃圾桶、锐器盒	13	□未备动脉血气针/其他采血装置扣3分 □未备安多福消毒液扣1分 □未备无菌棉签扣1分 □未备弯盘扣1分 □未备化验单扣1分 □未备体温表扣1分 □未备小垫枕扣1分 □未备治疗巾扣1分 □未备护理记录单扣0.5分 □未备速干手消毒剂扣0.5分 □未备医疗垃圾桶、生活垃圾桶扣1分 □未备锐器盒扣1分		

续

项目	评分细则	分值	扣分标准	扣分	得分
操作方法与程序（57分）	1. 洗手	1	□未洗手扣1分 □洗手不规范扣0.5分		
	2. 核对：携用物至床旁，核对患者并解释取得合作	2	□未核对扣1分 □核对不正确扣0.5分 □未解释扣1分 □解释不全面扣0.5分		
	3. 体位：根据病情取合适体位	2	□未取合适体位扣2分		
	4. 穿刺前准备： 选择合适动脉 于穿刺肢体下铺治疗巾和小垫枕 消毒穿刺部位，直径至少8cm 消毒操作者的示指及中指	12	□未垫小垫枕扣1分 □未垫治疗巾扣1分 □未充分消毒穿刺部位扣5分 □未充分消毒操作者的手扣5分		
	5. 穿刺： （1）再次核对患者 动脉血气针：将其回抽至1mL处 一次性注射器：肝素稀释液充分润滑管壁 （2）左手示指和中指触及动脉，两指固定在动脉上，右手持血气针从两指间进针或从示指侧面进针。逆血流方向进针，进针角度桡动脉30~45°，股动脉90°，缓慢进针 （3）待动脉血进入血气针/注射器1mL后，棉签按压穿刺点，右手拔针，排除气泡并密封 （4）立即混匀，颠倒混匀5次，揉搓血气针/注射器5s	25	□未再次核对患者扣2分 □血气针未回抽至1mL扣2分 □肝素液充分润滑注射器管壁扣2分 □手指未固定动脉扣4分 □进针角度不正确扣4分 □进穿刺失败扣5分 □未及时按压扣2分 □未立即封闭注射器扣2分 □未立即混匀扣2分		
	6. 按压：局部按压5~10min至不出血	5	□未充分按压扣3分 □局部出现血肿扣2分		
	7. 送检：填写完整的血气化验单包括T、FiO_2等，立即送检	4	□血气化验单填写不完整扣4分		
	8. 整理床单位，协助患者取舒适体位，交代注意事项	3	□未整理床单位扣1分 □未协助取舒适体位扣1分 □未交待注意事项扣1分 □交待注意事项不全面扣0.5分		
	9. 处理用物、洗手、记录	3	□未处理用物扣1分 □处理用物不规范扣0.5分 □未洗手扣1分 □洗手不规范扣0.5分 □未正确记录扣1分		

续

项目	评分细则	分值	扣分标准	扣分	得分
综合评价（10分）	1. 关爱患者，体现以患者为中心的服务理念	2	□未体现关爱患者扣 2 分		
	2. 操作熟练、规范，程序流畅	3	□操作不熟练扣 1.5 分 □操作不规范扣 1.5 分		
	3. 有效沟通	2	□未有效沟通扣 2 分		
	4. 操作中严格遵守查对制度与职业防护原则	3	□未严格遵守查对制度扣 2 分 □未严格遵守职业防护原则扣 1 分		

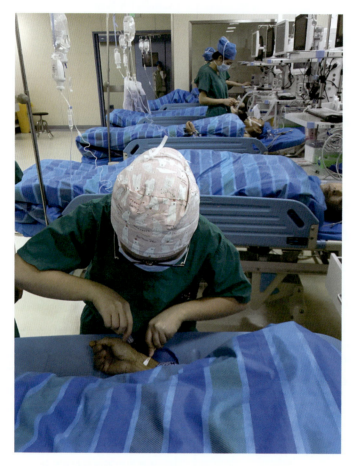

图 10-17-1　棉签按压穿刺点，右手拔针

第18节　旁流呼气末二氧化碳监测操作评分标准

项目	评分细则	分值	扣分标准	扣分	得分
操作前准备（29分）	1. 护士准备：衣帽整齐，洗手，戴口罩	2	□衣帽不整洁扣0.5分 □未洗手扣1分 □洗手不规范扣0.5分 □未戴口罩扣0.5分		
	2. 核对：双人核对医嘱	2	□未双人核对扣2分		
	3. 评估患者： (1) 核对患者信息 (2) 向患者及家属解释呼气末二氧化碳监测的目的、注意事项及配合要点 (3) 评估患者病情、年龄、意识状态、生命体征 (4) 评估二氧化碳吸收罐是否安装紧密，钠石灰是否更换 (5) 评估气管插管深度、固定情况 (6) 评估麻醉回路是否衔接紧密 (7) 评估患者需求、心理状态及合作程度	17	□未正确核对患者信息扣1分 □未向患者及家属解释目的、注意事项及配合要点扣1分 □向患者及家属解释不全面扣0.5分 □未评估患者病情扣1分 □未评估患者年龄扣1分 □未评估患者意识状态扣1分 □未评估患者生命体征扣1分 □未评估二氧化碳吸收罐安装密闭性扣2分 □未评估钠石灰是否更换扣2分 □未评估气管插管深度扣1分 □未评估气管插管固定情况扣1分 □未评估麻醉回路密闭性扣2分 □未评估患者需求扣1分 □未评估患者心理状态扣1分 □未评估患者合作程度扣1分		
	4. 环境准备：整洁、安静、温湿度适宜，无电磁波干扰	1	□未评估环境是否适宜扣0.5分 □未评估有无电磁波干扰扣0.5分		
	5. 用物准备： （1）完好备用的带有CO_2监测功能的监护仪、$PETCO_2$模块、CO_2采样管、型号合适的水槽、废气排放管 （2）治疗车上层：弯盘、护理记录单、速干手消毒剂 （3）治疗车下层：医疗垃圾桶、生活垃圾桶	7	□未备合适监护仪扣0.5分 □未备PETCO2模块扣1分 □未备CO2采样管扣1分 □未备合适水槽扣1分 □未备废气排放管扣1分 □未备弯盘扣0.5分 □未备护理记录单扣0.5分 □未备速干手消毒剂扣0.5分 □未备医疗垃圾桶扣0.5分 □未备生活垃圾桶扣0.5分		
操作方法与程序（61分）	1. 洗手	1	□未洗手扣1分 □洗手不规范扣0.5分		
	2. 核对：携用物至床旁，核对患者，并解释取得合作	3	□未核对扣2分 □核对不正确扣1分 □未解释扣1分 □解释不全面扣0.5分		
	3. 体位：根据病情取合适体位	2	□未取合适体位扣2分		

续

项目	评分细则	分值	扣分标准	扣分	得分
操作方法与程序（61分）	4.PETCO$_2$连接： （1）连接监护仪电源并启动，连接PETCO$_2$模块，检查其性能 （2）进入"主菜单"，输入患者的一般信息；根据病情打开监护通道PETCO$_2$ （3）正确安装水槽 （4）打开PETCO$_2$为测量模式，系统自动校零 （5）正确连接采样管：采样管一端于PETCO$_2$模块，另一端于人工气道 （6）正确连接废气排放管于废气处理系统	17	□未正确安装PETCO$_2$模块扣2分 □未检查PETCO$_2$模块性能扣1分 □未输入患者一般信息扣1分 □未打开PETCO$_2$监护通道扣2分 □未正确安装水槽扣3分 □未打开测量模式扣3分 □未正确连接采样管扣3分 □正确连接废气排放管扣2分		
	5.PETCO$_2$设置： （1）观察PETCO$_2$波形 （2）进入PETCO$_2$子菜单设置窒息延迟、吸入气体（氧气、笑气、地氟醚）浓度、抽气速率、波形标尺、自动待命延迟等参数 （3）报警处于"ON"位置，并设置报警上下限	18	□未观察波形扣2分 □未正确设置窒息延迟扣2分 □未正确设置吸入气体浓度扣2分 □未正确设置抽气速率扣2分 □未正确设置波形标尺扣2分 □未设置自动待命延迟扣2分 □报警未处于"ON"位置扣2分 □PETCO$_2$上下限及FiCO$_2$上限一项未设置扣2分 □PETCO$_2$上下限及FiCO$_2$上限一项设置不合理扣1分		
	6.识别波形：正确读取监护参数、正确识别PETCO$_2$波形	6	□未正确读取监护参数扣2分 □未能正确识别异常波形扣4分		
	7.告知患者注意事项	1	□未告知患者注意事项扣1分 □告知患者注意事项不全面扣0.5分		
	8.洗手、记录	2	□未洗手扣1分 □洗手不规范扣0.5分 □未正确记录扣1分		
	9.停止监测： 核对患者，并解释取得合作 关闭操作模式为待命，撤离采样管 协助患者取舒适体位，整理床单位 处置用物、洗手、记录	11	□未正确核对患者信息扣2分 □未合理解释取得合作扣1分 □未更改操作模式为待命扣1分 □未正确撤离采样管扣2分 □未协助患者取舒适体位扣1分 □未整理床单位扣1分 □未处理用物扣1分 □处理用物不规范扣0.5分 □未洗手扣1分 □洗手不规范扣0.5分 □未正确记录扣1分		

续

项目	评分细则	分值	扣分标准	扣分	得分
综合评价（10分）	1. 关爱患者，体现以患者为中心的服务理念	2	□未体现关爱患者扣2分		
	2. 操作熟练、规范，程序流畅	3	□操作不熟练扣1.5分 □操作不规范扣1.5分		
	3. 有效沟通	2	□未有效沟通扣2分		
	4. 操作中严格遵守查对制度与职业防护原则	3	□未严格遵守查对制度扣2分 □未严格遵守职业防护原则扣1分		

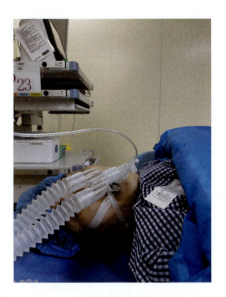

图 10-18-1　正确连接采样管与人工气道端

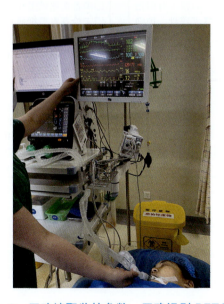

图 10-18-2　正确读取监护参数、正确识别 PETCO2 波形

第 19 节　血糖监测操作评分标准（以罗氏卓越型血糖仪为例）

项目	考核标准	分值	扣分标准	扣分	得分
操作前准备（28分）	1. 护士准备：衣帽整洁，洗手，戴口罩	2	□衣帽不整洁扣 0.5 分 □未洗手扣 1 分 □洗手不规范扣 0.5 分 □未戴口罩扣 0.5 分		
	2. 核对：双人核对医嘱	2	□未双人核对扣 2 分		
	3. 评估患者： （1）核对患者信息 （2）向患者及家属解释血糖监测的目的、注意事项及配合要点 （3）评估患者病情、意识状态、酒精过敏史 （4）评估患者采血部位（一般选择示指、中指或环指指尖）皮肤状况 （5）评估患者需求、心理状态及合作程度	9	□未正确核对患者信息扣 1 分 □未向患者及家属解释目的、注意事项及配合要点扣 1 分 □向患者及家属解释不全面扣 0.5 分 □未评估患者病情扣 1 分 □未评估患者意识状态扣 1 分 □未评估患者酒精过敏史扣 1 分 □未评估患者采血部位皮肤状况扣 2 分 □未评估患者需求扣 0.5 分 □未评估患者心理状态扣 0.5 分 □未评估患者合作程度扣 1 分		
	4. 环境准备：安静整洁，温湿度适宜，光线充足	2	□未评估环境是否适宜扣 2 分		
操作前准备（28分）	5. 用物准备： （1）治疗车上层：完好备用血糖仪、血糖试纸、一次性末梢采血器、75% 酒精（有酒精过敏者备用生理盐水）、棉签、弯盘、护理记录单、速干手消毒剂 (2) 治疗车下层：医疗垃圾桶、生活垃圾桶、锐器盒	13	□未备血糖仪扣 1 分 □未检查血糖仪性能扣 1 分 □未备血糖试纸扣 1 分 □未检查血糖纸质量、有效期扣 1 分 □未备末梢采血器扣 2 分 □未备 75% 酒精 / 生理盐水扣 2 分 □未备棉签扣 1 分 □未备弯盘扣 1 分 □未备护理记录单扣 0.5 分 □未备速干手消毒剂扣 0.5 分 □未备医疗垃圾桶扣 0.5 分 □未备生活垃圾桶扣 0.5 分 □未备锐器盒扣 1 分		

续

项目	考核标准	分值	扣分标准	扣分	得分
操作方法与程序（62分）	1. 洗手	2	□未洗手扣2分 □洗手不规范扣1分		
	2. 核对：携用物至床旁，核对患者，并解释取得合作	3	□未核对扣2分 □核对不正确扣1分 □未解释扣1分 □解释不全面扣0.5分		
	3. 体位：根据病情取合适体位	2	□未取合适体位扣2分		
	4. 消毒采血部位（直径>2cm），待干	8	□消毒范围不正确扣5分 □未待干扣3分		
	5. 正确取出血糖试纸，插入血糖试纸后自动开机，等待3s屏幕上出现闪烁的血滴符号	8	□未正确取出血糖试纸扣2分 □血糖仪开机方式不正确扣2分 □未等待出现血滴符号进行采血扣4分		
	6. 再次核对患者信息	3	□未再次核对患者信息扣3分		
	7. 采血 操作者用拇指、示指捏紧患者指尖，按下快速进针键，待进针点自然流出一滴血，即将血滴吸在试纸测试区内	10	□采血手法不正确扣10分		
	8. 按压采血处至不出血	7	□未及时按压扣4分 □按压不正确扣3分		
	9. 等待5s结果显示在屏幕上，读取血糖测试值，血糖值及时汇报医生	8	□未正确读取血糖值扣3分 □血糖值未汇报医生扣5分		
	10. 取出血糖试纸，关闭血糖仪	3	□未及时关闭血糖仪扣3分		
	11. 整理床单位，协助患者取舒适体位，交代注意事项	4	□未整理床单位扣2分 □未协助取舒适体位扣1分 □未交待注意事项扣1分 □交待注意事项不全面扣0.5分		
	12. 处理用物、洗手、记录	4	□未处理用物扣2分 □处理用物不规范扣1分 □未洗手扣1分 □洗手不规范扣0.5分 □未正确记录扣1分		
综合评价（10分）	1. 关爱患者，体现以患者为中心的服务理念	2	□未体现关爱患者扣2分		
	2. 操作熟练、规范，程序流畅	3	□操作不熟练扣1.5分 □操作不规范扣1.5分		
	3. 有效沟通	2	□未有效沟通扣2分		
	4. 操作中严格遵守查对制度与职业防护原则	3	□未严格遵守查对制度扣2分 □未严格遵守职业防护原则扣1分		

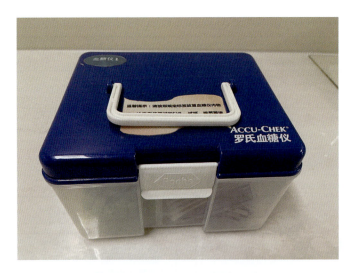

图 10-19-1　血糖监测专用盒

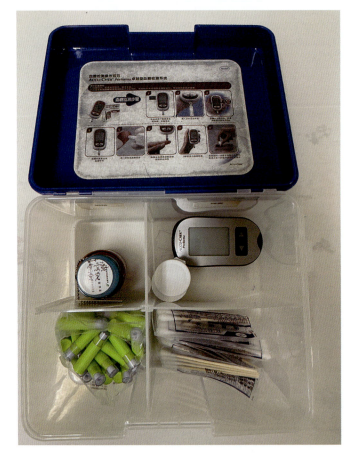

图 10-19-2　血糖监测操作用物

第20节 口咽通气道置入操作评分标准

项目	评分细则	分值	扣分标准	扣分	得分
操作前准备（34分）	1. 护士准备：衣帽整洁，洗手，戴口罩	2	□衣帽不整洁扣0.5分 □未洗手扣1分 □洗手不规范扣0.5分 □未戴口罩扣0.5分		
	2. 核对：双人核对医嘱	2	□未双人核对扣2分		
	3. 评估患者： （1）核对患者信息 （2）向患者及家属解释口咽通气道置入的目的、注意事项及配合要点 （3）评估患者的病情、年龄、性别、意识状态、生命体征、缺氧程度 （4）评估患者既往有无口咽通气道置入史 （5）评估患者张口度（检查者3横指：3.5~5.5cm）、口咽部是否存在病理改变、有无活动性牙齿及义齿、禁食水情况、有无腹胀、有无胃食管返流病史等 （6）评估口鼻腔有无分泌物 （7）评估患者测量患者门齿到一侧下颌角/同侧口角到耳垂的直线距离 （8）评估患者需求、心理状态及合作程度	17.5	□未正确核对患者信息扣1分 □未向患者及家属解释目的、注意事项及配合要点扣1分 □向患者及家属解释不全面扣0.5分 □未评估患者病情扣0.5分 □未评估患者年龄扣0.5分 □未评估患者性别扣0.5分 □未评估患者意识状态扣1分 □未评估患者生命体征扣1分 □未评估患者缺氧程度扣1分 □未评估患者既往口咽通气道置入史扣0.5分 □未评估患者张口度扣1分 □未评估患者有无口咽部病理改变扣1分 □未评估患者有无活动性牙齿、义齿扣1分 □未评估患者禁食水情况扣1分 □未评估患者有无腹胀扣1分 □未评估患者有无胃食管返流病史扣1分 □未评估患者口鼻腔有无分泌物扣1分 □未测量患者门齿到一侧下颌角/同侧口角到耳垂的直线距离扣2分 □未评估患者需求扣0.5分 □未评估患者心理状态扣0.5分 □未评估患者合作程度扣0.5分		
	4. 环境准备：整洁、安静、温湿度适宜、光线充足	1	□未评估环境是否适宜扣1分		
	5. 用物准备： （1）治疗车上层：合适型号的口咽通气道（选择原则：宁大勿小，宁长勿短）、备（负压吸引装置一套、吸氧装置一套并检查其性能）、直尺、舌钳、开口器、手电筒、压舌板、听诊器、胶布、纱布、无菌手套、护理记录单、弯盘、速干手消毒剂		□未备口咽通气道扣1分 □未备负压吸引装置扣0.5分 □未备吸氧装置一套扣0.5分 □未备直尺扣1分 □未备舌钳扣1分 □未备开口器扣1分 □未备手电筒扣1分 □未备压舌板扣1分 □未备听诊器扣1分 □未备胶布扣0.5分		

续

项目	评分细则	分值	扣分标准	扣分	得分
操作前准备（34分）	（2）治疗车下层：医疗垃圾桶、生活垃圾桶	11.5	□未备纱布扣0.5分 □未备无菌手套扣0.5分 □未备护理记录单扣0.5分 □未备弯盘扣0.5分 □速干手消毒剂扣0.5分 □未备医疗垃圾桶、生活垃圾桶扣0.5分		
操作方法与程序（56分）	1.洗手	2	□未洗手扣2分 □洗手不规范扣1分		
	2.核对：携用物至床旁，核对患者，并解释取得合作	3	□未核对扣2分 □核对不正确扣1分 □未解释扣1分 □解释不全面扣0.5分		
	3.体位：根据病情取合适体位	2	□未取合适体位扣2分		
	4.口咽通气道的置入： （1）操作前： ①按需清除口、鼻腔分泌物 ②戴手套 (2)操作时： ①核对患者信息 ②双手托起患者下颌，将双手拇指放于口咽通气道外口边缘 a.顺插法：在舌拉钩或压舌板的协助下，将口咽通气道咽弯曲部分沿着硬腭直接放入口腔 b.反转法：左手拇指、示指撑开患者上下唇，使患者张口，右手持口咽通气道，弧面沿上颚方向进入口腔，压住舌面向咽部送入。当口咽通气道前端接进口咽部后壁时，将口咽通气道顺时针旋转180°成正位 ③继续向咽喉部置入，将舌体与咽后壁分开 ④测试口咽通气道是否通畅 a.听诊双肺呼吸音是否对称 b.手掌/棉花置于通气道外口处，感受气流 ⑤检查口腔有无舌或唇夹于牙齿和口咽通气道之间 （3）操作后： ①再次核对患者信息 ②必要时胶布妥善固定 ③清洁面部	36	□未按需清除口、鼻腔分泌物扣3分 □未佩戴手套扣3分 □未核对患者信息扣2分 □未正确打开口腔扣4分 □未正确置入口咽通气道扣5分 □未正确分开舌体与咽后壁扣3分 □未测试气道通畅情况扣5分 □未检查口腔扣3分 □未再次核对患者信息扣2分 □未妥善固定扣3分 □未清洁面部扣3分		
	5.观察：动态监测患者意识、呼吸频率、节律、幅度及SpO₂变化	5	□未动态监测患者意识、呼吸频率、节律、幅度及SpO₂扣5分		

续

项目	评分细则	分值	扣分标准	扣分	得分
操作方法与程序（56分）	6. 整理床单位，安置患者合适体位，交代注意事项	4	□未整理床单位扣2分 □未安置患者合适体位扣1分 □未交待注意事项扣1分 □交待注意事项不全面扣0.5分		
	7. 处理用物、洗手、记录	4	□未处理用物扣2分 □处理用物不规范扣1分 □未洗手扣1分 □洗手不规范扣0.5分 □未正确记录扣1分		
综合评价（10分）	1. 关爱患者，体现以患者为中心的服务理念	2	□未体现关爱患者扣2分		
	2. 操作熟练、规范，程序流畅	3	□操作不熟练扣1.5分 □操作不规范扣1.5分		
	3. 有效沟通	2	□未有效沟通扣2分		
	4. 操作中严格遵守查对制度与职业防护原则	3	□未严格遵守查对制度扣2分 □未严格遵守职业防护原则扣1分		

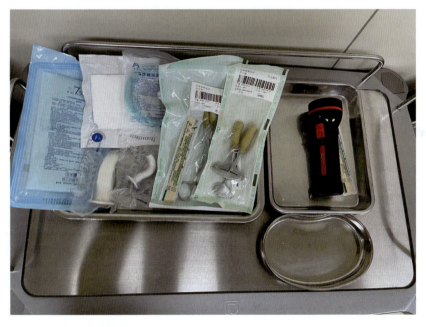

图 10-20-1　口咽通气道置入操作用物

第 21 节 喉罩置入全身麻醉护理配合评分标准

项目	评分细则	分值	扣分标准	扣分	得分
操作前准备（41分）	1.护士准备：衣帽整洁，洗手，戴口罩	2	□衣帽不整洁扣 0.5 分 □未洗手扣 1 分 □洗手不规范扣 0.5 分 □未戴口罩扣 0.5 分		
	2.核对：双人核对医嘱	2	□未双人核对扣 2 分		
	3.评估患者： （1）核对患者信息 （2）向患者及家属解释喉罩置入及全身麻醉的目的、注意事项及配合要点 （3）评估患者的病情、年龄、性别、体重、意识状态、生命体征、心肺功能 （4）查看患者或家属是否签署麻醉知情同意书 （5）患者既往手术麻醉史、过敏史、喉罩置入史 （6）患者禁食水情况、术前用药情况 （7）评估手术时长、有无患者术中气道压增高大于 30cm H_2O 的危险因素（8）近期有无上呼吸道感染病史，有无口鼻腔分泌物，有无口咽部肿胀、损伤或其他病理改变，有无活动性牙齿/义齿，有无胃食管返流病史、肠梗阻、食管裂孔疝及患者是否是妊娠 14 周以上等 （9）检查评估患者是否存在困难气道： ① 头颈活动度（165~90°）、甲颏距离（成人正常在 6.5cm 以上）； ② 口齿情况如张口度（3 横指：3.5~5.5cm）； ③ 咽部结构分级/喉镜暴露分级 （10）评估患者有无感染性疾病 （11）评估患者静脉通道是否建立 （12）评估患者需求、心理状态及合作程度	21	□未正确核对患者信息扣 1 分 □未向患者及家属解释目的、注意事项及配合要点扣 1 分 □向患者及家属解释不全面扣 0.5 分 □未评估患者病情扣 0.5 分 □未评估患者年龄扣 0.5 分 □未评估患者性别扣 0.5 分 □未评估患者体重扣 0.5 分 □未评估患者意识状态扣 1 分 □未评估患者生命体征扣 1 分 □未评估患者心肺功能扣 1 分 □未查看麻醉知情同意书是否签字扣 1 分 □未评估患者既往手术麻醉史扣 0.5 分 □未评估患者药物过敏史扣 0.5 分 □未评估患者既往喉罩置入史扣 1 分 □未评估患者禁食水情况扣 1 分 □未评估患者术前用药情况扣 0.5 分 □未评估患者手术时长扣 0.5 分 □未评估有无患者术中气道压增高大于 30cm H_2O 的危险因素扣 0.5 分 □未评估患者近期有无上呼吸道感染史扣 0.5 分 □未评估患者有无口鼻腔分泌物扣 0.5 分 □未评估患者有无口咽部肿胀、损伤或其他病理改变扣 0.5 分 □未评估患者有无活动性牙齿/义齿扣 0.5 分 □未评估患者有无胃食管返流病史、有无肠梗阻、有无食管裂孔疝扣 0.5 分 □未评估患者是否为妊娠 14 周以上扣 0.5 分 □未评估患者有无困难气道扣 3 分 □未评估患者有无感染性疾病扣 0.5 分 □未评估患者静脉通道是否建立扣 0.5 分 □未评估患者需求扣 0.5 分 □未评估患者心理状态扣 0.5 分 □未评估患者合作程度扣 0.5 分		

续

项目	评分细则	分值	扣分标准	扣分	得分
操作前准备（41分）	4.环境准备：安静、整洁、温湿度适宜、无电磁波干扰，有合适电源、空气源、氧气源	1	□未评估环境是否适宜扣0.5分 □未评估电源、空气源、氧气源扣0.5分		
	5.用物准备： （1）完好备用麻醉机、监护仪、负压吸引装置各一套 （2）治疗车上层：合适型号的喉罩、无菌石蜡油/润滑剂、注射器、简易呼吸囊、听诊器、手电筒、压舌板、合适型号的一次性吸痰包、无菌手套、弯盘、胶布、护理记录单、速干手消毒剂 （3）治疗车下层：医疗垃圾桶、生活垃圾桶、锐器盒 （4）正确打开麻醉机，连接麻醉回路，检查并按需更换钠石灰，检查并按需加入吸入麻醉药，完成麻醉机自检，根据患者情况调节参数 （5）监护仪监测生命体征 （6）检查喉罩有无漏气并充分润滑喉罩背面 （7）遵医嘱配置麻醉药品及急救药品并标识清晰	15	□未备麻醉机扣0.5分 □未备监护仪扣0.5分 □未备负压吸引装置扣0.5分 □未备合适型号喉罩扣1分 □未备无菌石蜡油/润滑剂扣0.5分 □未备注射器扣0.5分 □未备简易呼吸囊扣1分 □未备听诊器扣0.5分 □未备手电筒扣0.5分 □未备压舌板扣0.5分 □未备合适型号的一次性吸痰包扣0.5分 □未备无菌手套扣0.5分 □未备弯盘扣0.5分 □未备胶布扣0.5分 □未备护理记录单扣0.5分 □未备速干手消毒剂扣0.5分 □未备医疗垃圾桶、生活垃圾桶、锐器盒扣1分 □未正确打开麻醉机、完成自检并调节合适参数扣1分 □未监测生命体征扣1分 □未检查喉罩套囊是否漏气扣1分 □未润滑喉罩背面扣1分 □未正确准备药品并标识清晰扣1分		
操作方法与程序（49分）	1.洗手	1	□未洗手扣1分 □洗手不规范扣0.5分		
	2.核对：携用物至床旁，核对患者并解释取得合作	2	□未核对扣1分 □核对不正确扣0.5分 □未解释扣1分 □解释不全面扣0.5分		
	3.体位：根据病情取合适体位	2	□未取合适体位扣2分		
	4.协助麻醉医生进行麻醉诱导，给予患者麻醉药时密切观察患者生命体征 5.麻醉护士同时给予患者面罩通气预充氧：调节氧流量＞6L/min，纯氧2~3min （1）患者清醒时，避免面罩与面部密闭，缓解紧张情绪 （2）患者意识消失后，应用麻醉面罩人工辅助呼吸（有效通气为患者胸廓起伏明显，挤压呼吸囊不漏气，$SpO_2 > 95\%$） 6.核对患者信息 7.喉罩置入（达到喉罩置入条件：患者对推动下颌无反应）		□麻醉诱导时未密切观察患者生命体征扣2分 □未正确给予患者面罩通气扣4分		

续

项目	评分细则	分值	扣分标准	扣分	得分
	（1）操作者戴无菌手套位于患者头侧，使患者口、咽、喉三轴重叠，左手的示指和拇指十字交叉撑开口腔，右手执笔式持喉罩，将背尖部正对上切牙，示指辅助，沿硬、软腭置入下咽腔部位，直到感觉稍有阻力为止 （2）喉罩套囊内充气（喉罩型号 *5mL）至套囊压 25~30cm H_2O （3）喉罩置入过程中密切观察患者生命体征及 SpO_2 变化 8. 用左手暂时固定喉罩，判断喉罩是否在位 （1）连接呼气末二氧化碳进行监测，可见连续 4 个以上不衰减的正常波形 （2）听诊双肺呼吸音，对称、清晰 （3）连接麻醉机通气，双侧胸廓对称起伏 9. 检查有无口腔、牙齿损伤等置入并发症，脱手套，用胶布妥善固定喉罩 10. 按需吸痰，保持呼吸道通畅 11. 再次确认麻醉机模式、参数是否合适，调节麻醉机至机控模式，调节合适氧浓度，连接麻醉机辅助通气		□未核对患者信息扣1分 □未正确置入喉罩扣2分 □未予喉罩套囊充气扣2分 □套囊压力不符合要求扣1分 □喉罩置入过程中未密切观察患者生命体征及 SpO_2 扣3分 □未正确判断喉罩是否在位扣6分 □未检查有无喉罩置入直接并发症扣3分 □未妥善固定喉罩扣3分 □未按需吸痰扣2分 □连接麻醉机前未再次确认麻醉机模式、参数是否合适扣2分		
操作方法与程序（49分）	12. 再次核对患者信息、确认患者静脉通道是否在位，遵医嘱按需给药，维持合适麻醉深度 13. 动态监测患者意识状态、生命体征及 SpO_2、气道压、呼气末 CO_2 波形及数值变化等，发现异常及时报告	39	□连接麻醉机前未调节麻醉机至机控模式，调节合适氧浓度扣2分 □未再次核对患者信息扣1分 □未再次确认患者静脉通道是否在位扣1分 □未维持合适麻醉深度扣2分 □未动态监测患者意识状态、生命体征及 SpO_2 扣1分 □未动态监测气道压扣1分 □未动态监测呼气末 CO_2 波形及数值变化扣1分		
	14. 安置患者： 整理床单位，安置患者合适体位	2	□未整理床单位扣1分 □未安置患者合适体位扣1分		
	15. 处理用物、洗手、记录	3	□未处理用物扣1分 □处理用物不规范扣0.5分 □未洗手扣1分 □洗手不规范扣0.5分 □未记录扣1分 □记录不正确扣0.5分		

续

项目	评分细则	分值	扣分标准	扣分	得分
综合评价（10分）	1. 关爱患者，体现以患者为中心的服务理念	2	□未体现关爱患者扣2分		
	2. 操作熟练、规范，程序流畅	3	□操作不熟练扣1.5分 □操作不规范扣1.5分		
	3. 有效沟通	2	□未有效沟通扣2分		
	4. 操作中严格遵守查对制度与职业防护原则	3	□未严格遵守查对制度扣2分 □未严格遵守职业防护原则扣1分		

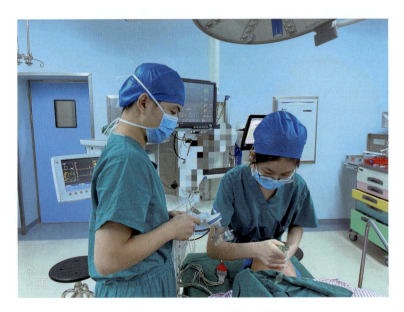

图 10-21-1　正确置入喉罩

第 22 节 喉罩拔除术操作评分标准

项目	评分细则	分值	扣分标准	扣分	得分
操作前准备（35分）	1. 护士准备：衣帽整洁，洗手，戴口罩	2	□衣帽不整洁扣 0.5 分 □未洗手扣 1 分 □洗手不规范扣 0.5 分 □未戴口罩扣 0.5 分		
	2. 核对：双人核对医嘱	2	□未双人核对扣 2 分		
	3. 评估患者： （1）核对患者信息 （2）向患者解释喉罩拔除的目的、注意事项及配合要点 （3）评估患者的病情、年龄、体重、意识状态、生命体征、麻醉机/呼吸机模式及参数等 评估是否符合拔除喉罩指征： 保护性咳嗽、吞咽反射恢复情况； 肌力恢复程度（无支撑下抬头 > 10s）； 潮气量达 8mL/kg 以上，呼吸频率 14 次 /min 以上； 吸空气下 $SpO_2 \geq 95\%$ 或达术前水平 （5）评估患者口鼻腔有无分泌物、牙齿有无松动 （6）评估喉罩：型号、套囊情况、固定情况等 （7）评估患者需求、心理状态及合作程度	15	□未正确核对患者信息扣 1 分 □未向患者解释目的、注意事项及配合要点扣 1 分 □向患者解释不全面扣 0.5 □未评估患者病情扣 1 分 □未评估患者年龄扣 0.5 分 □未评估患者体重扣 0.5 分 □未评估患者意识状态扣 0.5 分 □未评估患者生命体征扣 0.5 分 □未评估麻醉机/呼吸机模式及参数情况扣 1 分 □未评估患者咳嗽反射扣 1 分 □未评估患者吞咽反射扣 1 分 □未评估患者肌力恢复程度扣 1 分 □未评估患者潮气量、呼吸频率扣 1 分 □未评估患者吸空气情况下的 SpO_2 扣 1 分 □未评估患者口鼻腔分泌物情况扣 0.5 分 □未评估患者牙齿有无松动扣 0.5 分 □未评估患者喉罩型号、套囊情况及固定情况扣 1 分 □未评估患者需求扣 0.5 分 □未评估患者心理状态扣 0.5 分 □未评估患者合作程度扣 1 分		
	4. 环境准备：整洁、安静、温湿度适宜、光线充足	1	□未评估环境是否适宜扣 1 分		

续

项目	评分细则	分值	扣分标准	扣分	得分
	5.用物准备： （1）备（负压吸引装置一套、吸氧装置一套并检查其性能）、备气管插管箱 （2）治疗车上层：简易呼吸囊、合适型号的一次性吸痰包、合适型号的麻醉面罩、口咽通气道、注射器、手电筒、听诊器、压舌板、一次性手套、清洁纸巾、弯盘、护理记录单、速干手消毒剂 （3）治疗车下层：医疗垃圾桶、生活垃圾桶、锐器盒	15	□未备负压吸引装置扣1分 □未备吸氧装置扣1分 □未备气管插管箱扣1分 □未备简易呼吸囊扣1分 □未备合适型号的一次性吸痰包扣1分 □未备合适型号的麻醉面罩扣1分 □未备口咽通气道扣1分 □未备注射器扣1分 □未备手电筒扣1分 □未备听诊器扣1分 □未备压舌板扣1分 □未备一次性手套扣1分 □未备清洁纸巾扣0.5分 □未备弯盘扣0.5分 □未备护理记录单扣0.5分 □未备速干手消毒剂扣0.5分 □未备医疗垃圾桶、生活垃圾桶扣0.5分 □未备锐器盒扣0.5分		
操作方法与程序（55分）	1.洗手	1	□未洗手扣1分 □洗手不规范扣0.5分		
	2.核对：携用物至床旁，核对患者并解释取得合作	2	□未核对扣1分 □核对不正确扣0.5分 □未解释扣1分 □解释不全面扣0.5分		
	3.体位：根据病情取合适体位	2	□未取合适体位扣2分		
	4.喉罩拔除： （1）按需清除口、鼻腔分泌物 （2）吸纯氧2~3min 并观察患者生命体征及 SpO$_2$ （3）核对患者信息 （4）解除固定喉罩的胶布 （5）将套囊内气体缓慢抽出（至套囊充气2/3即可） （6）拔除喉罩 （7）喉罩拔除过程中密切观察患者生命体征及 SpO$_2$ 变化 （8）检查口腔情况并清洁面部 （9）根据患者情况给予合适氧疗 （10）再次核对患者信息 （10）动态监测患者生命体征、呼吸情况、SpO$_2$ 变化及有无舌后坠、喉痉挛等并发症	42	□未按需清除口、鼻腔分泌物扣2分 □未予患者吸纯氧2~3min 扣3分 □未观察患者生命体征及 SpO$_2$ 扣2分 □未核对患者信息扣2分 □未解除固定喉罩的胶布扣2分 □未正确抽出套囊内气体扣3分 □未正确拔除喉罩扣2分 □喉罩拔除过程中未密切观察患者生命体征及 SpO$_2$ 变化扣5分 □未检查口腔情况扣3分 □未清洁患者面部扣2分 □未根据患者情况给予合适氧疗扣3分 □未再次核对患者信息扣2分 □未动态监测患者生命体征扣2分 □未动态监测患者呼吸情况扣2分 □未动态监测患者 SpO$_2$ 扣2分 □未动态监测患者有无舌后坠、喉痉挛等并发症扣5分		

续

项目	评分细则	分值	扣分标准	扣分	得分
	5.整理床单位，协助患者取舒适体位，交代注意事项	4	□未整理床单位扣2分 □未协助取舒适体位扣1分 □未交待注意事项扣1分 □交待注意事项不全面扣0.5分		
	6.处理用物、洗手、记录	4	□未处理用物扣2分 □处理用物不规范扣1分 □未洗手扣1分 □洗手不规范扣0.5分 □未正确记录扣1分		
综合评价（10分）	1.关爱患者，体现以患者为中心的服务理念	2	□未体现关爱患者扣2分		
	2.操作熟练、规范，程序流畅	3	□操作不熟练扣1.5分 □操作不规范扣1.5分		
	3.有效沟通	2	□未有效沟通扣2分		
	4.操作中严格遵守查对制度与职业防护原则	3	□未严格遵守查对制度扣2分 □未严格遵守职业防护原则扣1分		

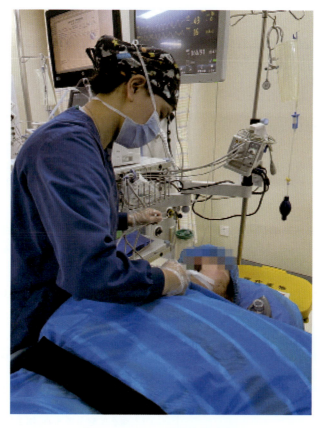

图 10-22-1　正确拔除喉罩

第 23 节　经口气管插管全身麻醉护理配合评分标准

项目	评分细则	分值	扣分标准	扣分	得分
操作前准备（41分）	1. 护士准备：衣帽整洁，洗手，戴口罩	2	□衣帽不整洁扣 0.5 分 □未洗手扣 1 分 □洗手不规范扣 0.5 分 □未戴口罩扣 0.5 分		
	2. 核对：双人核对医嘱	1	□未双人核对扣 1 分		
	3. 评估患者： （1）核对患者信息 （2）向患者解释经口气管插管及全身麻醉的目的、注意事项及配合要点 （3）评估患者的病情、年龄、性别、体重、意识状态、生命体征、心肺功能 （4）查看患者或家属是否签署麻醉知情同意书 （5）评估患者既往手术麻醉史、过敏史、经口气管插管史 （6）评估患者禁食水情况、术前用药情况 （7）近期有无上呼吸道感染史，有无口鼻腔分泌物，有无口咽部肿胀、损伤或其他病理改变，有无活动性牙齿/义齿，患者有无喉水肿、急性喉炎、喉头黏膜下血肿等 （8）检查评估患者是否存在困难气道： ① 头颈活动度（165~90°）、甲颏距离（成人正常在 6.5cm 以上）； ② 口齿情况如张口度（3 横指：3.5~5.5cm）、舌－颌间距（3 横指）、舌－甲状软骨间距（2 横指）； ③ 咽部结构分级/喉镜暴露分级等； （9）评估患者有无感染性疾病 （10）评估患者静脉通道是否建立 （11）评估患者需求、心理状态及合作程度	17	□未正确核对患者信息扣 1 分 □未向患者解释插管目的、注意事项及配合要点扣 1 分 □向患者解释不全面扣 0.5 分 □未评估患者病情扣 0.5 分 □未评估患者年龄扣 0.5 分 □未评估患者性别扣 0.5 分 □未评估患者体重扣 0.5 分 □未评估患者意识状态扣 0.5 分 □未评估患者生命体征扣 0.5 分 □未评估患者心肺功能扣 0.5 分 □未查看麻醉知情同意书是否签字扣 1 分 □未评估患者既往手术麻醉史扣 0.5 分 □未评估患者既往药物过敏史扣 0.5 分 □未评估患者既往经口插管史扣 0.5 分 □未评估患者禁食水情况扣 0.5 分 □未评估患者术前用药情况扣 0.5 分 □未评估患者近期有无上呼吸道感染史扣 0.5 分 □未评估患者有无口鼻腔分泌物扣 0.5 分 □未评估患者有无口咽部肿胀、损伤或其他病理改变扣 0.5 分 □未评估患者有无活动性牙齿/义齿扣 0.5 分 □未评估患者有无喉水肿、急性喉炎、喉头黏膜下血肿扣 0.5 分 □未评估患者是否存在困难气道扣 3 分 □未评估患者有无感染性疾病扣 0.5 分 □未评估患者静脉通道是否建立扣 0.5 分 □未评估患者需求扣 0.5 分 □未评估患者心理状态扣 0.5 分 □未评估患者合作程度扣 0.5 分		
	4. 环境准备：安静、整洁、温湿度适宜、无电磁波干扰，有合适电源、空气源、氧气源	2	□未评估环境是否适宜扣 1 分 □未评估电源、空气源、氧气源扣 1 分		

续

项目	评分细则	分值	扣分标准	扣分	得分
操作前准备（41分）	5.用物准备： （1）完好备用麻醉机、监护仪、负压吸引装置各一套 （2）治疗车上层：合适型号的可视喉镜、一次性使用喉镜片、一次性使用热湿交换过滤器、麻醉回路、麻醉回路支架、简易呼吸囊、麻醉药品（镇静药、镇痛药、肌松药）及急救药品、合适型号的气管插管、合适型号的气管插管管芯、合适型号的一次性吸痰包、合适型号的牙垫/口咽通气道、注射器、无菌手套、润滑剂、丝绸胶布、听诊器、手电筒、弯盘、麻醉记录单、速干手消毒剂 （3）治疗车下层：医疗垃圾桶、生活垃圾桶、锐器盒 （4）正确打开麻醉机，连接麻醉回路，检查并按需更换钠石灰，检查并按需加入吸入麻醉药，完成麻醉机自检，根据患者情况调节参数 （5）监护仪监测生命体征 （6）可视喉镜安装一次性使用喉镜片 （7）充分润滑气管插管前端及套囊、置入气管插管管芯并塑形 （8）遵医嘱配置麻醉药品及急救药品并标识清晰	19	□未备麻醉机扣0.5分 □未备监护仪扣0.5分 □未备负压吸引装置扣0.5分 □未备合适型号的可视喉镜扣0.5分 □未备合适型号的一次性使用喉镜片扣0.5分 □未备一次性使用热湿交换过滤器扣0.5分 □未备麻醉回路扣0.5分 □未备麻醉回路支架扣0.5分 □未备简易呼吸囊扣0.5分 □未备麻醉药品及急救药品扣0.5分 □未备合适型号的的气管插管扣0.5分 □未备合适型号的的气管插管管芯扣0.5分 □未备合适型号的一次性吸痰包扣0.5分 □未备合适型号的牙垫/口咽通气道扣0.5分 □未备注射器扣0.5分 □未备无菌手套扣0.5分 □未备润滑剂扣0.5分 □未备丝绸胶布扣0.5分 □未备听诊器扣0.5分 □未备手电筒扣0.5分 □未备弯盘扣0.5分 □未备麻醉记录单扣0.5分 □未备速干手消毒剂扣0.5分 □未备医疗垃圾桶扣0.5分 □未备生活垃圾桶扣0.5分 □未备锐器盒扣0.5分 □未正确打开麻醉机、完成自检并调节合适参数扣1分 □未连接监护仪并监测生命体征扣1分 □未正确安装喉镜片扣1分 □未正确润滑气管插管前端及套囊扣1分 □未置入气管插管管芯并塑形扣1分 □未正确准备药品并标识清晰扣1分		
操作方法与程序（49分）	1.洗手	1	□未洗手扣1分 □洗手不规范扣0.5分		
	2.核对：携用物至床旁，核对患者并解释取得合作	2	□未核对扣1分 □核对不正确扣0.5分 □未解释扣1分 □解释不全面扣0.5分		
	3.体位：根据病情取合适体位	2	□未取合适体位扣2分		
	4.协助麻醉医生进行麻醉诱导：给予患者麻醉药时密切观察患者生命体征 5.麻醉护士同时给予患者面罩通气预充氧：调节氧流量＞6L/min，纯氧2~3min		□麻醉诱导时未密切观察患者生命体征扣2分		

续

项目	评分细则	分值	扣分标准	扣分	得分
操作方法与程序（49分）	（1）患者清醒时，避免面罩与面部密闭，缓解紧张情绪 （2）患者意识消失后，应用麻醉面罩人工辅助呼吸（有效通气为患者胸廓起伏明显，挤压呼吸囊不漏气，$SpO_2 > 95\%$） 6. 核对患者信息 7. 喉镜置入（达到气管插管条件） （1）操作者戴无菌手套位于患者头侧，使患者口、咽、喉三轴重叠，右手开放患者口腔，左手持可视喉镜避开门齿，沿右侧嘴角置入口腔，依次暴露悬雍垂、会厌边缘 （2）喉镜片继续深入，至会厌与舌根交界处，上提喉镜，切勿以上牙为支点撬牙，显露声门，声门显露不清时可压迫患者甲状软骨进行辅助 8. 气管插管置入 （1）显露完全后及时递上气管插管，操作者右手执笔式持气管插管中段，自右侧口角插入口腔，直视下气管插管前端对准声门并置入 （2）麻醉护士轻轻拔除气管插管管芯，操作者气管插管旋转送管至气管插管第二条黑色标记线处 （3）气管插管旁放置牙垫/口咽通气道 （4）退出喉镜 （5）气管插管套囊充5~8m 至套囊压25~30cm H_2O （6）经口气管插管过程中密切观察患者生命体征及 SpO_2 变化 9. 判断气管插管是否在位 （1）连接呼气末二氧化碳进行监测，可见连续4个以上不衰减的正常波形 （2）听诊双肺呼吸音，对称、清晰 （3）压迫胸壁，气管插管口有气流 （4）吸气时透明气管插管管壁清亮，呼气时管壁可见明显雾气 （5）连接麻醉机通气，双侧胸廓对称起伏 10. 检查有无口腔、牙齿损伤等气管插管并发症，脱手套，胶布妥善固定气管插管 11. 按需气管插管内吸痰，保持呼吸道通畅	39	□未正确给予患者面罩通气扣4分 □未核对患者信息扣1分 □未显露患者声门扣1分 □未正确置入气管插管扣2分 □未正确拔除气管插管管芯扣2分 □未正确置入牙垫/口咽通气道扣1分 □气管插管套囊未充气扣2分 □套囊压力不符合要求扣1分 □经口气管插管过程中未观察患者生命体征及 SpO_2 扣2分 □未正确判断气管插管是否在位扣5分		

续

项目	评分细则	分值	扣分标准	扣分	得分
操作方法与程序（49分）	12.再次确认麻醉机模式、参数是否合适，调节麻醉机至机控模式，调整合适氧浓度，连接麻醉机辅助通气 13.再次核对患者信息、确认患者静脉通道是否在位，遵医嘱按需给药，维持合适麻醉深度 14.动态监测患者意识状态、生命体征及SpO_2、气道压、呼气末CO_2波形及数值变化等，发现异常及时报告		□未检查有无经口气管插管直接并发症扣2分 □未妥善固定气管插管扣2分 □未按需气管插管内吸痰扣2分 □连接麻醉机前未再次确认麻醉机模式、参数是否合适扣2分 □连接麻醉机前未调节麻醉机至机控模式，调整合适氧浓度扣2分 □未再次核对患者信息扣1分 □未再次确认患者静脉通道是否在位扣1分 □未维持合适麻醉深度扣2分 □未动态监测患者意识状态、生命体征及SpO_2扣1分 □未动态监测气道压扣1分 □未动态监测呼气末CO_2波形及数值变化扣1分		
	15.安置患者： 整理床单位，安置患者合适体位	2	□未整理床单位扣1分 □未安置患者合适体位扣1分		
	16.处理用物、洗手、记录	3	□未处理用物扣1分 □处理用物不规范扣0.5分 □未洗手扣1分 □洗手不规范扣0.5分 □未记录扣1分 □记录不正确扣0.5分		
综合评价（10分）	1.关爱患者，体现以患者为中心的服务理念	2	□未体现关爱患者扣2分		
	2.操作熟练、规范，程序流畅	3	□操作不熟练扣1.5分 □操作不规范扣1.5分		
	3.有效沟通	2	□未有效沟通扣2分		
	4.操作中严格遵守查对制度与职业防护原则	3	□未严格遵守查对制度扣2分 □未严格遵守职业防护原则扣1分		

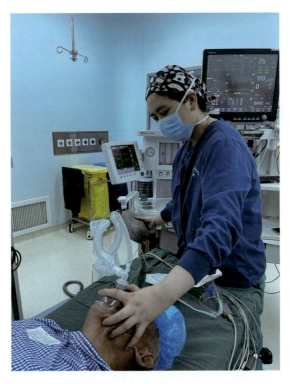

图 10-23-1　麻醉面罩人工辅助通气

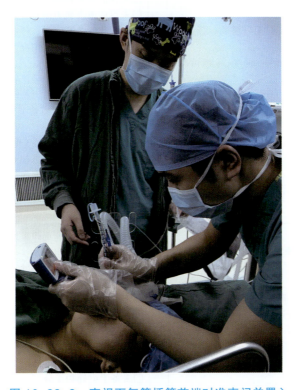

图 10-23-2　直视下气管插管前端对准声门并置入

第 24 节　气管插管拔除术操作评分标准

项目	评分细则	分值	扣分标准	扣分	得分
操作前准备（35分）	1.护士准备：衣帽整洁，洗手，戴口罩	2	□衣帽不整洁扣0.5分 □未洗手扣1分 □洗手不规范扣0.5分 □未戴口罩扣0.5分		
	2.核对：双人核对医嘱	2	□未双人核对扣2分		
	3.评估患者： （1）核对患者信息 （2）向患者解释气管插管拔除的目的、注意事项及配合要点 （3）评估患者的病情、年龄、体重、意识状态、生命体征、麻醉机/呼吸机模式及参数等 （4）评估是否符合拔除气管插管指征： ① 保护性咳嗽、吞咽反射恢复情况； ② 肌力恢复程度（无支撑下抬头>10s）； ③ 潮气量达8mL/kg以上，呼吸频率14次/min以上； ④ 吸空气下$SpO_2 \geq 95\%$或达术前水平 （5）评估患者口鼻腔有无分泌物、牙齿有无松动 （6）评估气管插管：型号、深度、套囊情况、固定情况等 （7）评估患者需求、心理状态及合作程度	15	□未正确核对患者信息扣1分 □未向患者解释目的、注意事项及配合要点扣1分 □向患者解释不全面扣0.5分 □未评估患者病情扣1分 □未评估患者年龄扣0.5分 □未评估患者体重扣0.5分 □未评估患者意识状态扣0.5分 □未评估患者生命体征扣0.5分 □未评估麻醉机/呼吸机模式及参数情况扣1分 □未评估患者咳嗽反射扣1分 □未评估患者吞咽反射扣1分 □未评估患者肌力恢复程度扣1分 □未评估患者潮气量、呼吸频率扣1分 □未评估患者吸空气情况下的SpO_2扣1分 □未评估患者口鼻腔分泌物情况扣0.5分 □未评估患者牙齿有无松动扣0.5分 □未评估患者气管插管型号、深度、套囊情况及固定情况扣1分 □未评估患者需求扣0.5分 □未评估患者心理状态扣0.5分 □未评估患者合作程度扣1分		
	4.环境准备：整洁、安静、温湿度适宜、光线充足	1	□未评估环境是否适宜扣1分		
	5.用物准备： （1）备(负压吸引装置一套、吸氧装置一套并检查其性能)、备气管插管箱 （2）治疗车上层：简易呼吸囊、合适型号的一次性吸痰包、合适型号的麻醉面罩、口咽通气道、注射器、手电筒、听诊器、压舌板、一次性手套、清洁纸巾、弯盘、护理记录单、速干手消毒剂		□未备负压吸引装置扣1分 □未备吸氧装置扣1分 □未备气管插管箱扣1分 □未备简易呼吸囊扣1分 □未备合适型号的一次性吸痰包扣1分 □未备合适型号的麻醉面罩扣1分 □未备口咽通气道扣1分 □未备注射器扣1分 □未备手电筒扣1分 □未备听诊器扣1分		

续

项目	评分细则	分值	扣分标准	扣分	得分
操作前准备（35分）	（3）治疗车下层：医疗垃圾桶、生活垃圾桶、锐器盒	15	□未备压舌板扣1分 □未备一次性手套扣1分 □未备清洁纸巾扣0.5分 □未备弯盘扣0.5分 □未备护理记录单扣0.5分 □未备速干手消毒剂扣0.5分 □未备医疗垃圾桶、生活垃圾桶扣0.5分 □未备锐器盒扣0.5分		
操作方法与程序（55分）	1.洗手	1	□未洗手扣1分 □洗手不规范扣0.5分		
	2.核对：携用物至床旁，核对患者并解释取得合作	2	□未核对扣1分 □核对不正确扣0.5分 □未解释扣1分 □解释不全面扣0.5分		
	3.体位：根据病情协助患者取舒适体位	2	□未取合适体位扣1分		
	4.气管插管拔除： （1）按需清除口、鼻腔分泌物 （2）吸纯氧2~3min并观察患者生命体征及SpO_2 （3）核对患者信息 （4）解除固定气管插管的胶布 （5）将套囊内气体缓慢抽出 （6）拔除气管插管 （7）气管插管拔除过程中严密观察患者生命体征及SpO_2变化 （8）检查口腔情况并清洁面部 （9）根据患者情况给予合适氧疗 （10）再次核对患者信息 （11）动态监测患者生命体征、呼吸情况、SpO_2变化及有无舌后坠、喉痉挛等并发症	42	□未按需清除口、鼻腔分泌物扣2分 □未吸纯氧2~3min扣3分 □未观察患者生命体征及SpO_2扣2分 □未核对患者信息扣2分 □未解除固定气管插管的胶布扣2分 □未将套囊内气体抽出扣3分 □未正确拔除气管插管扣2分 □气管插管拔除过程中未观察患者生命体征及SpO_2变化扣5分 □未检查口腔情况扣3分 □未清洁患者面部扣2分 □未根据患者情况给予合适氧疗扣3分 □未再次核对患者信息扣2分 □未动态监测患者生命体征扣2分 □未动态监测患者呼吸情况扣2分 □未动态监测患者$SpO2$扣2分 □未动态监测患者有无舌后坠、喉痉挛等并发症扣5分		
	5.整理床单位，协助患者取舒适体位，交代注意事项	4	□未整理床单位扣2分 □未协助取舒适体位扣1分 □未交待注意事项扣1分 □交待注意事项不全面扣0.5分		
	6.处理用物、洗手、记录	4	□未处理用物扣2分 □处理用物不规范扣1分 □未洗手扣1分 □洗手不规范扣0.5分 □未正确记录扣1分		

续

项目	评分细则	分值	扣分标准	扣分	得分
综合评价（10分）	1. 关爱患者，体现以患者为中心的服务理念	2	□未体现关爱患者扣 2 分		
	2. 操作熟练、规范，程序流畅	3	□操作不熟练扣 1.5 分 □操作不规范扣 1.5 分		
	3. 有效沟通	2	□未有效沟通扣 2 分		
	4. 操作中严格遵守查对制度与职业防护原则	3	□未严格遵守查对制度扣 2 分 □未严格遵守职业防护原则扣 1 分		

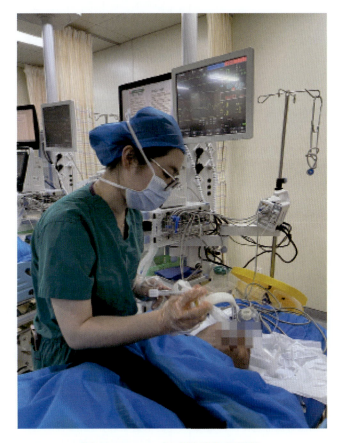

图 10-24-1　正确拔除气管插管

第25节 经人工气道吸痰操作评分标准

项目	评分细则	分值	扣分标准	扣分	得分
操作前准备（24分）	1. 护士准备：衣帽整洁，洗手，戴口罩	2	□衣帽不整洁扣0.5分 □未洗手扣1分 □洗手不规范扣0.5分 □未戴口罩扣0.5分		
	2. 核对：双人核对医嘱	2	□未双人核对医嘱扣2分		
	3. 评估患者： 核对患者信息 向患者或家属解释吸痰的目的、注意事项及配合要点 评估患者病情、意识状态、生命体征、SpO$_2$、缺氧程度、呼吸机参数（带呼吸机者）等 评估吸痰指征：听诊肺部闻及痰鸣音或气道内有可见分泌物、呼吸机高压报警、SpO$_2$降低等 评估患者口鼻腔有无分泌物 评估人工气道：气管插管/气管切开套管型号、深度、套囊压力、固定情况等 评估患者需求、心理状态及合作程度	12	□未正确核对患者信息扣1分 □未向患者及家属解释目的、注意事项及配合要点扣1分 □向患者及家属解释不全面扣0.5分 □未评估患者病情扣0.5分 □未评估患者意识状态扣0.5分 □未评估患者生命体征扣0.5分 □未评估患者SpO$_2$扣1分 □未评估患者缺氧程度扣0.5分 □未评估患者呼吸机参数扣1分 □未评估吸痰指征扣2分 □未评估患者口鼻腔分泌物扣0.5分 □未评估气管插管/气管切开套管型号及深度扣1分 □未评估套囊压力扣0.5分 □未评估固定情况扣0.5分 □未评估患者需求扣0.5分 □未评估患者心理状态扣0.5分 □未评估患者合作程度扣0.5分		
	4. 环境准备：安静、整洁、光线充足	1	□未评估环境是否适宜扣1分		
操作前准备（24分）	5. 用物准备： （1）备（负压吸引装置一套、吸氧装置一套并检查其性能）、简易呼吸囊 （2）治疗车上层：型号合适的一次性吸痰包（检查型号、长度、侧孔等）、治疗盘内备有内盛无菌生理盐水的治疗碗2个（试吸罐和冲洗罐）、手电筒、听诊器、压舌板、套囊压力表、清洁纸巾、弯盘、护理记录单、速干手消毒剂 （3）治疗车下层：医疗垃圾桶、生活垃圾桶	7	□未备负压吸引装置扣0.5分 □未备吸氧装置扣0.5分 □未备简易呼吸囊扣0.5分 □未备型号合适的一次性吸痰包扣0.5分 □未备吸痰试吸罐和冲洗罐扣0.5分 □未备手电筒扣0.5分 □未备听诊器扣0.5分 □未备压舌板扣0.5分 □未备套囊压力表扣0.5分 □未备清洁纸巾扣0.5分 □未备弯盘扣0.5分 □未备护理记录单扣0.5分 □未备速干手消毒剂扣0.5分 □未备医疗垃圾桶、生活垃圾桶扣0.5分		

续

项目	评分细则	分值	扣分标准	扣分	得分
操作方法与程序（66分）	1. 洗手	1	□未洗手扣0.5分 □洗手不规范扣0.5分		
	2. 核对：携用物至床旁，核对患者，并解释取得合作	2	□未核对扣1分 □核对不正确扣0.5分 □未解释扣1分 □解释不全面扣0.5分		
	3. 给氧：适当调高吸氧流量或带呼吸机患者予以纯氧2min	2	□未调高氧流量或带呼吸机患者未予以纯氧扣2分		
	4. 体位：根据病情取合适体位、必要时叩背	4	□未取合适体位扣2分 □未根据病情正确叩背扣2分		
	5. 调节负压：接通电动吸引器电源并打开开关或连接中心负压吸引装置接通电源，打开开关，连接负压吸引，调节合适负压成人不超过150mmHg，小儿：80~100mmHg	4	□未接通电动吸引器电源扣0.5分 □未打开电动吸引器开关扣0.5分 □未正确连接负压吸引管扣1分 □负压调节不符合要求扣2分		
	6. 试吸：正确打开吸痰包，戴无菌手套后连接吸痰管，试吸少量生理盐水，检查是否通畅，润滑导管前端	8	□未正确打开吸痰包扣2分 □手套污染扣2分 □吸痰管污染扣2分 □未试吸扣2分		
	7. 吸痰：按无菌原则将吸痰管插入人工气道，遇阻力或患者咳嗽时，向外提出1cm，旋转向上提拉负压吸引，每次时间少于15秒，吸痰结束立即连接呼吸机或氧疗装置，带呼吸机者再次给予纯氧2min	10	□违反无菌原则扣2分 □插入深度不合理扣2分 □吸痰手法不正确扣2分 □吸痰时间不符合要求扣2分 □未立即连接呼吸机或氧疗装置扣1分 □带呼吸机者未给予纯氧扣1分		
	8. 观察：吸痰过程中，观察患者的面色、生命体征、SpO_2、痰液的颜色、性状及量	6	□未观察面色扣2分 □未观察生命体征及SpO2扣2分 □未观察痰液的颜色、性状及量扣2分		
	9. 冲管：吸痰后冲管，根据患者情况重复吸引	4	□未冲管扣2分 □未根据情况重复吸引扣2分		
	10. 口鼻吸痰：更换吸痰管，同法吸出口鼻腔分泌物	6	□未更换吸痰管扣2分 □未根据评估结果进行口鼻腔吸痰扣4分		
	11. 吸痰完毕，分离吸痰管，关闭吸引器	2	□未分离吸痰管扣1分 □未关闭吸引器扣1分		
	12. 判断吸痰效果：清理面部，听诊双肺，评估吸痰效果如生命体征、SpO_2等，观察有无吸痰并发症，待SpO_2恢复后将氧流量调至合理水平	10	□未清洁面部扣1分 □未听诊双肺呼吸音扣2分 □未评估生命体征扣2分 □未评估SpO2扣2分 □未观察吸痰并发症扣1分 □未调节氧流量扣2分		
	13. 整理床单位，协助患者取舒适体位，交代注意事项	3	□未整理床单位扣1分 □未协助取舒适体位扣1分 □未交待注意事项扣1分 □交待注意事项不全面扣0.5分		

续

项目	评分细则	分值	扣分标准	扣分	得分
	14. 处理用物（贮液瓶内吸出液达 2/3 满时应及时倾倒）、洗手、记录	4	□未处理用物扣 2 分 □处理用物不规范扣 1 分 □未洗手扣 1 分 □洗手不规范扣 0.5 分 □未正确记录扣 1 分		
综合评价（10分）	1. 关爱患者，体现以患者为中心的服务理念	2	□未体现关爱患者扣 2 分		
	2. 操作熟练、规范，程序流畅	3	□操作不熟练扣 1.5 分 □操作不规范扣 1.5 分		
	3. 有效沟通	2	□未有效沟通扣 2 分		
	4. 操作中严格遵守查对制度与职业防护原则	3	□未严格遵守查对制度扣 2 分 □未严格遵守职业防护原则扣 1 分		

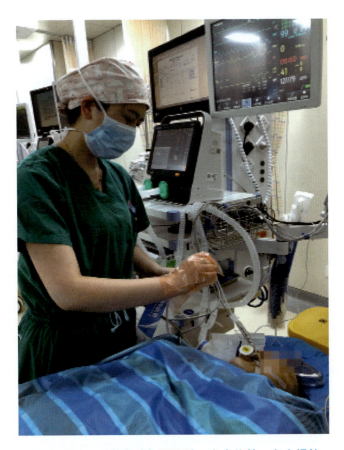

图 10-25-1　吸痰时负压吸引，左右旋转，向上提拉

第 26 节　经人工气道密闭式吸痰操作评分标准

项目	评分细则	分值	扣分标准	扣分	得分
操作前准备（24分）	1. 护士准备：衣帽整洁，洗手，戴口罩	2	□衣帽不整洁扣 0.5 分 □未洗手扣 1 分 □洗手不规范扣 0.5 分 □未戴口罩扣 0.5 分		
	2. 核对：双人核对医嘱	2	□未双人核对医嘱扣 2 分		
	3. 评估患者： （1）核对患者信息 （2）向患者或家属解释吸痰的目的、注意事项及配合要点		□未正确核对患者信息扣 1 分 □未向患者及家属解释目的、注意事项及配合要点扣 1 分 □向患者及家属解释不全面扣 0.5 分		
操作前准备（24分）	（3）评估患者病情、意识状态、生命体征、SpO_2、缺氧程度、呼吸机参数（带呼吸机者）等 （4）评估吸痰指征：听诊肺部闻及痰鸣音或气道内有可见分泌物、呼吸机高压报警、SpO_2 降低等 （5）评估患者口鼻腔有无分泌物 （6）评估人工气道：气管插管/气管切开套管型号、深度、套囊压力、固定情况等 （7）评估患者需求、心理状态及合作程度	12	□未评估患者病情扣 0.5 分 □未评估患者意识状态扣 0.5 分 □未评估患者生命体征扣 0.5 分 □未评估患者 SpO_2 扣 1 分 □未评估患者缺氧程度扣 0.5 分 □未评估患者呼吸机参数扣 1 分 □未评估吸痰指征扣 2 分 □未评估患者口鼻腔分泌物扣 0.5 分 □未评估气管插管/气管切开套管型号及深度扣 1 分 □未评估套囊压力扣 0.5 分 □未评估固定情况扣 0.5 分 □未评估患者需求扣 0.5 分 □未评估患者心理状态扣 0.5 分 □未评估患者合作程度扣 0.5 分		
	4. 环境准备：安静、整洁、光线充足	1	□未评估环境是否适宜扣 1 分		
	5. 用物准备： （1）备（负压吸引装置一套、吸氧装置一套并检查其性能）、简易呼吸囊 （2）治疗车上层：密闭式吸痰包（检查型号、长度等）、一次性输液器、无菌生理盐水、一次性吸痰管、手电筒、听诊器、压舌板、套囊压力表、清洁纸巾、弯盘、护理记录单、速干手消毒剂 （3）治疗车下层：医疗垃圾桶、生活垃圾桶	7	□未备负压吸引装置扣 0.5 分 □未备吸氧装置扣 0.5 分 □未备简易呼吸囊扣 0.5 分 □未备密闭式吸痰包扣 0.5 分 □未备一次性输液器扣 0.5 分 □未备无菌生理盐水扣 0.5 分 □未备一次性吸痰管扣 0.5 分 □未备手电筒扣 0.5 分 □未备听诊器扣 0.5 分 □未备压舌板扣 0.5 分 □未备套囊压力表扣 0.5 分 □未备清洁纸巾扣 0.5 分 □未备弯盘扣 0.2 分 □未备护理记录单扣 0.2 分 □未备速干手消毒剂扣 0.2 分 □未备医疗垃圾桶扣 0.2 分 □未备生活垃圾桶扣 0.2 分		

续

项目	评分细则	分值	扣分标准	扣分	得分
操作方法与程序（66分）	1. 洗手	1	□未洗手扣0.5分 □洗手不规范扣0.5分		
	2. 核对：携用物至床旁，核对患者，并解释取得合作	2	□未核对扣1分 □核对不正确扣0.5分 □未解释扣1分 □解释不全面扣0.5分		
	3. 体位：根据病情取合适体位、必要时叩背	3	□未取合适体位扣1分 □未根据病情正确叩背2分		
	4. 连接：密闭式吸痰管与呼吸机、人工气道、负压吸引连接管、冲洗液管道正确连接，日期标签贴于压力控制阀上	8	□未正确连接密闭式吸痰管扣3分 □未正确连接冲洗液管道扣1分 □未黏贴日期标签扣1分 □安装时违反无菌操作原则扣3分		
	5. 给氧：适当调高吸氧流量或带呼吸机患者予以纯氧2min	2	□未调高氧流量或带呼吸机患者未予以纯氧扣2分		
	6. 调节负压：接通电动吸引器电源并打开开关或连接中心负压吸引装置，连接负压吸引管，调节合适负压成人不超过150mmHg；小儿：80~100mmHg	4	□未接通电动吸引器电源扣0.5分 □未打开电动吸引器开关扣0.5分 □未正确连接负压吸引管扣1分 □负压调节不符合要求扣2分		
	7. 吸痰：按无菌原则将吸痰管插入人工气道遇阻力或患者咳嗽时，向外提出1cm，按压力控制阀，旋转向上提拉负压吸引，每次时间少于15秒，缓慢回抽吸痰管，将薄膜保护套拉直	12	□插入深度不合理扣2分 □压力控制阀按压时机不合理扣2分 □吸痰手法不正确扣2分 □吸痰时间不符合要求扣2分 □未将薄膜保护套拉直扣2分 □薄膜保护套破损扣2分		
	8. 观察：吸痰过程中，观察患者的面色、生命体征、SpO_2、痰液的颜色、性状及量	6	□未观察面色扣2分 □未观察生命体征及SpO_2扣2分 □未观察痰液的颜色、性状及量扣2分		
操作方法与程序（66分）	9. 冲管：按压力控制阀，开放生理盐水冲洗吸痰管，冲洗闭，关闭生理盐水后再放松压力控制阀，断开负压吸引管，盖上密闭式吸痰管保护帽	5	□冲管顺序不正确扣1分 □未吸尽生理盐水扣2分 □未盖上负压吸引管保护帽1分 □违反无菌原则扣1分		
	10. 给氧：根据病情适当调高吸氧流量或带呼吸机患者予以纯氧2min	3	□未调高氧流量或带呼吸机患者未予以纯氧扣3分		
	11. 按需口鼻腔吸痰	2	□未按需口鼻腔吸痰扣2分		
	12. 吸痰完毕，关闭负压	2	□未关闭负压扣2分		
	13. 判断吸痰效果：清理面部，听诊双肺，评估吸痰效果如生命体征、SpO_2等，观察有无吸痰并发症，待SpO_2恢复后将氧流量调至合理水平	9	□未清洁面部扣1分 □未听诊双肺呼吸音2分 □未评估生命体征扣2分 □未评估SpO_2扣2分 □未观察吸痰并发症扣1分 □未调节氧流量扣1分		
	14. 整理床单位，协助患者取舒适体位，交代注意事项	3	□未整理床单位扣1分 □未协助取舒适体位扣1分 □未交待注意事项扣1分 □交待注意事项不全面扣0.5分		

续

项目	评分细则	分值	扣分标准	扣分	得分
	15.处理用物（贮液瓶内吸出液达2/3满时应及时倾倒）、洗手、记录	4	□未处理用物扣2分 □处理用物不规范扣1分 □未洗手扣1分 □洗手不规范扣0.5分 □未正确记录扣1分		
综合评价（10分）	1.关爱患者，体现以患者为中心的服务理念	2	□未体现关爱患者扣2分		
	2.操作熟练、规范，程序流畅	3	□操作不熟练扣1.5分 □操作不规范扣1.5分		
	3.有效沟通	2	□未有效沟通扣2分		
	4.操作中严格遵守查对制度与职业防护原则	3	□未严格遵守查对制度扣2分 □未严格遵守职业防护原则扣1分		

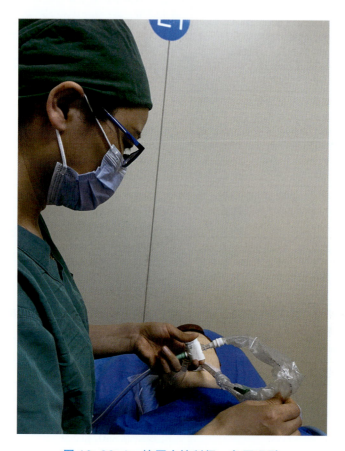

图 10-26-1　按压力控制阀，负压吸引

第 27 节　椎管内麻醉的护理配合评分标准

项目	评分细则	分值	扣分标准	扣分	得分
操作前准备（36分）	1. 护士准备：衣帽整洁，洗手，戴口罩	2	□衣帽不整洁扣 0.5 分 □未洗手扣 1 分 □洗手不规范扣 0.5 分 □未戴口罩扣 0.5 分		
	2. 核对：双人核对医嘱	2	□未双人核对扣 2 分		
	3. 评估患者： （1）核对患者信息 （2）向患者解释椎管内麻醉目的、注意事项及配合要点 （3）评估患者的病情、年龄、体重、意识状态、生命体征、心肺功能、凝血功能 （4）检查患者或家属是否签署麻醉知情同意书 （5）评估患者既往手术麻醉史、过敏史 （6）评估患者禁食水情况 （7）评估患者术前用药情况 （8）评估患者有无脊柱外伤或解剖结构异常、脊柱结核或肿瘤 （9）评估患者有无精神病史或其他中枢神经系统疾病 （10）评估患者有椎管内麻醉穿刺部位皮肤情况 （11）评估患者有无感染性疾病 （12）评估患者静脉通道是否建立 （13）评估患者需求、心理状态及合作程度	14	□未正确核对患者信息扣 1 分 □未向患者解释椎管内麻醉目的、注意事项及配合要点扣 1 分 □向患者解释不全面扣 0.5 分 □未评估患者病情扣 0.5 分 □未评估患者年龄扣 0.5 分 □未评估患者体重扣 0.5 分 □未评估患者意识状态扣 0.5 分 □未评估患者生命体征扣 0.5 分 □未评估患者心肺功能扣 0.5 分 □未评估患者凝血功能情况扣 1 分 □未查看麻醉知情同意书是否签字扣 0.5 分 □未评估患者既往手术麻醉史扣 0.5 分 □未评估患者既往药物过敏史扣 0.5 分 □未评估患者禁食水情况扣 0.5 分 □未评估患者术前用药情况扣 0.5 分 □未评估患者有无脊柱外伤或解剖结构异常、脊柱结核或肿瘤扣 1 分 □未评估患者有无精神病史或其他中枢神经系统疾病扣 0.5 分 □未评估患者椎管内麻醉穿刺部位皮肤扣 1 分 □未评估患者有无感染性疾病扣 0.5 分 □未评估患者静脉通道是否建立扣 1 分 □未评估患者需求扣 0.5 分 □未评估患者心理状态扣 0.5 分 □未评估患者合作程度扣 0.5 分		
	4. 环境准备：安静、整洁、温湿度适宜、无电磁波干扰，有合适电源、空气源、氧气源	2	□未评估环境是否适宜、有无电磁波干扰扣 1 分 □未评估电源、空气源、氧气源扣 1 分		
	5. 用物准备： （1）完好备用的麻醉机/呼吸机、监护仪、负压吸引装置、吸氧装置各一套，气管插管用物		□未备麻醉机/呼吸机扣 0.5 分 □未备监护仪扣 0.5 分 □未备负压吸引装置扣 0.5 分 □未备吸氧装置扣 0.5 分 □未备气管插管用物扣 1 分		

续

项目	评分细则	分值	扣分标准	扣分	得分
操作前准备（36分）	（2）治疗车上层：一次性使用麻醉穿刺包、局麻药、急救药品（阿托品、麻黄碱等）、听诊器、注射器、碘伏、生理盐水、无菌手套、无菌纱布、弯盘、麻醉记录单、速干手消毒液 （3）治疗车下层：医疗垃圾桶、生活垃圾桶、锐器盒 （4）正确打开麻醉机，连接麻醉回路，检查并按需更换钠石灰，检查并按需加入吸入麻醉药，完成麻醉机自检，根据患者情况调节参数 （5）监护仪监测生命体征 （6）开启一次性使用麻醉穿刺包于治疗车上，遵医嘱配置局麻药，按需准备消毒液	16	□未备麻醉穿刺包扣1分 □未备局麻药扣0.5分 □未备急救药品扣0.5分 □未备听诊器扣1分 □未备注射器扣0.5分 □未备碘伏扣0.5分 □未备生理盐水扣0.5分 □未备无菌手套扣0.5分 □未备无菌纱布扣0.5分 □未备弯盘扣0.5分 □未备麻醉记录单扣0.5分 □未备速干手消毒液扣0.5分 □未备医疗、生活垃圾桶扣0.5分 □未备锐器盒扣0.5分 □未正确打开麻醉机、完成自检并调节合适参数扣1分 □未连接监护仪并监测生命体征扣1分 □未正确开启麻醉穿刺包扣1分 □未正确配置局麻药扣1分 □未按需准备消毒液扣1分		
操作方法与程序（54分）	1.洗手	2	□未洗手扣2分 □洗手不规范扣1分		
	2.核对：携用物至床旁，核对患者并解释取得合作	3	□未核对扣2分 □核对不正确扣1分 □未解释扣1分 □解释不全面扣0.5分		
	3.体位（以侧卧位为例） ①协助患者侧卧位，双手抱膝，下颌紧贴胸前，双腿尽量紧贴腹部，腰背部向后弓成弧形垂直于床面，暴露穿刺区域； ②麻醉护士位于患者腹侧面，协助动态调整并固定患者体位； ③麻醉医生位于患者背侧面按规范予椎管内穿刺	8	□未取合适体位扣4分 □站位不正确，未协助动态调整并固定患者体位扣4分		
	4.消毒：协助麻醉医生按规范消毒穿刺区域皮肤，消毒范围：两侧至腋中线，上下界距离穿刺点至少各20cm以上	2	□未正确消毒皮肤扣2分		

续

项目	评分细则	分值	扣分标准	扣分	得分
操作方法与程序（54分）	5. 核对患者信息、确认患者静脉通道是否在位 6. 椎管内麻醉穿刺、置管、给药过程中，主动询问患者的主观感受，动态监测患者意识、生命体征、SpO_2变化及有无局麻药毒性反应，发现异常及时汇报麻醉医生 7. 置管完成后，无菌敷料覆盖穿刺点，固定硬膜外导管，并用无菌敷料包裹接头 8. 协助患者翻身，取平卧位，保护留置导管，防止脱出 9. 测试麻醉阻滞平面，动态观察患者穿刺部位有无渗血、血肿及有无其他椎管内麻醉并发症 10. 再次核对患者信息、确认患者静脉通道是否在位，遵医嘱按需给药 11. 动态监测患者的意识状态、生命体征及SpO_2，发现异常及时汇报麻醉医生	32	□未核对患者信息扣1分 □未确认患者静脉通道是否在位扣1分 □椎管内麻醉穿刺、置管、给药过程中未主动询问患者的主观感受扣2分 □椎管内麻醉穿刺、置管、给药过程中未动态监测患者意识状态扣2分 □椎管内麻醉穿刺、置管、给药过程中未动态监测生命体征扣2分 □椎管内麻醉穿刺、置管、给药过程中未动态监测SpO_2变化扣2分 □未观察患者有无发生局麻药中毒反应扣3分 □未妥善固定硬膜外导管扣3分 □未用无菌敷料包裹硬膜外导管接头扣2分 □未协助患者取合适体位扣2分 □未测试麻醉阻滞平面扣3分 □未动态观察患者穿刺部位情况扣2分 □未动态观察患者有无其他椎管内麻醉并发症扣3分 □未再次核对患者信息扣1分 □未再次确认患者静脉通道是否在位扣1分 □未动态监测患者的意识状态、生命体征及SpO_2扣2分		
	12. 安置患者：整理床单位，交代注意事项	4	□未整理床单位扣2分 □未交待注意事项扣2分 □交待注意事项不全面扣1分		
	13. 处理用物、洗手、记录	3	□未处理用物扣1分 □处理用物不规范扣0.5分 □未洗手扣1分 □洗手不规范扣0.5分 □未记录扣1分		
综合评价（10分）	1. 关爱患者，体现以患者为中心的服务理念	2	□未体现关爱患者扣2分		
	2. 操作熟练、规范，程序流畅	3	□操作不熟练扣1.5分 □操作不规范扣1.5分		
	3. 有效沟通	2	□未有效沟通扣2分		
	4. 操作中严格遵守查对制度与职业防护原则	3	□未严格遵守查对制度扣2分 □未严格遵守职业防护原则扣1分		

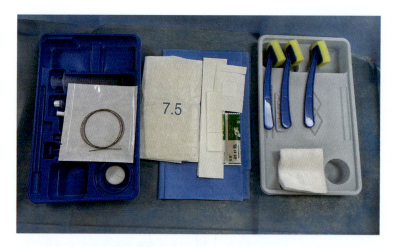

图 10-27-1　椎管内穿刺操作用物

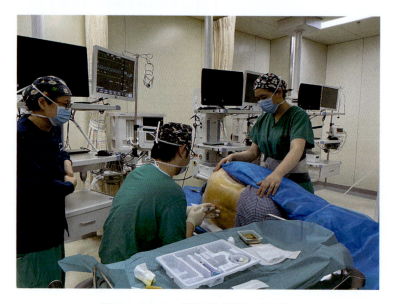

图 10-27-2　协助患者取合适体位

第28节　神经阻滞麻醉的护理配合评分标准

项目	评分细则	分值	扣分标准	扣分	得分
操作前准备（33分）	1. 护士准备：衣帽整洁，洗手，戴口罩	2	□衣帽不整洁扣 0.5 分 □未洗手扣 1 分 □洗手不规范扣 0.5 分 □未戴口罩扣 0.5 分		
	2. 核对：双人核对医嘱	2	□未双人核对扣 2 分		
	3. 评估患者： （1）核对患者信息 （2）向患者解释神经阻滞麻醉的目的、注意事项及配合要点 （3）评估患者的病情、年龄、体重、身高、性别、意识状态、生命体征、心肺功能、凝血功能 （4）查看患者或家属是否签署麻醉知情同意书 （5）患者既往手术麻醉史、过敏史 （6）患者禁食水情况、术前用药情况 （7）评估患者神经阻滞区域皮肤情况 （8）评估患者有无感染性疾病 （9）评估患者静脉通道是否建立 （10）评估患者需求、心理状态及合作程度	12	□未正确核对患者信息扣 1 分 □未向患者解释目的、注意事项及配合要点扣 1 分 □向患者解释不全面扣 0.5 分 □未评估患者病情扣 0.5 分 □未评估患者年龄扣 0.5 分 □未评估患者体重扣 0.5 分 □未评估患者身高扣 0.5 分 □未评估患者性别扣 0.5 分 □未评估患者意识状态扣 0.5 分 □未评估患者生命体征扣 0.5 分 □未评估患者心肺功能扣 0.5 分 □未评估患者凝血功能扣 0.5 分 □未查看麻醉知情同意书是否签字扣 0.5 分 □未评估患者既往手术麻醉史扣 0.5 分 □未评估患者过敏史扣 0.5 分 □未评估患者禁食水扣 0.5 分 □未评估患者术前用药扣 0.5 分 □未评估患者阻滞区域皮肤扣 0.5 分 □未评估患者有无感染性疾病未评估扣 0.5 分 □未评估患者静脉通道是否建立扣 0.5 分 □未评估患者需求扣 0.5 分 □未评估患者心理状态扣 0.5 分 □未评估患者合作程度扣 0.5 分		
	4. 环境准备：安静、整洁、温湿度适宜、无电磁波干扰，有合适电源、空气源、氧气源	1	□未评估环境是否适宜、有无电磁波干扰扣 0.5 分 □未评估电源、空气源、氧气源扣 0.5 分		
	5. 用物准备： （1）完好备用的麻醉机/呼吸机、监护仪、神经刺激仪/B超机、负压吸引装置、吸氧装置各一套，气管插管用物		□未备麻醉机/呼吸机扣 0.5 分 □未备监护仪扣 0.5 分 □未备神经刺激仪/B超机扣 0.5 分 □未备负压吸引器扣 0.5 分 □未备吸氧装置扣 0.5 分 □未备气管插管用物扣 0.5 分 □未备麻醉穿刺包扣 0.5 分 □未备外周神经丛刺激针扣 0.5 分		

续

项目	评分细则	分值	扣分标准	扣分	得分
操作前准备（33分）	（2）治疗车上层：一次性使用麻醉穿刺包、外周神经丛刺激针、电极片/B超耦合剂、局麻药、急救药品、听诊器、注射器、碘伏、生理盐水、无菌手套、无菌纱布、记号笔、弯盘、麻醉记录单、速干手消毒剂 （3）治疗车下层：医疗垃圾桶、生活垃圾桶、锐器盒 （4）正确打开麻醉机，连接麻醉回路，检查并按需更换钠石灰，检查并按需加入吸入麻醉药，完成麻醉机自检，根据患者情况调节参数 （5）监护仪监测生命体征 （6）开启一次性使用麻醉穿刺包于治疗车上，遵医嘱配置局麻药，按需准备消毒液	16	□未备电极片/B超耦合剂扣0.5分 □未备局麻药及急救药品扣0.5分 □未备听诊器扣0.5分 □未备注射器扣0.5分 □未备碘伏扣0.5分 □未备生理盐水扣0.5分 □未备无菌手套扣0.5分 □未备无菌纱布扣0.5分 □未备记号笔扣0.5分 □未备弯盘扣0.5分 □未备麻醉记录单扣0.5分 □未备速干手消毒剂扣0.5分 □未备医疗、生活垃圾桶扣0.5分 □未备锐器盒扣0.5分 □未正确打开麻醉机、完成自检并调节合适参数扣1分 □未连接监护仪并监测生命体征扣1分 □未正确开启麻醉穿刺包扣1分 □未正确配置局麻药扣1分 □未按需准备消毒液扣1分		
操作方法与程序（57分）	1.洗手	2	□未洗手扣2分 □洗手不规范扣1分		
	2.核对：携用物至床旁，核对患者并解释取得合作	3	□未核对扣2分 □核对不正确扣1分 □未解释扣1分 □解释不全面扣0.5分		
	3.体位与定位：根据神经阻滞部位，协助患者取合适体位，暴露神经阻滞穿刺部位	4	□未取合适体位扣4分		
	4.消毒：协助麻醉医生按规范消毒穿刺区域皮肤，消毒范围：以穿刺点为中心，半径至少15cm	2	□未正确消毒皮肤扣2分		
	5.协助麻醉医生定位神经走向 B超引导下定位： ①打开超声开关，无菌腔镜套包裹探头； ②麻醉阻滞区域涂抹无菌B超耦合剂； ③调整B超图像：选择合适的超声模式、探头焦点深度，并调节合适的增益使图像清晰； ④麻醉医生定位神经走向后，协助麻醉医生固定探头位置 神经刺激仪引导下定位： ①打开神经刺激仪开关； ②将神经刺激仪正极与患者连接，负极与外周神经丛刺激针连接；		□未正确包裹探头扣1分 □未正确涂抹耦合剂扣1分 □未正确调整B超图像扣2分 □未固定探头位置扣1分 □正负极位置不正确扣2分		

续

项目	评分细则	分值	扣分标准	扣分	得分
操作方法与程序（57分）	③医嘱调节神经刺激仪的电流大小：开始电流设为1~2mA，麻醉医生戴无菌手套用神经丛刺激针穿刺麻醉阻滞部位，并移动针尖直至目标肌群产生运动反应，逐渐降低电流强度并微调针尖位置，当用最小电流0.3~0.5mA仍能引出最大幅度的运动反应时，说明针尖接近目标神经 6. 核对患者信息、确认患者静脉通道是否在位 7. 协助麻醉医生注射局麻药，边回抽边注射，防止局麻药入血 8. 神经阻滞麻醉穿刺、给药过程中，主动询问患者的主观感受，动态监测患者意识、生命体征、SpO_2变化及有无局麻药毒性反应，发现异常及时汇报麻醉医生 9. 局麻药注射完毕，拔出外周神经丛刺激针，局部用无菌敷料加压至不出血，擦拭皮肤残留耦合剂 10. 观察麻醉阻滞区域麻醉效果、患者穿刺部位有无出血、血肿及有无其他神经阻滞并发症，发现异常及时汇报麻醉医生 11. 再次核对患者信息、确认患者静脉通道是否在位，遵医嘱按需给药 12. 动态监测患者的意识状态、生命体征及SpO_2，发现异常及时汇报麻醉医生	40	□未正确调节神经刺激仪的电流大小扣2分 □未核对患者信息扣1分 □未确认患者静脉通道是否在位扣1分 □推注神经阻滞局麻药未抽回血扣2分 □神经阻滞麻醉穿刺、给药过程中未主动询问患者的主观感受扣2分 □神经阻滞麻醉穿刺、给药过程中未动态监测患者意识状态扣2分 □神经阻滞麻醉穿刺、给药过程中未动态监测生命体征扣2分 □神经阻滞麻醉穿刺、给药过程中未动态监测SpO_2变化扣2分 □未观察患者有无发生局麻药中毒反应扣3分 □局部未用无菌纱布加压扣2分 □未擦拭皮肤残留耦合剂扣2分 □未观察麻醉阻滞区域麻醉效果扣3分 □未动态观察患者穿刺部位情况扣2分 □未动态观察患者有无其他神经阻滞并发症扣3分 □未再次核对患者信息扣1分 □未再次确认患者静脉通道是否在位扣1分 □未动态监测患者的意识状态、生命体征及SpO_2扣2分		
	13. 整理床单位，协助患者取舒适体位，交代注意事项	3	□未整理床单位扣1分 □未协助取舒适体位扣1分 □未交待注意事项1分 □交待注意事项不全面扣0.5分		
	14. 处理用物、洗手、记录	3	□未处理用物扣1分 □处理用物不规范扣0.5分 □未洗手扣1分 □洗手不规范扣0.5分 □未记录扣1分		
综合评价（10分）	1. 关爱患者，体现以患者为中心的服务理念	2	□未体现关爱患者扣2分		
	2. 操作熟练、规范，程序流畅	3	□操作不熟练扣1.5分 □操作不规范扣1.5分		
	3. 有效沟通	2	□未有效沟通扣2分		
	4. 操作中严格遵守查对制度与职业防护原则	3	□未严格遵守查对制度扣2分 □未严格遵守职业防护原则扣1分		

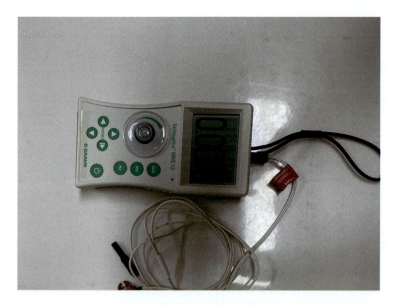

图 10-28-1　神经刺激仪

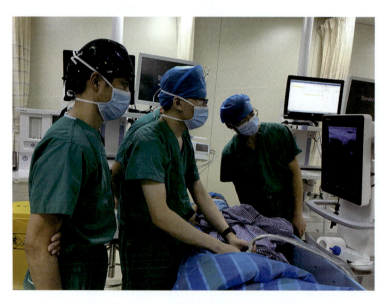

图 10-28-2　B 超引导下定位神经走向

第29节 患者安全转运操作评分标准

项目	评分细则	分值	扣分标准	扣分	得分
操前准备（27分）	1.转运人员的准备：衣帽整洁、洗手、戴口罩，职责明确，相互配合	3	□衣帽不整洁扣0.5分 □未洗手扣1分 □洗手不规范扣0.5分 □未戴口罩扣0.5分 □转运人员职责不明确扣1分		
	2.核对：双人核对医嘱	2	□未双人核对扣2分		
	3.转运前通知接收科室及患者家属，做好转运交接准备	2	□未通知接收科室扣1分 □未通知患者家属扣1分		
	4.再次评估患者出室指征： （1）核对患者信息 （2）向患者解释安全转运的目的、注意事项及配合要点 （3）评估患者是否达到出恢复室的指征 ①中枢神经系统：术前神志正常者意识恢复，定向力恢复，能辨认时间和地点，完成指令性动作；肌力恢复，平卧时抬头时间大于10秒，能活动四肢或肌力达到术前水平 ②循环系统：血压、心率的改变不超过术前值的±20%且维持稳定30min以上 ③呼吸系统：能自行保持呼吸道通畅，保护性吞咽及咳嗽反射恢复，通气功能正常，呼吸频率在12~30/min，CO_2正常或达术前水平，在吸空气下不低于95%或达到术前水平 ④疼痛和恶心呕吐得到控制，术后应用麻醉性镇痛药或镇静药后，观察30min无异常反应 ⑤无麻醉和手术后急性并发症，如气胸、活动性出血、呼吸道水肿、神经损伤、恶心呕吐等 ⑥椎管内阻滞麻醉平面评估：麻醉阻滞平面在T_6以下，循环功能稳定；距离最后一次麻醉追加用药超过1h；感觉及运动、交感神经阻滞已恢复 ⑦Steward评分≥4分 （4）评估患者需求、心理状态及合作程度	11	□未正确核对患者信息扣1分 □未向患者解释目的、注意事项及配合要点扣1分 □向患者及家属解释不全面扣0.5分 □未评估患者中枢神经系统扣1分 □未评估患者循环系统扣1分 □未评估患者呼吸系统扣1分 □未评估患者有无疼痛和恶心呕吐扣1分 □未评估患者麻醉和手术后急性并发症扣1分 □未评估患者椎管内阻滞麻醉平面扣1分 □未评估患者Steward评分扣1分 □未评估患者需求扣0.5分 □未评估患者心理状态扣0.5分 □未评估患者合作程度扣1分		

续

项目	评分细则	分值	扣分标准	扣分	得分
操作前准备（27分）	5.完善相关护理文书： 患者出入室登记本、麻醉恢复室记录单、手术患者交接单	2	□未完善患者出入室登记本扣0.5分 □未完善麻醉恢复室记录单扣1分 □未完善手术患者交接单扣0.5分		
	6.环境准备：环境安静、整洁、安全、光线充足	2	□未评估环境是否适宜扣2分		
	7.用物准备：根据患者病情选择合适的转运仪器、物品及药品 (1)仪器：携带便携式监护仪、必要时携带转运呼吸机及便携式负压吸引器等 (2)物品：转运箱包括完好备用简易呼吸气囊、合适型号的面罩、口咽通气道、吸痰包、注射器、气管插管用物等，氧气枕，必要时携带转运氧气桶 (3)药品：急救药品及气管插管相关药品	5	□转运物品一项未备扣1分		
操作方法与程序（63分）	1.洗手	2	□未洗手扣2分 □洗手不规范扣1分		
	2.核对：携用物至床旁，核对患者，并解释取得合作	3	□未核对扣2分 □核对不正确扣1分 □未解释扣1分 □解释不全面扣0.5分		
	3.患者准备： (1)根据患者病情按需撤除监护装置 (2)妥善固定各引流管及输液管道，保持通畅 (3)根据患者病情取舒适体位 (4)保护患者隐私，衣着整齐，盖好盖被	15	□未根据患者病情按需撤除监护装置扣3分 □未妥善固定各引流管及输液管道扣4分 □未根据患者病情取舒适体位扣4分 □未保护患者隐私扣2分 □未做好保暖措施扣2分		
	4.转运： (1)护士位于患者头侧，密切观察患者生命体征及病情变化等 (2)保证各仪器设备处于工作状态 (3)保持各引流管及输液管道通畅 (4)匀速推车，保证安全	17	□转运途中护士站位不当扣4分 □未密切观察患者病情变化扣4分 □未保证各仪器设备处于工作状态扣3分 □未保持各引流管及输液管道通畅扣3分 □推车速度不当扣3分		
	5.交接： (1)至接收科室再次评估患者情况，正确搬运 (2)与接收科室医护做好床旁交接，如患者信息，生命体征、术中及恢复期特殊情况、患者皮肤、管道、物品及药品等，并完善交接记录	18	□未再次评估患者情况扣2分 □未正确搬运患者扣3分 □交接不全扣5分 □无交接记录扣3分 □交接记录不全面扣1.5分		
	6.整理床单位，协助患者取舒适体位，交代注意事项	4	□未整理床单位扣2分 □未协助取舒适体位扣1分 □未交待注意事项扣1分 □交待注意事项不全面扣0.5分		

续

项目	评分细则	分值	扣分标准	扣分	得分
操作方法与程序（63分）	7. 处理用物、洗手、记录	4	□未处理用物扣2分 □处理用物不规范扣1分 □未洗手扣1分 □洗手不规范扣0.5分 □未正确记录扣1分		
综合评价（10分）	1. 关爱患者，体现以患者为中心的服务理念	2	□未体现关爱患者扣2分		
	2. 操作熟练、规范，程序流畅	3	□操作不熟练扣1.5分 □操作不规范扣1.5分		
	3. 有效沟通	2	□未有效沟通扣2分		
	4. 操作中严格遵守查对制度与职业防护原则	3	□未严格遵守查对制度扣2分 □未严格遵守职业防护原则扣1分		

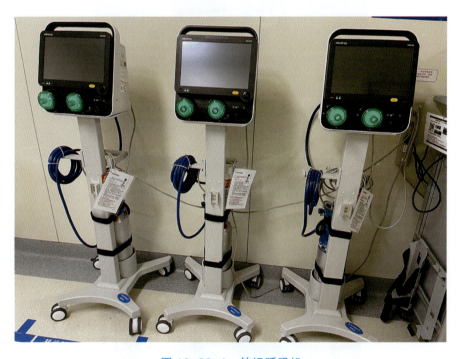

图 10-29-1　转运呼吸机

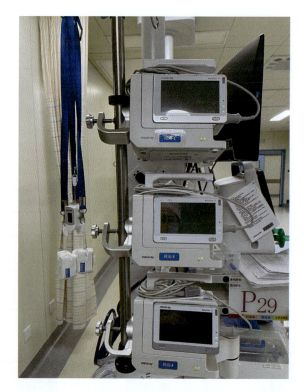

图 10-29-2　转运监护仪

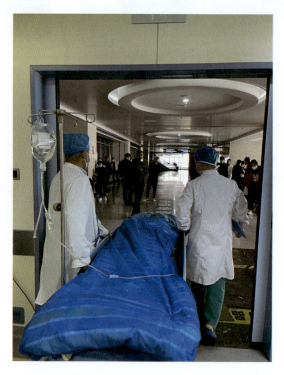

图 10-29-3　患者转运，护士正确站位，密切观察患者病情变化

参考文献

[1] 马洪涛，韩文军. 麻醉护理工作手册[M]. 北京：人民卫生出版社，2017
[2] 阮满真，黄海燕，万佳. 现代麻醉恢复室手册[M]. 北京：人民军医出版社，2015
[3] 李小寒，尚少梅. 基础护理学[M].6版. 北京：人民卫生出版社，2017
[4] 李乐之，路潜著. 外科护理学[M].6版. 北京：人民卫生出版社，2017
[5] 郭曲练，姚尚龙. 临床麻醉学[M].4版. 北京：人民卫生出版社，2016
[6] 刘保江，晁储璋. 麻醉护理学[M]. 北京：人民卫生出版社，2013
[7] 刘进，于布为. 麻醉学[M]. 北京：人民卫生出版社，2014
[8] 邓小明，姚尚龙，于布为，等. 现代麻醉学[M].4版. 北京：人民卫生出版社，2014
[9] 陈慕遥，陈旭素，丁红. 麻醉专业护理技能培训手册[M]. 北京：科学出版社，2020
[10] [美]达芙妮·斯坦纳，[美]迪娜·A·克伦齐舍克. 围麻醉期护理[M]. 郑吉建，张马忠，李亚军，译. 上海世界图书出版上海公司，2019